Dominique C. Freise

Teilnahme und Methodik bei Patientenbefragungen

Asgard-Verlag • Sankt Augustin

Bibliografische Informationen der Deutschen Bibliothek
Die Deutsche Bibliothek verzeichnet diese Publikation in der Deutschen
Nationalbibliografie; detaillierte bibliografische Daten sind im Internet über
http://dnb.ddb.de abrufbar.

Titel-Nr.: 743070
ISBN: 3-537-74370-X

Printed in Germany

Meiner Mutter

Inhaltsverzeichnis

V

1 Einleitung

1.1 Gegenstand der Untersuchung

Gegenstand der vorliegenden Arbeit ist die Teilnahme von Krankenhauspatienten an Patientenbefragungen. Der inhaltliche Schwerpunkt liegt auf der empirischen Untersuchung der Wirkung zentraler Aspekte der Erhebungsmethodik auf den Rücklauf. Behandelt werden die Vorgehensweise bei der Distribution der Patientenfragebögen, die Anzahl der Kontakte zu den Befragten, der Zeitpunkt der Befragung bei Umfragen nach der Entlassung und die Fragebogenlänge. Darüber hinaus werden Zusammenhänge zwischen der Teilnahmequote und verschiedenen sozio-demographischen sowie krankenhausaufenthaltsspezifischen Patientenmerkmalen untersucht. Ferner wird ausführlich auf den Zusammenhang zwischen der Teilnahme und der subjektiven Wichtigkeit der Befragung für die Patienten eingegangen.

Patientenbefragungen gelten als ein wichtiges Diagnose- und Evaluationsinstrument im Rahmen der Bemühungen um eine Verbesserung der Patientenorientierung bei der Gesundheitsversorgung (Blum 1998: 184; KTQ 2000a: 10f.). Aus diesem Grund sind sie ein wesentlicher Bestandteil von Qualitätsmanagement-Systemen und Zertifizierungsverfahren für Krankenhäuser (Raidl 2001: 53ff., 250; Trojan/Nickel 2001: 147). Mit der zunehmenden Verbreitung von Zertifizierungsverfahren wird sich die Befragung von Patienten[1] in den nächsten Jahren als ein Standardverfahren der Qualitätssicherung etablieren. Es ist daher absehbar, dass Patientenbefragungen zukünftig regelmäßig und flächendeckend zum Einsatz kommen werden.

Der Fragebogenrücklauf stellt neben der Gestaltung des Fragebogens einen zentralen Aspekt für die Güte einer Patientenbefragung dar (vgl. z.B. Gallagher 1989; Barkley/ Furse 1996; Tscheulin/Helmig 2000: 118). Im Gegensatz zur Fragebogengestaltung existieren für die Durchführung der Datenerhebung bisher kaum methodische Standards. Die wenigen in der Literatur dokumentierten Empfehlungen zur Frage, wie die Erhebung der Daten gestaltet werden soll, basieren hauptsächlich auf Erfahrungswissen. Empirisch gesicherte Kenntnisse zu Vor- und Nachteilen verschiedener Details der Erhebungsmethodik in Bezug auf den Rücklauf gibt es bei Patientenbefragungen – im Gegensatz zu allgemeinen Bevölkerungsumfragen – bisher kaum (KTQ 2000a: 10ff.).

---

[1] Um die Lektüre der vorliegenden Arbeit zu erleichtern, wurde darauf verzichtet, bei der Bezeichnung von gemischt-geschlechtlichen Personengruppen beide Geschlechtsformen anzugeben. Die maskuline Form steht für beide Geschlechter. In Textpassagen, in welchen es nur um eine Geschlechtsgruppe geht, wird das betreffende Geschlecht jeweils explizit bezeichnet.

Für die Einsetzbarkeit von Patientenbefragungen als Instrument des Qualitätsmanagements stellt dieses Defizit ein großes Hindernis dar. Sowohl für die Glaubwürdigkeit als auch für die Verwendbarkeit von Patientenbefragungen im Rahmen von Qualitätssicherungsprogrammen ist es unerlässlich, dass eine hohe Qualität der Erhebungsmethoden und damit eine hohe Qualität der Umfragedaten und Ergebnisse gewährleistet ist (vgl. z.B. Nelson/Niederberger 1990: 409; Trojan 1998: 26; Dirks-Wetschky/Trojan 2001: 354; Ruprecht 2001: 194). Die vorliegende Arbeit möchte einen Beitrag dazu leisten, dieses Forschungsdefizit zu beheben. Hierfür werden empirische Daten zum Teilnahmeverhalten bei zwei Patientenbefragungen analysiert, die im Rahmen eines Patientenbefragungsprojektes der Abteilung Medizinische Soziologie des Instituts und der Poliklinik für Arbeitsmedizin, Sozialmedizin und Sozialhygiene der Universität zu Köln (im Folgenden: Institut für Arbeits- und Sozialmedizin) im Frühjahr 2000 durchgeführt wurden. Auf der Basis der Untersuchungsergebnisse wird dabei auch der Frage nachgegangen, welche konkrete Vorgehensweise der Datenerhebung bei Krankenhauspatienten im Sinne einer „good practice" (Kaase 1999: 32) sowohl der methodischen Forderung nach einer hohen Datenqualität als auch den Anforderungen der praktischen Umsetzbarkeit (z. B. einfache Organisation, geringe Kosten) am besten gerecht wird.

1.2 Aufbau der Arbeit

Die Arbeit gliedert sich in drei Hauptteile. Im ersten Teil (Kapitel 2 bis 4) wird der theoretische Hintergrund für die empirische Analyse erarbeitet. Im ersten Abschnitt des ersten Teils wird auf die Bedeutung von Patientenbefragungen als Instrument der Qualitätssicherung, die Bedeutung adäquater Methoden für die Verwendbarkeit von Patientenbefragungen sowie den Rücklauf als zentrales Problem bei Patientenbefragungen eingegangen. Der darauffolgende Abschnitt beschäftigt sich mit den handlungstheoretischen Grundlagen für die Untersuchungen im empirischen Teil. Dies umfasst die verwendete Handlungstheorie, die situativen Besonderheiten bei Patientenbefragungen und ein allgemeines Modell der Umfragebeteiligung. Im dritten Abschnitt wird die Auswahl der Befragten eingehend betrachtet. Der zweite, empirische Teil stellt den Kern der Arbeit dar. Hier wird die Teilnahme an Patientenbefragungen anhand eigener empirischer Daten untersucht (Kapitel 5 bis 11). In Kapitel 5 werden die zwei Stichproben beschrieben, auf welchen die Untersuchungen basieren, und die Berechnungsweise der Rücklaufquoten dargelegt. Die Kapitel 6 bis 11 beschäftigen sich jeweils mit einer bestimmten Forschungsfrage. Um die einzelnen empirischen Kapitel weitgehend eigenständig lesbar zu halten, sind diese wie folgt aufgebaut. Am Anfang jedes empirischen Kapitels wird die konkrete Fragestellung erläutert. An diese schließt sich eine Darstellung des empirischen, theoretischen und methodischen Forschungsstands an. Darauf aufbauend werden die Untersuchungshypothesen formuliert. Es folgen die Stichprobe und Methodik der Untersuchung, die Ergebnisse und die Diskussion der Ergebnisse. Am Ende jedes Kapitels steht eine Zusammenfassung. An dieser Stelle sei darauf hingewiesen, dass es sich bei dem gewählten Aufbau des empirischen Teils in weitgehend autonome Einzelkapitel aus Gründen der guten Lesbarkeit nicht vermeiden lässt, dass einige zentrale Aspekte mehrfach erwähnt werden. Den dritten und letzten Teil der Arbeit bilden eine Zusammenfassung der Ergebnisse, Überlegungen zur Generalisierbarkeit der Befunde und die zentralen Schlussfolgerungen für die Methodenforschung und die praktische Erhebungsarbeit bei Patientenbefragungen (Kapitel 12).

1.3 Anmerkungen zur wissenschaftlichen Herangehensweise

Die vorliegende Arbeit versteht sich als ein methodisch-soziologischer Beitrag zur Forschung auf dem Gebiet „Patientenbefragung" und zur allgemeinen soziologischen Methodenforschung. Die Methode mit der sich diese Arbeit auseinandersetzt, ist die standardisierte Befragung von Krankenhauspatienten. Im Vordergrund der Betrachtung stehen die Effekte verschiedener methodischer Details der Datenerhebung auf das Teilnahmeverhalten. Der soziologische Aspekt der Herangehensweise besteht darin, dass die Arbeit versucht, die empirisch-statistischen Ergebnisse der Untersuchung mit Hilfe der soziologischen Theorie verstehend zu erklären. Der Begriff des „verstehenden Erklärens" bezeichnet dabei das Nachvollziehen der Handlungsmotivation der Akteure (vgl. Weber 1985: 4).[2] Das Ziel der Arbeit besteht somit nicht allein darin, verschiedene Hypothesen statistisch zu testen, vielmehr sollen die empirischen Ergebnisse durch den Rückgriff auf eine Theorie des sozialen Handelns auch bezüglich der Handlungsmotivation der Akteure verständlich werden.

---

[2] Dabei geht es nicht um die Feststellung der individuellen Handlungsmotivation einzelner Personen, sondern um die deutende Erfassung der durchschnittlichen, typischen Handlungsmotivation im Sinne eines soziologischen Idealtypus nach Weber (1985: 4f.).

2 Aktueller Hintergrund: Patientenbefragungen als Instrument der Qualitätssicherung in Krankenhäusern und die methodische Bedeutung des Teilnahmeverhaltens für ihre Validität

Patientenbefragungen sind kein neues Forschungsinstrument. Bereits seit den 60er Jahren werden vor allem in den USA systematisch angelegte Patientenbefragungen durchgeführt. Die mit der Befragung von Patienten verbundenen Ziele haben sich bis heute jedoch mehrfach geändert. In den 60er Jahren kamen Patientenbefragungen vorwiegend im Rahmen der Compliance-Forschung zum Einsatz. Es ging darum, die Determinanten der Therapietreue zu untersuchen, d.h. diejenigen Faktoren zu bestimmen, die dazu beitragen, dass sich Patienten an ärztliche Ratschläge und Anweisungen halten. In den 70er Jahren waren Patientenbefragungen vor allem eine Maßnahme der Gesundheitsbewegung. Ziel der Befragungen war die Ganzheitlichkeit der Behandlung. Über Patientenbefragungen sollten die seelischen sowie sozialen Bedürfnisse und Fähigkeiten kranker Menschen erforscht werden. In den USA kamen Patientenbefragungen zu dieser Zeit ferner im Rahmen der Konsumentenbewegung zum Einsatz. Patienten wurden als Klienten gesehen, die ein Recht darauf haben, an ihrer Behandlung beteiligt zu werden. Aus diesem Grund sollte das Wissen über Patienten erweitert werden. In den 80er Jahren bestand der Hintergrund für Patientenbefragungen in dem – insbesondere in den USA – zunehmenden Kosten- und Konkurrenzdruck auf dem Gesundheitsmarkt. Die Befragung von Patienten war Teil des Marketings. Inhaltlich ging es in erster Linie um die Feststellung der Kunden- bzw. Patientenzufriedenheit, die als Voraussetzung dafür angesehen wurde, dass Patienten dasselbe Krankenhaus erneut wählen. Seit den 90er Jahren werden Patientenbefragungen in der Regel als Instrument der Qualitätssicherung und des Qualitätsmanagements eingesetzt. Mit Hilfe von Patientenbefragungen sollen sowohl die Bedürfnisse als auch konkrete, vor allem negative, Erfahrungen von Patienten während des Krankenhausaufenthalts erfasst werden. Ziel von Patientenbefragungen ist es, Verbesserungspotentiale bei der Qualität der Leistungen zu identifizieren und Verbesserungsprozesse zu evaluieren. Aus der Perspektive der einzelnen Krankenhäuser wird von Patientenbefragungen außerdem erwartet, dass sie durch ihren Beitrag zu einer patientenorientierten Leistungsgestaltung die Position der Klinik im Wettbewerb um Patienten verbessern (Bundesärztekammer 1998: 43; Trojan 1998; KTQ 2000b: 113; Blum et al. 2001: 27f.).

2.1 Der Nutzen von Patientenbefragungen für die Qualitätssicherung

Krankenhäuser sind gesetzlich zu Qualitätssicherungsmaßnahmen verpflichtet. Das fünfte Sozialgesetzbuch (SGB V) schreibt in §135a und §137 die Einrichtung eines internen Qualitätsmanagements vor (vgl. auch Schrappe et al. 2000: 63; Raidl 2001: 14f.). Darüber hinaus müssen sich Krankenhäuser, wie auch andere Anbieter im Gesundheitswesen, immer stärker auf einem Markt für Gesundheitsleistungen gegenüber Mitbewerbern profilieren. Der beste Weg zu einer langfristig guten Position auf dem Markt der Gesundheitsleistungen wird darin gesehen, dass Krankenhäuser ihre Anstrengungen in Bezug auf die Qualität ihrer Leistungen verstärken (Zink et al. 1994: 26; Hillebrandt et al. 1996: 904).

Patientenbefragungen gelten mittlerweile als ein wichtiges, unverzichtbares Instrument für das Qualitätsmanagement im Krankenhaus (vgl. z.B. Meterko 1995; Gesundheits-ministerkonferenz 1999; Blum et al. 2001: 37; Dirks-Wetschky/Trojan 2001: 347; Trojan/ Satzinger 2001: 377). Grund für den zunehmend hohen Stellenwert von Patienten-befragungen ist, dass immer mehr erkannt wird, dass die subjektive Meinung der Patienten für die Leistungserstellung in Krankenhäuser prinzipiell von großer Bedeutung ist. Bei Krankenhausleistungen handelt es sich um personenbezogene Dienstleistungen (vgl. Pfaff 1994: 66). Diese haben das besondere Merkmal, dass Produzent und Konsument bei der Leistungserstellung eng zusammenwirken müssen (Herder-Dorneich 1994: 100). Der Kunde bzw. Patient ist nicht nur Konsument, sondern Koproduzent (genau genommen: Kodiagnostiker und Kotherapeut) der Gesundheitsleistung (Donabedian 1992: 250; Badura 1994: 259; Pfaff 1994: 66; Blum et al. 2001: 28). Dieser Sachverhalt wird auch als Uno-Actu-Prinzip bezeichnet (Herder-Dorneich 1994: 100ff.; Schmutte 1998: 8). Aus der Sicht des Krankenhauses bedeutet dies jedoch, dass es ohne die Mitarbeit des Patienten seine Leistung, die Gesundheit des Patienten herzustellen bzw. zu verbessern, nicht oder nicht optimal erbringen kann. Eine zentrale Aufgabe, um eine hohe Leistungsqualität zu erreichen, besteht daher für das Krankenhaus als Organisation und den Krankenhausarzt als konkreten, professionellen Interaktionspartner des Patienten darin, die Patienten in die Leistungserstellung einzu-binden und sie zur Mitarbeit an der Gesundung anzuleiten und zu motivieren (vgl. Donabedian 1992).[3] Diese Aufgabe kann umso besser erfüllt werden, je mehr darüber bekannt ist, welche Bedürfnisse Patienten haben, wie sie den Krankenhausaufenthalt

---

[3] Diesbezüglich sei auch auf die Beschreibung der sozialen Funktion des Arztes und der Rolle des Kranken bei Parsons (1958: 14ff.) verwiesen. Der Arzt als sozial legitimierte Instanz kann den Patienten durch die Feststellung, dass dieser krank ist, von seinen normalen Rollenverpflichtungen entbinden. Die soziale Funktion des Arztes besteht darüber hinaus aber gleichzeitig darin, das Kranksein als unerwünscht zu definieren und dem Patienten die Verpflichtung aufzuerlegen, bei der Behandlung zu kooperieren (vgl. auch Kapitel 3.2.1).

wahrnehmen und insbesondere welche Aspekte des Aufenthalts die Patienten als problematisch erfahren (vgl. Fitzpatrick 1991a: 887f.; Donabedian 1992; Ford et al. 1997: 74; Bundesärztekammer 1998: 47f.). Kenntnisse über die Bedürfnisse von Patienten sowie die Stärken und Schwächen der Versorgung aus Sicht der Patienten sind somit eine zentrale Grundlage, um die Versorgung patientengerecht bzw. patientenorientiert auszurichten und auf diese Weise eine hohe Qualität der Leistungen zu erreichen. Patientenbefragungen sind in diesem Zusammenhang das einzige Instrument, dass es ermöglicht, ein (potentiell) repräsentatives Bild bezüglich der Erfahrungen und Bedürfnisse aller Patienten zu generieren (vgl. Ford et al. 1997: 82ff.; Dillman 2000: 271; Blum et al. 2001: 28; Trojan/Satzinger 2001: 377). Andere Instrumente zur Erfassung von Patientenmeinungen, wie z.B. ein Beschwerdemanagement (Stauss 1998), ein Patientenvorschlagswesen oder ein Patientenanwalt (Pfaff 1997b: 173) geben lediglich punktuelle Einzelmeinungen wieder.[4]

2.2 Die Patientenbefragung als Instrument des Lernens in Organisationen

Die Ergebnisse von Patientenbefragungen decken nach einer systematischen Analyse in der Regel Bereiche mit Verbesserungspotential auf. Damit dieses Wissen zu Verbesserungen führen kann, muss es Grundlage für Lernprozesse werden. Hierfür ist es notwendig, dass die Ergebnisse verbreitet werden (vgl. Kluge/Schilling 2000: 182ff.; Satzinger/Raspe 2001: 75). Je nachdem wie die Verbreitung erfolgt, werden unterschiedliche Lernprozesse angeregt. Die Befragungsergebnisse können z.B. nur dem Krankenhausmanagement zur Verfügung stehen, dann ist die Patientenbefragung ein Steuerungsinstrument des Managements, oder die Befragungsergebnisse werden allen Mitarbeitern zurückgemeldet, dann ist die Patientenbefragung ein Instrument des kollektiven Organisationslernens. Unabhängig davon in welcher Weise eine Patientenbefragung in einer Organisation eingesetzt wird, wird mit der Weitergabe von Ergebnissen immer das Ziel verfolgt, dass die Ergebnisse die Basis individueller Lernprozesse werden (vgl. z.B. Argyris/Schön 1978: 8; Borsi 1994: 119; Friedrich/Raffel 1998: 12).[5]

---

[4] Weitere Instrumente zur Erfassung der Patientenmeinung und einen Überblick über Vor- und Nachteile der verschiedenen Instrumente geben Ford et al. (1997).
[5] Individuelle Lernprozesse können wiederum Grundlage für weitere Lernprozesse sein, z.B. Prozesse des Gruppenlernens auf einzelnen Stationen oder Prozesse organisationalen, krankenhausweiten Lernens (vgl. z.B. Borsi 1994: 118ff.; Güldenberg 1997: 230; Pfaff 1997a: 325ff.; Pfaff 1997b: 171f.; Kluge/Schilling 2000). Werden Patientenbefragungen wiederholt durchgeführt, so können sie darüber hinaus Teil eines Lernkreislaufs und eines kontinuierlichen Verbesserungsprozesses werden. Ein Lernkreislauf umfasst idealerweise folgende Phasen: Diagnose (inkl. Ergebnisevaluation), Interventionsplanung, Intervention und Evaluation (vgl. Argyris/Schön 1978; Lang/Amelingmeyer 1996: 9ff.; Pfaff 1997a: 330ff.; Brehm 2001: 69ff.; Pfaff/Bentz 2001: 183). Im Rahmen eines solchen Lernkreislaufs sind Patientenbefragungen Diagnose- und Evaluationsinstrument.

Lernen in Organisationen ist kein Selbstzweck. Das Ziel der Initiierung von – zumeist kostenintensiven – Lernprozessen, besteht darin, dass die Entscheidungen des Managements oder der Mitarbeitern durch den Lernprozess so beeinflusst werden, dass sich der Arbeitsprozess und das Arbeitergebnis verbessern (vgl. Nagl 1997; Pfaff 2001: 329).[6] Das Heranziehen von (aufgearbeiteten) Daten[7] für Lernprozesse (datengestütztes Lernen), z.B. aus Patientenbefragungen, ist als Versuch anzusehen, Verbesserungen dadurch zu erreichen, dass Entscheidungen zusätzlich zu den persönlichen Erfahrungen und Eindrücken der einzelnen Akteure auf eine breitere, rationalere, objektivere und deshalb bessere Grundlage gestellt werden. Das Problem an subjektiven Eindrücken einzelner Personen als Entscheidungsgrundlage besteht darin, dass diese selektiv und in ihrer Bewertung von individuellen Präferenzen, Werten und Vorurteilen beeinflusst sind. Ferner sind subjektive Erfahrungen nicht repräsentativ, sondern spiegeln nur den Erfahrungsausschnitt einer Person, z.B. die individuellen Erfahrungen eines Krankenhausmitarbeiters bezüglich der Bedürfnisse „seiner" Patienten, wider (vgl. Pfaff 1998: 39f.). Über die systematische Erhebung von „sozialen" Daten der Patienten, kann diese Subjektivität der individuellen Erfahrung um ein objektives Gesamtbild der Sichtweise der Patienten ergänzt werden (vgl. Atteslander 2000: 15).[8]

Systematisch durchgeführte Patientenbefragungen sind aus den beschriebenen Gründen ein wertvolles Instrument für ein sachgerechtes und patientenorientiertes Krankenhausmanagement (vgl. z.B. Gesundheitsministerkonferenz 1999; Blum et al. 2001: 37; Dirks-Wetschky/Trojan 2001: 347). Die Erhebung von „sozialen" Daten ist jedoch mit einer Reihe von Schwierigkeiten verbunden, die dazu führen können, dass die erhobenen Daten nicht valide sind, d.h. Fehler aufweisen. Je größer dabei der Gesamtfehler in den Daten ausfällt, umso größer ist die Gefahr, dass die auf den Ergebnissen aufbauenden (Management-)Entscheidungen falsch bzw. den Tatsachen nicht angemessen sind. Die Voraussetzung dafür, dass eine Patientenbefragung einen

---

[6] Pfaff (2001: 329) nennt als Ziele des Organisationslernens im Krankenhaus erstens die Verbesserung der Wirtschaftlichkeit, zweites die Verbesserung der Qualität des Arbeitslebens und drittens die Verbesserung der Qualität der Patientenversorgung.
[7] Pfaff/Bentz (1998: 310) verstehen unter Daten materiell fixierte Informationen. Die besondere Eigenschaft von Daten sei, dass ihre Weiterverarbeitung weder an den Ort oder den Zeitpunkt des Auftretens der Information noch an die Person des Informationsbeschaffers gebunden ist. Atteslander (2000: 15) versteht unter sozialen Daten im engeren Sinne systematisch erhobene Aspekte der gesellschaftlichen Wirklichkeit. Daten seien dadurch immer Abstraktionen spezifischer Wirklichkeiten.
Damit Daten eine Grundlage für Lernprozesse darstellen können, ist es notwendig, sie in einer für die jeweiligen Mitarbeiter verständlichen Weise aufzuarbeiten (KTQ 2000: 113). Grobe Leitlinien für die Berichterstattung bei Patientenbefragungen finden sich z.B. bei Satzinger/Raspe (2001: 75).
[8] Die Subjektivität der einzelnen Patientenantworten stellt keine Einschränkung der Objektivität sozialer Daten, wie sie bei Patientenbefragungen erhoben werden, dar. Über die Erhebung sozialer Daten wird die Subjektivität des individuell Erlebten in ein objektives Gesamtbild von Erlebtem überführt (vgl. Atteslander 2000: 15).

sinnvollen Beitrag zum Qualitätsmanagement und zur Verbesserung der Krankenhaus-leistungen leisten kann, ist deshalb, dass die Befragung möglichst valide Ergebnisse und somit eine qualitativ möglichst gute Entscheidungsbasis liefert. Unter dem Begriff der Validität von Daten wird dabei das Ausmaß verstanden, in welchem die Daten tatsächlich die Sachverhalte wiedergeben, die sie wiedergeben sollen (vgl. Fuchs-Heinritz et al. 1994: 703; Schnell et al. 1999: 148).[9] Sind die Ergebnisse nicht oder nur wenig valide, d.h. geben sie ganz oder teilweise andere Sachverhalte wieder, kann dies zu kostspieligen und kontraproduktiven Fehlentscheidungen führen (z.B. Gallagher 1989: 69ff.; Barkley/Furse 1996; Satzinger et al. 2001: 13). Ruprecht (2001: 194) betont deshalb: „Ein zentraler Stellenwert der Befragungsergebnisse in der Betriebs- und Qualitätslenkung ist (...) nur zu verantworten, wenn die Daten valide und belastbar sind, d.h. wenn professionell mit evidenzbasierten Instrumenten und Methoden gearbeitet wird."

2.3 *Das methodische Forschungsdefizit in Bezug auf Patientenbefragungen*

Die Diskussion um die Methoden der Patientenbefragung ist in Deutschland vergleichs-weise jung. Insbesondere gibt es bislang nur wenige empirische Untersuchungen zum Effekt verschiedener methodischer Details auf die Qualität von Patientenbefragungen. Dies liegt wahrscheinlich daran, dass Patientenbefragungen im deutschsprachigen Raum bisher meistens als krankenhausspezifische Einzelmaßnahmen durchgeführt wurden, bei welchen die inhaltlichen Aspekte im Vordergrund standen (vgl. Görres 1999: 206). Angesichts einer ganzen Reihe von Patientenbefragungen, die eher enttäuschend verlaufen sind, wird immer häufiger die Auffassung geäußert, dass methodische Mindeststandards für Patientenbefragungen notwendig seien (vgl. z.B. Satzinger 1998: 102; Dirks-Wetschky/Trojan 2001: 358; Leber/Hildebrandt 2001: 204). Durch die teilweise unsachgemäße Durchführung von Patientenbefragungen bestünde die Gefahr, dass dieses Instrument des patientenorientierten Qualitätsmanagements insgesamt diskreditiert wird (Satzinger 1998: 102; Satzinger et al. 2001: 13). Etwas anders stellt sich die Situation im anglo-amerikanischen Raum dar. Hier finden Patientenbefragungen seit längerem eine breite Verwendung (vgl. Satzinger 1998: 102; Cleary 1999; Dirks-Wetschky/Trojan 2001: 349). Dies dürfte der Grund dafür sein, dass die Forschung zu den Methoden der Patientenbefragung – insbesondere in den USA –

---

[9] Die Validität stellt das allgemeinste Gütekriterium für eine Befragung dar. Weitere wichtige Kriterien, die hier jedoch nicht explizit diskutiert werden, sind erstens die Objektivität des Verfahrens, d.h. die Eigenschaft, dass ein Verfahren unabhängig von der Person des Anwenders jeweils dieselben Ergebnisse erbringt (Fuchs-Heinritz et al. 1994: 471), und zweitens die Reliabilität des Verfahrens, d.h. die Eigenschaft, dass das Verfahren bei wiederholter Anwendung zu denselben Ergebnissen führt, sofern sich der Untersuchungsgegenstand nicht verändert hat (vgl. Schulze 1994: 68; Schnell et al. 1999: 145; Atteslander 2000: 241).

weiter vorangeschritten ist als im deutschsprachigen Raum. Die Ergebnisse aus der amerikanischen Forschung sind wegen der unterschiedlichen institutionellen und kulturellen Rahmenbedingungen jedoch nur eingeschränkt auf die deutschen Verhältnisse übertragbar (Dirks-Wetschky/Trojan 2001: 349). Zudem hat sich bislang auch in den USA kein einheitlicher Standard für Patientenbefragungen etabliert (vgl. z.B. Meterko et al. 1990: S1; Aharony/Strasser 1993: 50ff.; Carey 1999; Cleary 1999).

In Deutschland werden Patientenbefragungen zukünftig weitaus häufiger als bisher zur Anwendung kommen, weil sie im Rahmen von Zertifizierungsverfahren obligatorisch werden (Trojan/Nickel 2001: 147).[10] Mit dieser Einbindung von Patientenbefragungen in Zertifizierungsverfahren bekommt das Problem valider Befragungsmethoden eine besondere Brisanz. Wenn Zweifel an der Validität der verwendeten Patientenbefragung bestehen, stellt dies tendenziell auch die Validität und die Aussagekraft des gesamten Zertifizierungsverfahrens als Qualitätssicherungsmaßnahme in Frage (vgl. Carey/ Seibert 1993: 834; Leber/Hildebrandt 2001: 204).

Für die Validität von (Patienten-)Befragungen sind zwei Aspekte von zentraler Bedeutung: das Erhebungsinstrument (der Fragebogen) und das Erhebungsverfahren (vgl. z.B. KTQ 2000b: 113; Blum et al. 2001: 36). Im Manual zur Zertifizierung nach KTQ (Kooperation für Transparenz und Qualität im Krankenhaus)[11], werden deshalb folgende Anforderungen an Patientenbefragungen gestellt: „für die Datenerhebung wird ein Instrument genutzt, mit dem valide Ergebnisse erzielt werden können", und „für die Datenerhebung wird ein Verfahren genutzt, mit dem valide Ergebnisse erzielt werden können" (KTQ 2000b: 113).

Die meisten der bisherigen Forschungsanstrengungen zur methodischen Verbesserung von Patientenbefragungen waren auf den Fragebogen bezogen (Satzinger 1998: 102).

---

[10] In allen Qualitätsmanagement- bzw. Zertifizierungssystemen, die bei Krankenhäusern zur Anwendung kommen – ISO Norm 2000:9001, EFQM (European Foundation For Quality Management), TQM (Total Quality Management) oder KTQ (Kooperation für Transparenz und Qualität im Krankenhaus) – spielt Kundenorientierung eine zentrale Rolle (Raidl 2001: 251). Patientenbefragungen sind dabei meistens ein wichtiges Instrument zur Erfassung von Patientenbedürfnissen und zur Überprüfung der Patientenorientierung. Eine detaillierte Übersicht über die verschiedenen Qualitätsmanagementsysteme gibt Raidl (2001: 53ff.).
Das in naher Zukunft wahrscheinlich wichtigste Projekt zur Qualitätssicherung in deutschen Krankenhäusern ist das Zertifizierungsverfahren „KTQ" (Bachleitner et al. 2001: 507; Kolkmann et al. 2001: 512). Das Projekt wird seit 1999 gemeinsam vom Verband der Angestellten-Krankenkassen/des Arbeiter-Ersatzkassen-Verband e.V. (VdAK/AEV), der Bundesärztekammer und der Deutschen Krankenhausgesellschaft durchgeführt (KTQ 2000b: 12). Hintergrund der Entwicklung von KTQ war die Auffassung, dass ein eigenes Zertifizierungsverfahren für Krankenhäuser notwendig sei. Im Zentrum des Verfahrens steht die Verbesserung der Patientenversorgung (Patientenorientierung) (KTQ 2000b: 13). Patientenbefragungen sind für eine Zertifizierung nach KTQ obligatorisch. Ihnen kommt eine zentrale Stellung bei der Überprüfung der Patientenorientierung zu. Mit Patientenbefragungen sollen Patientenbedürfnisse erfasst und die Krankenpflege verbessert werden (KTQ 2000b: 113).
[11] Bezüglich des Zertifizierungsprojektes KTQ vergleiche die vorherige Fußnote.

Mittlerweile liegen daher eine Reihe ausgearbeiteter und auch validierter Patientenfragebögen vor.[12] Zu den methodischen Aspekten der Datenerhebung gibt es dagegen nur wenige Untersuchungen. Diese basieren zudem fast ausschließlich auf Erfahrungswissen (z.B. Satzinger 1998; Satzinger/Raspe 2001). Empirische Studien zu verschiedenen Details der Datenerhebung gibt es für Patientenbefragungen kaum.[13]

Dieses Forschungsdefizit ist für die Qualität von Patientenbefragungen von besonderer Bedeutung. Die Datenerhebung ist – wie Küchler (1984: 3) betont – die Ursache für den größten Teil des Gesamtfehlers, mit dem Daten behaftet sind. Bezüglich der Fehlerquellen bei der Datenerhebung lassen sich hauptsächlich zwei Problembereiche unterscheiden. Erstens der Bereich der Teilnahme an der Befragung und zweitens der Bereich der Antworten.[14] Die Details der Datenerhebung stehen mit beiden Aspekten im Zusammenhang. Die größere Relevanz wird in der Regel jedoch der Teilnahme, bzw. genau genommen der Rücklaufquote, eingeräumt. Die Rücklaufquote gilt oftmals als das wichtigste Gütekriterium und deshalb auch als das größte Problem für die Qualität einer Befragung (vgl. Kaase 1999: 48, 103). So wurde der Umstand einer geringen Rücklaufquote beispielsweise bei einer Umfrage unter baden-württembergischen Krankenhausmanagern am häufigsten als Problem von Patientenbefragungen genannt (Tscheulin/Helmig 2000: 115). Es ist daher kaum überraschend, dass die erwartete Höhe der Rücklaufquote häufig ausschlaggebend für die Entscheidung ist, welche Vorgehensweise bei der Datenerhebung gewählt wird (z.B. bei Klotz et al. 1996; Seyfarth-Metzger et al. 1997). Vor dem Hintergrund dieser zentralen Bedeutung der Rücklaufquote fokussiert die vorliegende Arbeit das Teilnahmeverhalten bei Patientenbefragungen. Probleme des Antwortverhaltens und praktische Probleme der Befragungsdurchführung fließen als Nebenaspekte unter Rückgriff auf die Forschungsliteratur in die Diskussion mit ein.

---

[12] Auch das Ziel des Forschungsprojektes, in dessen Rahmen die im Folgenden analysierten Daten zum Teilnahmeverhalten miterhoben wurden, war die Entwicklung und Validierung eines Patientenfragebogens. Die Besonderheit des aus dem Projekt hervorgegangenen Fragebogens ist, dass die Einbindung des Patienten als Kotherapeuten in die Behandlung detailliert erfasst wird (vgl. Pfaff et al. 2001).
[13] Im Bereich der allgemeinen Methodenforschung finden sich dagegen eine große Anzahl empirischer Untersuchungen zur Datenerhebung. Einen Überblick geben z.B. Dillman (1978), Fox et al. (1988), Hippler/Schwarz (1992), Reuband/Blasius (1996) oder Diekmann (1998).
[14] Um keine Missverständnisse aufkommen zu lassen, werden im Folgenden die Begriffe Teilnahme- und Antwortverhalten streng auseinandergehalten. Wenn von „Teilnahme" gesprochen wird, ist der Sachverhalt der Beteiligung an der Untersuchung, d.h. in der Regel die Rücksendung des Fragebogens gemeint. Wenn von „Antwort" die Rede ist, geht es um die Angaben der Befragten zu den Fragen im Fragebogen. In der Literatur wird diese begriffliche Unterscheidung nicht durchgehend eingehalten.

2.4 Die Höhe des Rücklaufs als Qualitätskriterium für eine Befragung

Die Höhe des Rücklaufs hat eine doppelte Bedeutung als Indikator für die Güte einer Befragung. Ein Grund für eine möglichst hohe Rücklaufquote als methodisches Ziel besteht darin, dass bei einem gegebenen Stichprobenrahmen so viele Personen an der Umfrage teilgenommen haben sollten, dass auch dann noch ausreichend große Fallzahlen für gültige Schlussfolgerungen zur Verfügung stehen, wenn die Analyse getrennt nach Untergruppen, z.B. Stationen oder Krankheitsgruppen, durchgeführt wird (Frasch 1987: 2-17). Der zweite, wichtigste Grund für den zentralen Stellenwert einer hohen Rücklaufquote besteht in der Annahme, dass bei niedrigen Rücklaufquoten eine erhebliche Gefahr gegeben ist, dass nur spezielle Teile der Befragtenpopulation an der Befragung teilgenommen haben und die Befragungsergebnisse daher nicht repräsentativ für alle Patienten sind (vgl. z.B. Skipper/Ellison 1966: 211; Wren et al. 1971: 80; Frasch 1987: 2-17f.; Gallagher 1989: 69ff.; Van der Zouwen/De Leeuw 1991: 52; Carr-Hill 1992: 248; Carey/Seibert 1993: 836; Ford et al. 1997: 82; Sitzia/Wood 1998: 311; Carey 1999: 23). Umgekehrt wird deshalb angenommen, dass eine Befragung tendenziell umso repräsentativer ist, je höher die Rücklaufquote ausfällt. Je größer der Anteil der Teilnehmer ist, umso geringer ist – so die Annahme – die Möglichkeit für systematische Teilnahmeausfälle und folglich auch für systematisch verzerrte Ergebnisse (vgl. z.B. French 1981: 15; Dillman 1991; Hall 1995: 57; Mangione 1995: 60ff.; Dillman 2000: 209). Die Höhe des Rücklaufs gilt somit vor allem als Indikator für die Repräsentativität und die Aussagekraft einer Befragung (eine eingehende Diskussion der methodischen Berechtigung dieser Annahme findet sich in Kapitel 7.2.1 sowie z.B. bei Dillman 1991: 229; Porst 2000: 97ff.).

Die praktische Relevanz der Höhe des Rücklaufs als Gütekriterium für eine Patienten-befragung haben Barkley/Furse (1996) an einem empirischen Beispiel nachgewiesen. Anhand einer Patientenbefragung in 76 Krankenhäusern wurde untersucht, inwieweit die Identifikation verbesserungsbedürftiger Bereiche bei den Krankenhausleistungen von der Rücklaufquote abhängig ist. Für drei verschiedene Vorgehensweisen zur Bestimmung von Bereichen mit Verbesserungsbedarf wurden jeweils die Ergebnisse, die sich bei Heranziehung der ersten 30 Prozent des Rücklaufs ergeben, mit den Ergebnissen bei Heranziehung des Gesamtrücklaufs verglichen (die durchschnittliche Rücklaufquote aller Krankenhäuser betrug 58 Prozent). Zusammengefasst haben die Vergleiche gezeigt, dass auf der Basis der ersten 30 Prozent des Rücklaufs mit 50-prozentiger Wahrscheinlichkeit andere Entscheidungen hinsichtlich der verbesserungs-bedürftigen Bereiche getroffen worden wären, als auf der Basis des Gesamtrücklaufs (Barkley/Furse 1996: 431).

2.5 Zusammenfassung

Patientenbefragungen sind als Instrument zur Erfassung der Patientenperspektive eine wichtige Maßnahme für ein patientenorientiertes Qualitätsmanagement in Kranken-häusern. Im Rahmen von Zertifizierungsverfahren für Krankenhäuser werden sie deshalb in naher Zukunft eine zunehmende Verbreitung erfahren. Einen sinnvollen Beitrag zur Verbesserung der Qualität der Krankenhausleistungen können sie jedoch nur dann leisten, wenn die Ergebnisse aus den Befragungen ein hohes Maß an Validität aufweisen.

Für die Validität einer Patientenbefragung ist das Datenerhebungsverfahren von wesentlicher Bedeutung. Die Vorgehensweise bei der Datenerhebung hat einen großen Einfluss auf das Teilnahmeverhalten, bzw. – genauer gesagt – auf die Struktur (Repräsentativität) und die Höhe des Rücklaufs. Die Höhe des Rücklaufs ist dabei das am häufigsten verwendete Gütekriterium zur Beurteilung der Repräsentativität, welche wiederum ein oder sogar das zentrale Kriterium für die Validität einer Umfrage darstellt. Der Schwerpunkt der vorliegenden Arbeit liegt deshalb auf der Untersuchung des Zusammenhangs zwischen verschiedenen methodischen Details der Datenerhebung und der Teilnahme bzw. der Teilnahmequote bei Patientenbefragungen.

3 Handlungstheoretischer Rahmen: Grundlagen für eine rational-choice-theoretische Erklärung der Teilnahme an Patientenbefragungen

Ein zentraler Aspekt der wissenschaftlichen Herangehensweise dieser Arbeit ist, dass die statistisch-empirischen Untersuchungen durch eine handlungstheoretische Erklärung ergänzt werden (vgl. Kapitel 1.3). Diese Vorgehensweise ist für das Ziel der Arbeit in zweierlei Hinsicht notwendig. Erstens werden in den Sozialwissenschaften prinzipiell theoretische Erklärungen benötigt, weil statistische Korrelationen in diesem Bereich keine kausale Erklärung liefern (vgl. Kapitel 9.2; Esser 1993: 89). Die „Objekte" sozialwissenschaftlicher Untersuchungen sind – im Gegensatz zu den Unter-suchungsobjekten in den Naturwissenschaften – handlungsfähige „Subjekte", die einen „subjektiven Sinn" mit ihren Handlungen verbinden (vgl. Weber 1985: 3ff.; Esser 1993: 83ff.). Statistische Korrelationen können deshalb „lediglich" einen Tatbestand beschreiben, der in Bezug auf die dahinterstehenden Absichten der handelnden Subjekte selbst erklärungsbedürftig ist (vgl. Esser 1993: 89). Die eigentliche Erklärung menschlicher Handlungen liegt im „subjektiven Sinn", den die Akteure mit einer Handlung verbinden, bzw. – in anderen Worten – in der Handlungsmotivation und den Bedingungen, die zu dieser Handlungsmotivation führen.[15] Zweitens ist eine theoretische Erklärung der im Folgenden berichteten statistischen Ergebnisse eine Voraussetzung für die systematische Verbesserung der Methodik von Patienten-befragungen. Die methodischen Probleme der Befragungsteilnahme, die auf soziales Handeln zurückgehen, sind im Vergleich zu den statistischen Problemen weitaus bedeutsamer (vgl. Goyder 1987: 3; Schnell 1997: 10). Bereits kleine Details der Methodik können große Effekte auf das Teilnahme- und Verweigerungsverhalten der Befragten haben (Schnell 1997: 161). Eine theoretische Vorstellung über die Beweggründe, die zu einer Teilnahme oder einer Verweigerung führen, ist deshalb unabdingbar, um nicht zufallsgeleitet, durch reines „Ausprobieren", nach geeigneten methodischen Finessen suchen zu müssen, sondern zielgerichtet erfolgversprechende Erhebungsmaßnahmen testen und vorhandene Teilnahmehemmnisse beseitigen zu können (vgl. Frasch 1987: 1-6; Mangione 1995: 74ff.).

---

[15] Eine ausführliche Darstellung der Besonderheiten sozialwissenschaftlicher Erklärungen kann hier nicht geleistet werden. Für eine detaillierte Diskussion vgl. Esser (1993).

Hinsichtlich der Erklärung des Teilnahmeverhaltens bei Befragungen hat sich in der neueren Forschungsliteratur die Auffassung durchgesetzt, dass Teilnahme und Verweigerung bis auf einige Ausnahmen (vgl. Kapitel 3.3) als Resultat einer situationsabhängigen Entscheidung der Befragten zwischen Teilnahme und Nichtteilnahme aufzufassen sind (Schnell 1997: 9). Dieser Erklärungsansatz wird von den meisten empirischen Studien gestützt. Die empirischen Befunde zeigen in der Regel, dass Verweigerungen bei keiner nennenswerten Personengruppe auf situationsübergreifend stabile Verhaltensweisen oder bestimmte Persönlichkeitseigenschaften zurückgeführt werden können (Schnell 1997: 191).[16] Insbesondere die Tatsache, dass durch mehrfache Befragtenkontakte meistens ein hoher Anteil von anfänglichen Verweigerern doch noch zur Teilnahme bewegt werden kann, spricht gegen die These eines stabilen Verweigerungsverhaltens und für eine entscheidungstheoretische Erklärung (vgl. Kapitel 7; Schnell 1997: 193).[17]

Analog der neueren Nonresponse-Literatur wird zur theoretischen Rekonstruktion des Teilnahmeverhaltens bei Patientenbefragungen auf einen rational-choice-theoretischen Ansatz zurückgegriffen (vgl. Schnell 1997: 9, 157). R-c-theoretische Handlungserklärungen werden nach dem Prinzip des Modellbaus aus mehreren Komponenten zusammengesetzt (vgl. Esser 1999: 259). In diesem Kapitel sollen die Grundlagen solcher Erklärungen dargestellt werden. Zunächst wird das r-c-theoretische Grundprinzip, die Theorie der Subjective-Expected-Utility (SEU-Theorie), beschrieben. Daran schließt sich zur Konkretisierung des Grundprinzips eine Darstellung der besonderen Merkmale der Situation „Patientenbefragung" und des Forschungsstands bezüglich typischer Teilnahme- und Verweigerungsmotivationen bei Umfragen an.[18]

---

[16] Die Vorstellung, dass eine Gruppe von typischen Verweigerern existiert, findet sich trotz der gegenteiligen empirischen Befunde an verschiedenen Stellen in der Forschungsliteratur (Schnell 1997: 194). Diesen festen Glauben an Persönlichkeitseigenschaften bezeichnen Ross/Nisbett (1991: 4) als „fundamental attribution error". Die Autoren zeigen auf, dass Beobachter in vielen Situationen einer Tendenz zur Vernachlässigung situativer Faktoren erliegen (Ross/Nisbeth 1991: 90).
Mit der Feststellung, dass bisher keine nennenswerten Gruppen identifiziert werden konnten, die ein stabiles Verweigerungsverhalten an den Tag legen, wird jedoch nicht ausgeschlossen, dass es einzelne kleinere Subgruppen gibt, die kaum oder gar nicht zur Teilnahme zu bewegen sind. Schnell (1997: 192f.) nennt diesbezüglich z.B. psychisch erkrankte Personen, Esser (1986b: 40) erwähnt wertrational geprägte Verweigerungen bei Elitenstudien.
[17] Ein weiterer Grund, der für die Erklärung des Teilnahmeverhaltens als Entscheidung spricht, ist die allgemeine gesellschaftliche Struktur in modernen Gesellschaften. Je moderner Gesellschaften sind, umso mehr scheint eine aktive Konzeption des Individuums als Entscheider angebracht. In modernen Gesellschaften sind erstens die Rollenerwartungen und Sanktionsmuster abgeschwächt, so dass es kaum noch Situationen gibt, in welchen eine bestimmte Handlungsalternative gesellschaftlich „vorgeschrieben" ist (Franz 1986: 35ff.). Zweitens gibt es in modernen Gesellschaften meistens eine größere Anzahl von Wahlmöglichkeiten, was sich umgekehrt in einen strukturellen Zwang zu individuellen Entscheidungen äußert (vgl. Gross 1994). Und drittens verfügen Individuen in modernen Gesellschaften im Durchschnitt über deutlich höhere geistige und finanzielle Ressourcen, über deren Einsatz sie relativ frei entscheiden können (Franz 1986: 36).
[18] Grundsätzlich können verschiedene Handlungstheorien zur Erklärung des Teilnahmeverhaltens herangezogen werden. So existieren beispielsweise einige Ansätze, die das Teilnahmeverhalten als

3.1 Theoretischer Rahmen I: Handlungstheoretische Erklärungen mittels der Subjective-Expected-Utility-Theorie (SEU-Theorie)

Die SEU-Theorie – oder in der ökonomischen Terminologie die Werterwartungstheorie (WE-Theorie) – ist eine der bekanntesten Versionen einer Rational-Choice-Theorie. Sie hat einen relativ einfachen und gut verständlichen Ansatz zur Erklärung menschlichen Handelns. Eine gegebene Handlung wird als Auswahl eines Akteurs aus mehreren möglichen Handlungsalternativen aufgefasst. Es wird unterstellt, dass es sich bei der gewählten Handlung um diejenige Alternative handelt, von der sich der Akteur im Vergleich zu den anderen Handlungsoptionen den höchsten (Gesamt-)Nutzen verspricht. Der subjektive Gesamtnutzen[19] jeder einzelnen Handlungsalternative ergibt sich dabei aus der Summe von subjektiven Nutzen- und Kostenaspekten[20] der Handlung. Die einzelnen Nutzen- und Kostenaspekte einer Handlung beschreiben jeweils die subjektive Erwartung des Handelnden, wie wahrscheinlich eine bestimmte von ihm subjektiv als positiv oder negativ bewertete Handlungsfolge eintreten wird (vgl. Enste 1998: 444; Esser 1999: 247ff.). Als Formel lässt sich die Theorie wie folgt darstellen (vgl. Jungermann et al. 1998: 200; Esser 1999: 344): [21]

$$SEU(i) = \sum_{j=1}^{n} w(p_{ij}) \cdot U_j$$

SEU (i): Gesamtnutzen der Handlungsalternative i
j: potentielle Handlungsfolge von i
(der Index läuft über alle potentiellen Handlungsfolgen 1 bis n)
$w(p_{ij})$: erwartete Eintrittswahrscheinlichkeit der Handlungsfolge j
U_j: Nutzen/Kosten der Handlungsfolge j

Die beiden zentralen Eigenschaften der dargestellten Theorie sind die Subjektivitäts- und die Situationsbezogenheit. Gegenstand der Theorie sind nur subjektiv wahrgenommene Handlungsfolgen, subjektive Bewertungen der potentiellen Handlungsfolgen sowie deren Gewichtung mit einer subjektiv geschätzten Eintritts-

---

normgeleitetes Verhalten erklären. Esser (1999: 248) zufolge ist die SEU-Theorie jedoch „the One and Only". Es gebe gute Gründe für die Annahme, dass die SEU-Theorie – bzw. in der ökonomischen Terminologie – die Werterwartungstheorie (WE-Theorie) die meisten soziologischen Handlungstheorien als Spezialfälle enthält (vgl. auch Schnell 1997: 210f.).
[19] Synonym zum Begriff „Gesamtnutzen" wird auch der Begriff „EU-Gewicht einer Handlungsalternative" verwendet (vgl. Esser 1999: 252ff.).
[20] Kostenaspekte werden dabei als negative Nutzenwerte aufgefasst.
[21] Esser (1999: 344) grenzt von der SEU-Theorie die EU-Theorie (Expected-Utility-Theorie) ab. Bei der EU-Theorie sind lediglich die Bewertungen der Handlungsfolgen subjektiv, die Erwartungen über die Eintrittswahrscheinlichkeiten werden als objektiv gegeben angenommen.
$$EU(i) = \sum_{j=1}^{n} p_{ij} \cdot U_j$$

wahrscheinlichkeit. Der Hintergrund vor dem der Akteur potentielle Handlungsfolgen wahrnimmt, Handlungsfolgen als positiv oder negativ bewertet und die Eintritts-wahrscheinlichkeit für die Handlungsfolgen schätzt, ist die vom Handelnden wahrgenommene (Ausgangs-)Situation.[22] „Die Menschen handeln vor dem Hintergrund gewisser Absichten und den von ihnen eingeschätzten Bedingungen, diese Absichten verwirklichen zu können" (Esser 1999: 249).

Die Subjektivitätsbezogenheit des Ansatzes hat zur Folge, dass mit der angeführten Theorie allein keine Erklärung oder Prognose von konkretem Verhalten möglich ist. Grundsätzlich lässt sich jedes Verhalten mit der Theorie vereinbaren. Dies wurde an der SEU-Theorie häufig kritisiert (vgl. Held 1991: 13; Opp 1991; Kelle/Lüdemann 1995: 251).[23] Die fehlende Erklärungskraft wird auch von den Befürwortern der Theorie gesehen. Sie weisen jedoch darauf hin, dass es sich bei der SEU-Theorie nur um einen Theoriekern handelt, mit dem allein keine Erklärung von Verhalten beabsichtigt ist. Die SEU-Theorie beschreibt in ihrer allgemeinen Form eine universelle Selektionsregel für eine Handlung (vgl. Zintl 1989: 54; Kelle/Lüdemann 1995; Lindenberg 1996; Esser 1999: 258ff.). Die Aussage des Theoriekerns ist lediglich, dass Menschen immer diejenige Handlung wählen, die sie subjektiv für die beste Handlungsalternative halten (vgl. Opp 1991: 108; Kelle/Lüdemann 1995: 250; Esser 1999: 258).[24]

Eine aussagekräftige Handlungserklärung lässt sich auf der Basis der SEU-Theorie nach dem Modellbau-Prinzip dadurch formulieren (vgl. Esser 1999: 259), dass das seu-theoretische Kernmodell um eine Beschreibung der Handlungssituation und sogenannte „Brückenhypothesen"[25] ergänzt wird. Die Beschreibung der Situation dient der Ermittlung der situativen Ausgangsbedingungen des Handelns, d.h. den Handlungs-alternativen und den Handlungsfolgen (vgl. Opp 1991: 108). Die Brückenhypothesen enthalten Annahmen über die Nutzenbewertung der Handlungskonsequenzen sowie deren subjektiv erwartete Eintrittswahrscheinlichkeiten (Lindenberg 1996: 251; Esser 1999: 259ff.). Erst diese Verbindung der SEU-Theorie mit einer Situationsbeschreibung

---

[22] Für eine r-c-theoretische Erklärung der Definition der Situation durch den Handelnden vgl. Esser (1996; 1999: 160ff.).
[23] Die Universalität des rein subjektiven Modells wird in einigen ökonomischen R-C-Theorien dadurch umgangen, dass kein subjektiver Nutzen zugrunde gelegt wird, sondern ein – wenn auch oftmals nicht explizit angeführter – „allgemein plausibler" materieller Nutzen (vgl. Opp 1991: 109f.; Lindenberg 1996: 130).
[24] Für die soziologische Erklärung ist es dabei unerheblich, ob die Entscheidung tatsächlich bewusst rational getroffen wird und ob die getroffene Entscheidung in Bezug auf das erzielte Outcome rational ist (vgl. z.B. Weede 1989: 24). Die Fruchtbarkeit der SEU-Theorie für die Handlungserklärung besteht darin, dass grundsätzlich alle Handlungen im Sinne eines „as-if"-Modells als subjektiv rationale Wahlhandlung erfasst und erklärt werden können (vgl. z.B. Schnell 1997: 159ff.).
[25] Lindenberg (1996: 251) und Kelle/Lüdemann (1995: 127) sprechen auch von „Brückenannahmen" oder „Brückentheorien".

und mit Brückenhypothesen führt zu einer aussagekräftigen und falsifizierbaren theoretischen Handlungserklärung.

Das Ziel einer soziologischen Erklärung ist immer eine vereinfachende Modellierung des typischen Handelns von Personen (bzw. Personengruppen) in bestimmten Situationen, nicht eine psychologische Rekonstruktion des Handelns eines bestimmten Individuums (vgl. Kapitel 1.3, insb. Fußnote 2; Weber 1985: 3ff.). Bei der Beschreibung der Situation geht es deshalb um die typische Situation, in der sich eine untersuchte Personengruppe befindet. Zu beschreiben sind die typischen situationsspezifischen Handlungs-alternativen[26] und die typischen Handlungsfolgen. Auf dieser Beschreibung aufbauend können Brückenhypothesen formuliert werden. Diese umfassen die in der Situation typischen Bewertungen der Handlungsfolgen und die typischen Erwartungen über deren Eintrittswahrscheinlichkeiten (vgl. Esser 1999: 251ff.).[27,28] Die Brückenhypothesen sind dabei von herausgehobener Bedeutung. In Bezug auf die Situationsbeschreibung kann davon ausgegangen werden, dass der Satz an Handlungsfolgen über verschiedene Situationen, insbesondere über verschiedene Situationen einer Situationsklasse (z.B. unterschiedliche Arten von Umfragen), relativ konstant sein dürfte. Für die Erklärung von Handlungen, insbesondere die Erklärung von Handlungsveränderungen, ist deshalb in erster Linie relevant, wie sich die Nutzenwerte der Handlungen in Abhängigkeit von situativ unterschiedlichen subjektiven Erwartungen über das Eintreten der Handlungsfolgen ändern (vgl. Esser 1985: 286ff.; Zintl 1989: 59).

Mit der Situationsbeschreibung und den Brückenhypothesen sind alle variablen Parameter der SEU-Theorie bestimmt. Auf der Basis der Beschreibung der „Logik der Situation" (Situationsbeschreibung) und der „Logik der Selektion" (SEU-Theorie) lässt sich nun mittels der Brückenhypothesen die Handlungswahl „logisch" ableiten (Esser 1999: 259). Auf umgekehrten Wege kann eine gegebene Handlungswahl vor dem

---

[26] Prinzipiell ist es zwar möglich, alle denkbaren Handlungsalternativen zu benennen, eine solche Vorgehensweise ist aber aus modellökonomischen Erwägungen (Einfachheit des Erklärungsmodells) ungeeignet. Bei der Benennung des Möglichkeitsraums ist es sinnvoller, die Darstellung auf die typischen Alternativen, die für die Erklärung des jeweiligen Problems relevant sind, zu beschränken (Esser 1999: 252).

[27] Die typologisierende Beschreibung der Situation und der Brückenhypothesen ist dabei nicht lediglich als eine Vereinfachung einer komplexeren Realität zu sehen, vielmehr kann davon ausgegangen werden, dass auch die handelnden Personen selbst bei der Wahl ihrer Handlungen auf standardisierte Situations-beschreibungen und standardisierte Heuristiken angewiesen sind. Wenn es dem Theoretiker gelingt, die dominierenden Standardisierungen zu beschreiben, so besteht die Aussicht, gute Verhaltensprognosen und Erklärungen zu formulieren (vgl. Zintl 1989: 63; Schnell 1997: 160; Enste 1998: 444f.).

[28] Über die Typologisierung gehen strukturelle Handlungsbedingungen – Handlungsmöglichkeiten und Handlungsbeschränkungen (constraints) – in das Modell ein. Insbesondere die typischen Handlungs-alternativen und die typische Einschätzung der Eintrittswahrscheinlichkeiten bestimmter Handlungsfolgen bei verschiedenen Personengruppen, spiegeln die Tatsache wider, dass die Handlungskalküle von Personen verschiedener sozialer Gruppen an sozialstrukturell unterschiedliche Verhaltensmöglichkeiten gekoppelt sind (vgl. Franz 1986; Schnell 1997: 160).

Hintergrund der Situationsbeschreibung durch die Formulierung von Brücken-hypothesen, d.h. durch Annahmen bezüglich der typischen Erwartungen und Bewertungen in einer Situation, ex post erklärt werden. Dies dürfte der häufigere Anwendungsfall in den Sozialwissenschaften sein.[29]

Handlungserklärungen nach dem beschriebenen Modell erfüllen die soziologische Aufgabe, menschliches Handeln verstehend zu erklären (vgl. Kapitel 1.3; Weber 1985: 3ff.). Zum einen wird eine kausale Erklärung gegeben, da Handlungen aus einem allgemeinen Gesetz (SEU-Theorie) und Randbedingungen (Situationsbeschreibung und Brückenhypothesen) abgeleitet werden. Zum anderen wird durch die Typisierung der Situation und der Brückenhypothesen inhaltlich nachvollziehbar und verständlich, warum eine bestimmte Handlung vollzogen wird (vgl. Opp 1991: 110ff.; Esser 1999: 201ff.).

3.2 Theoretischer Rahmen II: Die situativen Gegebenheiten bei Patienten-befragungen

Im Folgenden wird der allgemeine situative Rahmen, in dem Patientenbefragung ablaufen, bezüglich verschiedener Aspekte, die für die Befragungsteilnahme relevant sind, näher beleuchtet. Betrachtet werden die Befragtenpopulation, die Wichtigkeit des Befragungsthemas und das Arzt-Patientenverhältnis. Die Darstellung hat das Ziel, das Verständnis der in den späteren Kapiteln durchgeführten empirischen Untersuchungen zu vertiefen, denn bei der Erklärung der empirischen Ergebnisse zu einzelnen methodischen Details kann auf den breiteren theoretischen Rahmen nur noch am Rande eingegangen werden.

---

[29] Kontrovers wird in der Literatur diskutiert, wie bei der Situationsbeschreibung und der Formulierung der Brückenhypothesen methodisch vorzugehen ist. Kritisiert wird oftmals, dass die Brückenhypothesen „ad hoc" als „Gewohnheitsheuristiken des Alltagswissens" eingeführt werden (Kelle/Lüdemann 1995). Als Alternative zu dieser Vorgehensweise schlagen Kelle/Lüdemann (1995) beispielsweise halbstandardisierte Interviews oder die Auswertung von Textdaten vor. Lindenberg (1996) widerspricht dieser Auffassung jedoch dahingehend, dass das eigentliche Problem der Formulierung von Brückenannahmen nicht die verwendete Methode sei, sondern der theoretische Gehalt der Annahmen. Das zentrale Kriterium für die Qualität der soziologischen Erklärung ist die theoretische Einbettung der Argumentation. Empirisch abgeleitete Annahmen sind unter Umständen ähnlich theoriearm wie ad-hoc Annahmen. Zur Formulierung von Brückenhypothesen eigenen sich deshalb ad-hoc Annahmen, die Forschungsliteratur, qualitative Verfahren und quantitative Verfahren prinzipiell gleichermaßen. Wenn die theoretischen Annahmen empirisch untermauert werden können, stellt dies – wie allgemein in den empirischen Wissenschaften – einen zusätzlichen Vorteil dar. Die empirische Vorgehensweise ist aber keine notwendige Voraussetzung für eine adäquate Erklärung (vgl. Lindenberg 1996: 132). In gleicher Weise äußert sich auch Esser (1999: 260). Soziologische Erklärungen können durchaus auf plausiblen Annahmen aufgebaut werden. Die schrittweise Unterfütterung der Annahmen mit „Daten" sei eine zusätzliche Möglichkeit, die Angemessenheit der theoretischen Annahmen zu prüfen. Zusammenfassend kann festgehalten werden, dass es für die Qualität einer soziologischen Handlungserklärung weniger von Bedeutung ist, welche Methoden (gemeint sind verschiedene theoretische und empirische Methoden) zur Formulierung verwendet werden, sondern wie gut sich der Forscher letztlich in die Situation (Logik der Situation) und die Akteure (deren Erwartungen und Bewertungen) hineinversetzten kann (vgl. Lindenberg 1996: 136ff.; Esser 1999: 263).

3.2.1 Die Befragtenpopulation

Außer bei Patientenbefragungen werden Krankenhauspatienten in der Regel nicht befragt. Die „Anstaltsbevölkerung" ist aus dem ADM-Stichprobendesign für allgemeine Bevölkerungsumfragen (ADM: Arbeitskreis Deutscher Markt- und Sozialforschungsinstitute e.V.) ausgeschlossen (Schnell 1997: 25; ADM 1999: 88). Ferner spielen schwerkranke Personen, die krankheitsbedingt nicht an einer Befragung teilnehmen können, bei allgemeinen Bevölkerungsumfragen nur eine untergeordnete Rolle. Schnell (1997: 107ff.) analysierte Umfragen aus den Jahren 1953 bis 1994 hinsichtlich krankheitsbedingter Teilnahmeausfälle. Der Median des Anteils der krankheitsbedingten Ausfälle an der Bruttostichprobe lag je nach Auftraggeber zwischen 0,71 Prozent bei Media-Analysen und 1,36 Prozent bei akademischen Studien. Größere Veränderungen über die Zeit hinweg waren nicht festzustellen. Bei Patientenbefragungen liegt die Annahme nahe, dass der Anteil krankheitsbedingt befragungsunfähiger Personen weitaus größer ist. Eine schwerere Erkrankung oder eine kurze Zeit zurückliegende schwerere Erkrankung sind bei Befragungen von Krankenhauspatienten in der Regel ein konstituierendes Merkmal für die Zugehörigkeit zur Befragtenpopulation.

3.2.2 Die Wichtigkeit des Befragungsthemas

Patientenbefragungen beziehen sich auf einen thematischen Bereich, dem allgemein eine hohe Bedeutung zugemessen wird (vgl. Heberlein/Baumgartner 1978: 451; French 1981: 15). Im Rahmen des Wohlfahrtssurveys 1998 (Statistisches Bundesamt 2000: 444) wurde die subjektive Wichtigkeit verschiedener Lebensbereiche erhoben. Den Lebensbereich „Gesundheit" bezeichneten 84 Prozent der Westdeutschen und 87 Prozent der Ostdeutschen als „sehr wichtig". Gesundheit stand damit hinsichtlich der Wichtigkeit an erster Stelle vor den Bereichen „Familie" und „Liebe und Zuneigung" (vgl. auch Kapitel 10.8).

3.2.3 Das Arzt-Patienten-Verhältnis

Bei Patientenbefragungen werden verschiedene soziale Rollen der Befragten angesprochen. Hauptsächlich sind dies die Befragten- und die Patientenrolle.[30] Eine soziale Rolle ist definiert als die Summe der an eine (soziale) Position gerichteten Erwartungen (Dahrendorf 1965: 26; Friedrichs 1990: 152). Eine Person ist im Rahmen ihrer verschiedenen sozialen Rollen unterschiedlichen Verhaltenserwartungen aus-

---

[30] Unter Umständen wird auch die „Kundenrolle" angesprochen. Auf diese wird hier jedoch nicht weiter eingegangen. Die wesentlichen Probleme, die mit der Kundenrolle von Patienten zusammenhängen, dürften sich auch im Verhältnis von Patienten- und Befragtenrolle wiederfinden.

gesetzt. Die Verhaltenerwartungen der verschiedenen Rollen können sich dabei im Extremfall widersprechen. Dies wird als Rollenkonflikt bezeichnet. Die soziale Rolle, an der sich ein befragter Patient mit seinem Verhalten orientiert, kann deshalb zu unterschiedlichen Verhaltensweisen in Bezug auf die Befragungsteilnahme und die Antworten führen. Ob und inwieweit ein befragter Patient sein Verhalten in einer gegebenen Situation an der Befragten- oder der Patientenrolle ausrichtet, ist davon abhängig, wie er die Situation definiert und welches Verhalten – das eines Patienten oder eines Befragten – er eher für gefordert und angemessen hält. In das Konzept der R-C-Theorie übertragen bedeutet dies, dass die unterschiedlichen sozialen Rollen sich in unterschiedlichen Erwartungen und Bewertungen von Handlungsfolgen nieder- schlagen und damit letztendlich die Wahl der Handlungsalternative beeinflussen.[31]

Die typische Situation eines Befragten ist dadurch gekennzeichnet, dass der Forscher mit seinem Forschungsinteresse von der wohlwollenden Kooperation des Befragten abhängig ist. Mit der Bitte um Befragungsteilnahme richtet der Forscher an den Probanden die Erwartung, dass dieser sich Zeit für die Teilnahme an der Umfrage nimmt und sich bemüht, die Fragen des Forschers wahrheitsgemäß zu beantworten. Der Befragte kann dafür im Gegenzug vom Forscher erwarten, dass seine Angaben anonym bleiben und nur für den angegebenen Forschungszweck verwendet werden (vgl. Esser 1974; Bradburn 1978; Küchler 1984; Esser 1986b: 41f.). Die typische Situation eines Patienten unterscheidet sich davon vor allem durch die Abhängigkeit des Patienten vom Arzt. Der Patient ist aufgrund seiner Krankheit hilfsbedürftig, jedoch fachlich inkompetent. Der Arzt ist dagegen ein Fachmann, der durch einen institutionell garantierten Status[32] qualifiziert und verpflichtet ist, dem Patienten zu helfen (vgl. Parsons 1958: 14ff.; Siegrist 1978: 5ff.; Freidson 1979: 262ff.; Aust 1994: 34ff.). Der Patient kann deshalb erwarten, dass der Arzt ihm hilft. Der Arzt kann diese Aufgabe aber nur erfüllen, wenn sich der Patient an die ärztlichen Anweisungen hält. Ein Patient wird jedoch in Situationen, in welchen aus medizinischen Gründen unangenehme Dinge von ihm verlangt werden, nur dann den ärztlichen Ratschlägen Folge leisten, wenn er die Autorität des Arztes anerkennt. Das Vertrauen des Patienten in die ärztliche Autorität ist deshalb eine notwendige Voraussetzung für die ärztliche Tätigkeit.[33] Angesichts der

---

[31] Das Konzept der sozialen Rollen wird hier nicht in Konkurrenz zur r-c-theoretischen Erklärung verwendet, sondern zu deren Ergänzung. Mit dem Begriff der sozialen Rolle können typische, standardisierte Erwartungsbündel in Situationen einfach und verständlich beschrieben werden. Es kann ferner angenommen werden, dass Personen bei der Wahl ihrer Handlungen auch tatsächlich auf standardisierte Situationsbeschreibungen nach dem Muster der Rollen zurückgreifen.

[32] Der ärztliche Status beinhaltet insbesondere die gesellschaftlich bzw. staatlich kontrollierte ärztliche Ausbildung und die Verpflichtung des Arztes auf das gesundheitliche Wohl des Patienten (Hippokratischer Eid).

[33] Ein weiterer Grund für die Notwendigkeit eines Vertrauensverhältnisses zwischen Arzt und Patient findet sich bei Parsons (1958: 31): um den Patienten richtig behandeln zu können, benötigt der Arzt oftmals intime

zentralen Bedeutung des Vertrauens in den Arzt für das Behandlungsgeschehen ist Patienten grundsätzlich die Möglichkeit eingeräumt, für die Behandlung einen Arzt ihres Vertrauens frei zu wählen (Grundsatz der „freien Arztwahl"; SGB V § 76).[34] Mit der Wahl eines behandelnden Arztes bzw. dem Eingehen einer Behandlungsbeziehung ist jedoch gleichzeitig auch die Erwartung an den Patienten verbunden, dass er diesem Arzt, den er selbst für seine Behandlung ausgewählt hat, das notwendige Vertrauen entgegenbringt (vgl. Freidson 1979: 264).

Patientenbefragungen, die als Instrument der Qualitätssicherung das Ziel haben, negative Aspekte des Krankenhausaufenthalts aufzudecken, können vor diesem Hintergrund zu Rollenkonflikten bei den befragten Patienten führen. Ein Verhalten entsprechend der Befragtenrolle, d.h. die Teilnahme an der Befragung und die wahrheitsgemäße Beantwortung der Fragen im Fragebogen, kann als widersprüchlich zu dem von einem Patienten geforderten Verhalten empfunden werden (z.B. bei einer ehrlichen aber negativen Bewertung der ärztlichen Behandlung). Unter Umständen empfindet ein Patient bereits die Teilnahme an einer „potentiell kritischen" Patienten-befragung als Verletzung seiner Vertrauensverpflichtung. Der Aspekt der Verletzung der Vertrauensbeziehung zum Arzt dürfte für die Teilnahmeentscheidung aber insbesondere dann relevant werden, wenn der Patient unsicher ist, ob seine Befragungsteilnahme und seine Angaben vor dem Arzt und dem Pflegepersonal anonym bleiben. In diesem Fall haben Patienten wegen möglicher Sanktionen unter Umständen Bedenken, an der Umfrage teilzunehmen (vgl. Kapitel 6; Esser 1986b: 41; Straub et al. 1996: 27; Stauss 1998: 48ff.).[35] Die Anonymität der Befragung und die Glaubwürdigkeit der Anonymitäts-zusicherung sind deshalb für die Befragungsteilnahme (sowie das Antwortverhalten[36]) von großer Bedeutung (vgl. z.B. Schnell 1997: 166ff.). Ziel der Anonymität einer Befragung ist es, die Umfragesituation von anderen Situationen abzuschotten („Situationssegregation", Esser 1985: 293). Bei glaubhafter Anonymität wird sich ein befragter Patient eher an der Befragungssituation und den für diese Situation typischen

---

und vertrauliche Informationen. Dieser Aspekt der Arzt-Patienten-Beziehung ist durch die ärztliche Schweigepflicht gesellschaftlich anerkannt.
[34] Zu unterschiedlichen Gestaltungsmöglichkeiten der „freien Arztwahl" vergleiche Böcken et al. (2002) und Butzlaff et al. (2002). Zur „freien Arztwahl" als Teil des Selbstverständnisses der ärztlichen Profession vergleiche Deutscher Ärztetag (1997: insb. Punkt 2.9).
[35] Die Ausführungen von Stauss (1998: 48), der die Gründe für die geringe Anzahl von Beschwerden in Krankenhäusern untersuchte, legen weitere mögliche negative Wirkungen der typischen sozialen Situation von Patienten auf die Teilnahme an Befragungen nahe. Patienten würden erstens Sanktionen befürchten, sich zweitens in einer abhängigen und machtunterlegenen Rolle erleben, drittens die Erfolgswahrscheinlich-keit ihrer Kritik als eher gering einschätzen, sich viertens hinsichtlich der Beurteilung der medizinischen Leistungen als inkompetent einstufen, fünftens die erlebten Unannehmlichkeiten im Verhältnis zu dem bedeutenderen Genesungswunsch sehen und sechstens Verständnis für die Situation der Mitarbeiter und Mitpatienten haben.
[36] Zum Zusammenhang von Antwortverhalten und Anonymität vgl. z.B. Esser (1977; 1985; 1986a), Cannell et al. (1979; 1981), Hippler et al. (1987), Atteslander/Kneubühler (1975).

Erwartungen und Bewertungen der Befragtenrolle orientieren als an seiner Rolle als Patient. Somit werden eher die für die Befragung günstigen befragungsspezifischen und nicht die eher ungünstigen patientenspezifischen Rollenerwartungen zum Verhalten und zu den Handlungskonsequenzen verhaltensrelevant (vgl. Esser 1985: 293; Esser 1986b: 41).[37]

3.3 Theoretischer Rahmen III: Typische Kosten- und Nutzenaspekte der Teilnahme an einer Befragung

Nach dem in Kapitel 3.1 vorgestellten theoretischen Grundmodell nimmt ein Befragter immer dann an einer Befragung teil, wenn der erwartete Gesamtnutzen einer Teilnahme, d.h. die Summe der erwarteten Nutzenaspekte einer Teilnahme abzüglich der Summe der erwarteten Kostenaspekte, größer ist als der Gesamtnutzen einer Verweigerung. Da die beiden möglichen Handlungsalternativen, die Befragungsteilnahme und die Teilnahmeverweigerung, komplementär zueinander sind, stellen die Kostenaspekte einer Teilnahme gleichzeitig die Nutzenaspekte einer Verweigerung dar, und umgekehrt. Daraus ergibt sich für die r-c-theoretische Handlungserklärung, dass eine Befragungsteilnahme immer dann zustande kommt, wenn der (subjektive) Nutzen einer Teilnahme größer ist als die (subjektiven) Kosten einer Teilnahme, d.h. der Gesamtnutzen einer Teilnahme positiv ist. Eine Verweigerung kommt dann zustande, wenn die Kosten einer Teilnahme größer sind als der Nutzen, d.h. der Gesamtnutzen einer Teilnahme negativ ist.

In diesem Teilkapitel werden die typischen, subjektiv erwarteten Handlungsfolgen (Kosten- und Nutzenaspekte), die nach dem aktuellen Stand der Forschung für die Teilnahmeentscheidung bei Befragungen relevant sind, in Form einer Auflistung dargestellt. Eine Bewertung der verschiedenen Handlungsfolgen hinsichtlich ihrer relativen Wichtigkeit für eine Befragungsteilnahme bei Patientenbefragungen wird mit der Erklärung und Diskussion der einzelnen Untersuchungsergebnisse in den empirischen Kapitel gegeben.

---

[37] Bezüglich des Zusammenhangs zwischen dem Arzt-Patientenverhältnis und dem Teilnahmeverhalten ist anzumerken, dass die Erhebungssituationen auch in der Weise gestaltet sein kann, dass die Teilnahme an der Befragung als sozial erwünscht erscheint (z.B. bei persönlicher Verteilung und Einsammlung von Fragebögen im Krankenhaus, vgl. z.B. Zinn/Schena 2000; Zinn 2001). Wenn Patienten davon ausgehen, dass die Teilnahme an der Befragung von ihnen erwartet und unter Umständen auch kontrolliert wird, besteht eine erhöhte Wahrscheinlichkeit, dass einige Patienten nur zur Vermeidung potentieller Sanktionen an der Patientenbefragung teilnehmen („erzwungene" oder „sozial erwünschte" Teilnahme). Auf diese Weise lassen sich zwar hohe Rücklaufquoten „erzwingen", es besteht jedoch gleichzeitig eine erhöhte Gefahr von Antwortverzerrungen. Patienten, deren Teilnahme durch die Angst vor Sanktionen bedingt ist, werden sich sehr wahrscheinlich auch in ihrem Antwortverhalten daran orientieren, welche Antworten sie für sozial erwünscht halten, und kritische Aussagen in der Regel vermeiden (vgl. Kapitel 6; Esser 1985; Esser 1986b: 42; Blumenstock 1998: 110ff.; Neugebauer/Porst 2001: 12; Ruprecht 2001).

Bezüglich des Geltungsbereichs von Rational-Choice-Theorien sei zunächst festgehalten, dass nicht alle Teilnahmeausfälle mit einem entscheidungstheoretischen Ansatz erklärt werden können. Voraussetzung für die Anwendung einer R-C-Theorie ist, dass für den Akteur eine Wahlmöglichkeit besteht (Esser 1999: 251). Hat ein Akteur von vornherein nicht die Möglichkeit, an einer Befragung teilzunehmen, so macht es keinen Sinn, seinen Ausfall als Resultat einer Teilnahmeentscheidung zu erklären. Dies trifft z.B. auf Personen zu, die nicht erreichbar sind (vgl. Schnell et al. 1999: 290ff.). Für die Erklärung einer Nichtteilnahme als Resultat einer Entscheidung besteht somit die notwendige Voraussetzung, dass die Handlungsmöglichkeiten „Teilnahme" und „Teilnahmeverweigerung" für den Befragten existieren. Unerheblich ist dabei, ob eine der Alternativen wegen ihrer Folgen als undenkbar oder untragbar erscheint (Esser 1999: 251).[38]

Zur r-c-theoretischen Erklärung der Befragungsteilnahme werden in der Forschungsliteratur folgende Kosten- und Nutzenaspekte als subjektiv relevante Handlungsfolgen (Ziele) angeführt.[39] Als typische Kostenfaktoren einer Teilnahme gelten allgemein:

- Der Aufwand der Befragung (Bradburn 1978: 38; Frasch 1987: 2-15). Dieser kann im Zeitaufwand (Frasch 1987: 2-13), finanziellen Kosten für die Fragebogenrücksendung bzw. für unterfrankierte Befragungsunterlagen (Frasch 1987: 2-14) oder den Anstrengungen, die mit der Teilnahme an der Befragung verbunden sind (z.B. Erinnerung an weit zurückliegende Ereignisse) bestehen (Bradburn 1978: 37; Dillman 1978: 15).
- Psychischer „Stress" („respondent stress", Bradburn 1978: 38). Beispielsweise hervorgerufen durch ein Unbehagen bei Beantwortung peinlicher Fragen (Frasch 1987: 2-14), durch ein unangenehmes Thema (Frasch 1987: 2-11), durch die Tatsache, dass der Befragte unangenehme Dinge über sich preisgeben soll (Frasch 1987: 2-15; Groves 1989: 220) bzw. dass sich die Antworten unter Umständen negativ auf sein Selbstbild auswirken, oder durch Bedenken, bei der Befragung handle es sich um einen Persönlichkeitstest, bei dem er eventuell schlecht abschneiden könnte (Frasch 1987: 2-15; Landgrebe 1992: 19).
- Die Verletzung der Privatsphäre (Schnell 1997: 166; Porst 2000: 89). Beispielsweise wahrgenommen als ein Gefühl, dass die Interaktion von anderen kontrolliert wird (Groves 1989: 220), als ein Gefühl des Verlusts der Privatheit

---

[38] Esser (1999) betont diesbezüglich, dass es in der „Wirklichkeit" zu einem bestimmten Handeln immer die Alternative gibt, etwas anderes zu tun. „Und selbst der Galeerensklave könnte den Tod dem weiteren Leiden als Alternative vorziehen" (Esser 1999: 251).
[39] In der allgemeinsten Konkretisierung der SEU-Theorie geht Lindenberg (1996) von zwei obersten Zielen aus, die Menschen mit ihren Handlungen verfolgen: physisches Wohlbefinden und soziale Wertschätzung. Bei den konkreten situativen Zielen, deren Beschreibung für das Verständnis einer bestimmten Handlung notwendig ist, handle es sich nur um instrumentelle Ziele (Lindenberg 1996: 135).

und der Kontrolle über die eigene Daten (Groves 1989: 220) oder als ein Gefühl der Unterordnung oder des Ausgeliefertseins, weil nur der Forscher aktiv ist und man selber lediglich Informationslieferant (Dillman 1978: 15; Frasch 1987: 2-14).

- Eine möglichen Gefährdung der eigenen Interessen bzw. Angst vor Sanktionen und Nachteilen wegen einer mangelhaften Anonymität der Befragung (Esser 1986b: 41; Frasch 1987: 2-11, 2-14; Schnell 1997: 166; Schnell et al. 1999: 293).

- Kriminalitätsfurcht (Schnell 1997: 175ff.). Diese spielt insbesondere dann eine Rolle, wenn Interviews in der Wohnung der Befragten durchgeführt werden sollen.

- Opportunitätskosten, d.h. die Zeit die zur Befragungsteilnahme verwendet wird, steht nicht für andere Tätigkeiten zur Verfügung (Esser 1986b: 41; Frasch 1987: 2-15; Groves 1989: 220; Schnell et al. 1999: 293).

- Ein allgemeines Desinteresse an gesellschaftlichen Vorgängen und damit auch an Befragungen (Esser 1986b: 41), die subjektive Irrelevanz der Befragung (Esser 1986b: 41) oder – in seltenen Fällen – eine Abneigung gegen Befragungen[40] (Esser 1986b: 40; Schnell et al. 1999).

Als typische Nutzenfaktoren einer Befragungsteilnahme werden in der Literatur folgende Aspekte angeführt:

- Materielle Anreize (Incentives), die mit der Teilnahme verbunden sind, wie z.B. Geld, Verlosungen, Kugelschreiber, Telefonkarten (Schnell 1997: 187).

- Die Vermeidung eines schlechten Gewissens bzw. der Aufbau eines guten Gewissen dadurch, dass einem als positiv eingeschätzten Verhaltensbild, z.B. Höflichkeit, Hilfsbereitschaft, Loyalität (beispielsweise Loyalität gegenüber der Erhebungsorganisation, Erfüllung der staatsbürgerlichen Pflichten) entsprochen wird (Esser 1986b: 41, 45; Frasch 1987: 2-13; Groves 1989: 220; Schnell et al. 1999: 293).

- Soziale Anerkennung und Dank für die Kooperation (Frasch 1987: 2-13).

- Statuserhöhung durch die Etikettierung des Befragten als Experten (Frasch 1987: 2-13).

- Eine hohe subjektive Wichtigkeit des Befragungszwecks, z.B. wegen der persönlichen Verbundenheit des Befragten mit dem Thema (Frasch 1987: 2-11; Schnell 1997: 181ff.).

---

[40] Schnell et al. (1999: 293) erwähnen z.B. die „Ablehnung quantifizierender Sozialforschung als kapitalistischem Herrschaftsinstrument oder staatlicher und wissenschaftlicher Institutionen allgemein."

- Die Einschätzung, dass die Befragungsteilnahme ein sinnvoller Beitrag zur Gestaltung der Gesellschaft ist (Groves 1989: 220; Schnell 1997: 166; Schnell et al. 1999: 293).
- Ein generelles Interesse an öffentlichen Vorgängen und damit auch an Befragungen (Esser 1986b: 41).
- Die Möglichkeit, die eigene Meinung zum Befragungsthema zu äußern (Bradburn/Sudman 1988: 190; Groves 1989: 220).
- Abwechslung vom Alltagsleben (Schnell et al. 1999: 293). Vor allem bei gut gestalteten Fragebögen hätten einige Befragte unabhängig vom Thema Spaß am Ausfüllen eines Fragebogens (Dillman 1978: 14; Bradburn/Sudman 1988: 190).

3.4 Zusammenfassung

In der vorliegenden Arbeit sollen die statistisch-empirischen Ergebnisse zum Teilnahmeverhalten handlungstheoretisch erklärt werden. Hierfür wird die Theorie des subjektiv erwarteten Nutzens (Subjective-Expected-Utility-Theorie, SEU-Theorie) verwendet. Auf die Teilnahme an Befragungen angewendet besagt die SEU-Theorie, dass ein Befragter immer dann an einer Befragung teilnimmt, wenn der erwartete Gesamtnutzen einer Teilnahme, d.h. die Summe aus allen subjektiven (positiven) Nutzen- und allen subjektiven (negativen) Kostenaspekten einer Teilnahme, positiv ist. Um mit diesem allgemeinen Modell ein konkretes Teilnahmeverhalten erklären zu können, muss es um Annahmen zu den situativen Rahmenbedingungen und den jeweils relevanten subjektiven Kosten- und Nutzenaspekten ergänzt werden. Dies wird im Rahmen der konkreten Anwendung der Theorie in den späteren Kapiteln geschehen. In diesem Kapitel wurde als Vorarbeit für die handlungstheoretische Erklärung der Untersuchungsergebnisse der allgemeine Rahmen der Situation „Patientenbefragung" näher beleuchtet und der aktuelle Forschungsstand zur handlungstheoretischen Erklärung des Teilnahmeverhaltens bei Umfragen dargestellt. Besondere Merkmale der Situation „Patientenbefragung" sind erstens eine im Vergleich zu allgemeinen Bevölkerungsumfragen höhere Anzahl erkrankter Personen, zweitens eine allgemein hohe Bedeutsamkeit des Themas „Gesundheit" und drittens sehr unterschiedliche Erwartungen, welchen die befragten Patienten aufgrund ihrer Befragten- und Patientenrolle ausgesetzt sind. Zum Stand der Forschung wurden typische Kosten- und Nutzenaspekte einer Befragungsbeteiligung aus der Literatur angeführt. Inwieweit die genannten Aspekte für die Erklärung des Teilnahmeverhaltens bei Patientenbefragungen relevant sind, wird im Rahmen der einzelnen empirischen Kapitel diskutiert.

4 Auswahl der Befragten bei Patientenbefragungen

Probleme in Bezug auf die Aussagekraft von Patientenbefragungen entstehen nicht erst durch den Teilnahmeausfall bestimmter befragter Patientengruppen, sondern unter Umständen bereits durch eine schlechte Auswahl der zu befragenden Personen. Die richtige Auswahl der Befragten ist deshalb die Grundlage für eine aussagekräftige Patientenbefragung und für die Verwendbarkeit der Befragungsergebnisse im Krankenhausmanagement. Die für die Befragung ausgewählten Patienten müssen (möglichst) repräsentativ für die Patientengesamtheit sein, auf die die Befragungs-ergebnisse bezogen werden sollen. Dabei ist erstens von Bedeutung, wie die Grundgesamtheit definiert wird, d.h. welche Gruppen gegebenenfalls mittels Ausschlusskriterien von vornherein aus der Befragtenpopulation ausgeschlossen werden. Zweitens muss ein Auswahlverfahren verwendet werden, das eine repräsentative Auswahl aus der Grundgesamtheit gewährleistet (vgl. z.B. Locker/Dunt 1978: 288; Fitzpatrick 1991b: 1131; Bortz/Döring 1995: 452; Kohlmann 1998: 60; Kaase 1999: 16, 48).

In diesem Kapitel werden als Hintergrund zum Hauptgegenstand der Arbeit, dem Teilnahmeverhalten bei Patientenbefragungen, zentrale methodische Aspekte einer adäquaten Auswahl von Befragungsteilnehmern bei Patientenbefragungen besprochen. Zunächst wird das Problem der Definition der Befragtenpopulation dargestellt, daran schließt sich eine Diskussion unterschiedlicher Auswahlverfahren an.

4.1 Definition der Befragtenpopulation

Patientenbefragungen zum Zweck der Qualitätssicherung sollen laut Satzinger/Raspe (2001: 43) möglichst allgemein angelegt sein (vgl. auch KTQ 2000a: 32). Als Population einer Patientenbefragung können deshalb zunächst einmal alle Patienten angesehen werden, deren Krankenhausaufenthalt in einem bestimmten, für die Untersuchung relevanten Zeitraum liegt (Neugebauer/Porst 2001: 13). Schwierigkeiten bereitet bei dieser Definition jedoch erstens, dass häufig die vorhandene Grundlage zur Auswahl der Befragten (z.B. eine Liste) nicht mit der Grundgesamtheit deckungsgleich ist (vgl. Schnell et al. 1999: 253). Zweitens wird es bei den meisten Patientenbefragungen aus organisatorischen und theoretischen Gründen für erforderlich gehalten, bestimmte Patientengruppen aus der Befragung auszuschließen (vgl. Neugebauer/Porst 2001: 13). Und drittens ist in der Regel unklar, wie der Untersuchungszeitraum eingegrenzt werden soll. Im Folgenden wird diskutiert, über welche Ausschlusskriterien eine adäquate Definition der Befragtenpopulation erreicht wird.

4.1.1 Kriterien zur Bereinigung der Auswahlgrundlage

Es wird hier angenommen, dass als Auswahlgrundlage eine Liste von Patientenaufenthalten vorliegt. Solche Listen (in Papierform oder als Datei) wurden bei verschiedenen in der Literatur dokumentierten Patientenbefragungen verwendet (z.b. bei Meterko et al. 1990; Schaupeter 2001) und haben sich auch bei der Kölner Patientenbefragungsstudie als Auswahlgrundlage bewährt (vgl. Kapitel 5).[41] Die Auswahl der Befragungsteilnehmer aus Listen stellt generell eine gute und einfache Vorgehensweise dar, da der Auswahlvorgang gut handhabbar, transparent und kontrollierbar ist. Listen können jedoch zu Repräsentativitätsproblemen führen, wenn sie nicht mit der Grundgesamtheit übereinstimmen.[42] Dies ist dann der Fall, wenn nicht alle Elemente[43] der Grundgesamtheit auf der Liste aufgeführt sind („undercoverage"), wenn manche Elemente mehrfach gelistet sind oder wenn Elemente enthalten sind, die nicht zur Grundgesamtheit gehören („overcoverage") (vgl. Mangione 1995: 4f.; Schnell 1997: 16; Kohlmann 1998: 59; Schnell et al. 1999: 253; Picker Institute Europe 2002: 89). Kaum korrigierbare Probleme entstehen vor allem dann, wenn Elemente der Grundgesamtheit nicht in der Auswahlgrundlage gelistet sind. Überzählige Elemente lassen sich dagegen über Ausschlusskriterien eliminieren.

Aus der Auswahlgrundlage müssen zunächst all jene Personen ausgeschlossen werden, die keine Patienten sind bzw. waren. Dies können z.B. Angehörige sein, die mit dem Patienten im Krankenhaus übernachtet haben. Aus abrechnungstechnischen Gründen können solche Begleitaufenthalte in derselben Liste erfasst sein wie Patientenaufenthalte. Eliminiert werden müssen auch doppelte Einträge, die dadurch zustande kommen, dass Patienten in dem für die Untersuchung relevanten Zeitraum mehrmals im Krankenhaus waren (vgl. Meterko et al. 1990: S16; Schaupeter 2001: 93; Picker Institute Europe 2002: 61). Patienten, die mehrfach in der Auswahlgrundlage vorkommen, haben ansonsten bei einer Zufallsauswahl eine größere Chance in die Stichprobe zu gelangen als Patienten, die nur einmal gelistet sind (vgl. Schnell et al.

---

[41] Bei der folgenden Diskussion von Ausschlusskriterien ist zu beachten, dass bei anderen Auswahlgrundlagen und in Abhängigkeit vom Befragungsziel im konkreten Anwendungsfall die notwendigen und sinnvollen Ausschlusskriterien variieren können.
[42] Es empfiehlt sich deshalb zwischen der angestrebten Grundgesamtheit (auch: Zielpopulation) und der Auswahlgrundlage (auch: Stichprobenrahmen, Auswahlgesamtheit, Erhebungsgesamtheit) zu unterscheiden (Vogel 1995: 99; Schnell 1997: 16; Kaase 1999: 16; Schnell et al. 1999: 253).
[43] Als „Element" oder „Untersuchungseinheit" werden Objekte bezeichnet, an denen eine Messung vorgenommen wird. Diejenige Menge von Elementen, über die Aussagen im Rahmen einer Untersuchung gemacht werden sollen, bezeichnet man als Grundgesamtheit (Schnell et al. 1999: 253).

1999: 253). Außerdem erhalten diese Patienten sonst unter Umständen mehrere Fragebögen. Patienten, die im Krankenhaus verstorben sind, sollten zum einen aus Gründen der Rücksichtnahme auf die Angehörigen nicht angeschrieben werden, zum anderen sind sie von der Befragung auszuschließen, weil Verstorbene generell nicht zur Grundgesamtheit gerechnet werden (vgl. Kapitel 5.2; Schnell 1997: 23; Zinn 2001: 168; Picker Institute Europe 2002: 61).[44] Nicht zu vermeiden ist in der Regel, dass Patienten angeschrieben werden, die nach ihrem Krankenhausaufenthalt verstorben sind. Für diese Fälle empfiehlt es sich, im Anschreiben auf eine Kontaktmöglichkeit hinzuweisen, so dass Angehörige z.B. telefonisch den Tod eines Befragten mitteilen können (vgl. Picker Institute Europe 2002: 61f., 68). Die Mitteilung, dass ein Befragter verstorben ist, muss sorgfältig dokumentiert werden, damit keine weiteren Aufforderungen zur Befragungsteilnahme (Erinnerungsschreiben) an die Adresse des Verstorbenen geschickt werden. Die Information über den Tod eines Patienten ist ferner für die Analyse der Ausfallursachen und die Berechnung der Rücklaufquoten von Bedeutung (vgl. Kapitel 5.2; Kohlmann 1998: 60).

4.1.2 Kriterien zum Ausschluss bestimmter Patientengruppen

Bestimmte Patientengruppen werden bei den meisten Patientenbefragungen bewusst von der Befragung ausgeschlossen. Grundsätzlich gilt, dass Ausschlüsse so gering wie möglich gehalten werden sollten, da sie beträchtliche Folgen für die Repräsentativität und die Aussagekraft einer Befragung haben (Ehnfors/Smedby 1993: 29; Dirks-Wetschky/Trojan 2001: 350). Jede Einschränkung der Grundgesamtheit macht die Ergebnisinterpretation komplizierter, denn die Befragungsergebnisse beziehen sich nur auf den ausgewählten Populationsteil (vgl. Sitzia/Wood 1998: 315).

Bei den meisten Patientenbefragungen werden Altersgrenzen für die Teilnehmer festgesetzt. Pascoe et al. (1983: 361) gehen davon aus, dass die Patienten einer Befragung wegen eventueller Verständnisschwierigkeiten mindestens 13 Jahre alt sein sollten. Das Picker Institute Europe (2002: 61) empfiehlt, nur Patienten die mindestens 16 Jahre alt sind, zu befragen. In Deutschland wird bei Patientenbefragungen wegen

---

[44] Die Bildzeitung vom 11.11.1999 zeigt unter der Überschrift „Peinliche Schlamperei – Klinik schickt Fragebogen an einen Toten" das Bild einer trauernden Witwe, die in der Hand einem Fragebogen der Klinik hält, in der ihr Ehemann drei Jahre zuvor verstorben ist (ohne Verfasser 1999).
Beim Ausschluss von im Krankenhaus verstorbenen Patienten tritt eine spezielle Schwierigkeit dann auf, wenn es um Patienten geht, die im relevanten Untersuchungszeitraum mehrmals im Krankenhaus waren. Wird im Rahmen der Eliminierung des Doppeleintrags der letzte Aufenthalt aus der Datei gestrichen, so kann es sein, dass bei einer späteren Überprüfung der Liste auf verstorbene Patienten nicht mehr festgestellt werden kann, dass der Patient beim letzten Aufenthalt im Krankenhaus verstorben ist. Aufgrund des weiter zurückliegenden Aufenthalts wird er als „lebend entlassen" in der Liste geführt, und deshalb auch angeschrieben. Um diesen Fall zu vermeiden, ist darauf zu achten, dass bei der Löschung doppelter Einträge zunächst immer der letztmalige Aufenthalt in der Auswahlgrundlage erhalten bleibt.

der Problematik der Minderjährigkeit in der Regel ein Mindestalter von 18 Jahren für notwendig gehalten (vgl. z.B. KTQ 2000a: 31; Pira 2000: 153; Blumenstock et al. 2001: 84; Neugebauer/Porst 2001: 155; Ruprecht 2001).[45] Für die Festsetzung eines Höchstalters, z.B. den Ausschluss von über 80jährigen Patienten (z.B. bei Weber et al. 1999: 49; Schaupeter 2001: 92), gibt es hingegen keine zwingenden Gründe. Der Ausschluss von hochaltrigen Patienten scheint vielmehr eine eher schlechte Maßnahme zu sein, denn bei diesen handelt es sich um eine wichtige Patientengruppe, deren Sicht der Leistungserbringung daher von hoher Bedeutung ist. Häufig wird bei Patienten-befragungen, bei welchen das Personal die Fragebögen persönlich an die Patienten übergibt, die Möglichkeit genutzt, Patienten mit einem schlechten physischen oder psychischen Gesundheitszustand von der Befragung auszuschließen (vgl. z.B. Pira 2000: 153; Blumenstock et al. 2001: 85; Satzinger/Raspe 2001: 51). Problematisch ist bei diesen Ausschlüssen vor allem, dass die Einschätzung der Befragungsunfähigkeit durch das Personal geschieht, nicht durch den Patienten selbst.[46] Die Korrektheit des Ausschlusses kann in diesen Fällen kaum überprüft werden. Unter Umständen liegen andere Ursachen dem Ausschluss zugrunde, z.B. dass es sich bei einem Ausgeschlos-senen um einen Patienten handelt, der bereits während des Krankenhausaufenthalts als besonders kritisch aufgefallen ist. Nicht kontrollierbare Ausschlüsse auf der Basis von Einschätzungen dritter Personen verschlechtern deshalb generell die Transparenz der Befragtenauswahl und somit die Aussagekraft von Patientenbefragungen (vgl. Kapitel 6; Strasser/Davis 1992: 117; Ehnfors/Smedby 1993: 22). Dies gilt neben dem Kriterium „Gesundheitszustand" z.B. auch für Ausschlüsse aufgrund mangelhafter Beherrschung der deutschen Sprache (Picker Institute Europe 2002: 33).[47] Abhängig vom Befragungs-ziel kann der Ausschluss ganzer Stationen oder Fachbereiche hingegen eine sinnvolle Maßnahme darstellen. Für einige Fachbereiche, z.B. die Intensivmedizin, die psychiatrische Abteilung, die Entbindungs- oder die Kinderstation, ist wegen ihrer besonderen Patientenpopulationen grundsätzlich zu überlegen, ob sie in Standard-befragungen einbezogen werden sollen (vgl. Picker Institute Europe 2002).[48] Ein

---

[45] Um Informationen zu Krankenhausaufenthalten von Kindern und Jugendlichen zu erhalten, baten Meterko et. al. (1990: S16) bei Patienten unter 18 Jahren die Eltern, den Fragebogen auszufüllen. KTQ (2000a: 31) empfiehlt bei minderjährigen Patienten eine Einverständniserklärung der Eltern einzuholen. Bei Patienten unter 8 Jahren sollten generell die Eltern befragt werden.

[46] Die eigenen (gesundheitlichen) Möglichkeiten zur Teilnahme an einer Befragung können Patienten in den meisten Fällen wahrscheinlich am besten selbst einschätzen. Schanz et al. (2001: 263) gehen z.B. davon aus, dass – entgegen der häufigen Annahme – selbst bei psychiatrischen Patienten eine Befragungs-fähigkeit in der Regel gegeben ist.

[47] Falls die Vermutung nahe liegt, dass ein wesentlicher Anteil der Patienten aufgrund von Sprach- und Verständigungsproblemen nicht an einer Befragung teilnehmen kann, kann eine Übersetzung des Frage-bogens in Landessprache erwogen werden. Ist die Gruppe der Patienten mit Sprachproblemen eher klein, bieten sich andere Erhebungsmethoden an, z.B. Interviews mit Dolmetscher (vgl. Picker Institute Europe 2002: 33). Zur Befragung ausländischer Patienten vgl. z.B. Borde et al. (2001).

[48] In Fachbereichen mit Populationen, die für Befragungen schwer oder nicht zugänglich sind, eignen sich zur Exploration der Patientenmeinung und der Patientenorientierung in der Regel andere sozialwissen-

Ausschlusskriterium, welches bei Patientenbefragungen in aller Regel implizit zur Anwendung kommt, ist die Beschränkung der Befragung auf <u>stationäre Patienten</u>. Dies ist insofern sinnvoll, als für die Befragung von ambulanten Patienten ein eigener Fragebogen notwendig sein dürfte, der auf die Probleme der ambulanten Behandlung zugeschnitten ist. Sehr häufig wird bei Patientenbefragungen eine <u>Aufenthaltsmindest-dauer</u> für Befragte festgelegt. Beispielsweise wurden bei Pira (2000: 153) und Blumenstock et al. (2001: 85) Patienten mit einer Aufenthaltsdauer von weniger als einer Nacht von der Befragung ausgeschlossen (so auch Picker Institute Europe 2002: 61), Nickel/Trojan (1995; vgl. auch Sturm et al. 1997: 98; Trojan/Nickel 1999: 240) befragten nur Patienten, die zwei und mehr Nächte im Krankenhaus verbracht hatten und bei der Studie von Schaupeter (2001: 92) lag die Mindestaufenthaltsdauer sogar bei vier vollstationären Tagen (so auch bei Elbeik 1985: 196). Für den Ausschluss von Kurzzeitpatienten werden entweder organisatorische Gründe angeführt, z.B. dass die Zeit bei sehr kurzen Aufenthalten nicht ausreicht, um den Fragebogen persönlich übergeben zu können (vgl. Wagner et al. 2001: 54), oder es werden Gründe theoretischer Art genannt, dass z.B. für Kurzzeitpatienten ein anderer Fragebogen notwendig sei, weil diese Patienten nur wenig Kontakt zum Personal hätten. Diese Vermutung haben Nickel/Trojan (2001: 280) in einer speziellen Studie zur Befragung von Kurzzeitpatienten widerlegt. Entgegen ihren ursprünglichen Erwartungen kommen sie zum Schluss, dass für Kurzzeitpatienten kein eigener Fragebogen erforderlich ist. Das Ausschlusskriterium einer „Mindestaufenthaltsdauer" kann daher nur durch organisa-torische Probleme begründet werden. Es stellt sich dann jedoch die Frage, ob nicht das Erhebungsverfahren zu verändern ist. Zusammengefasst ist es in der Regel somit weder sinnvoll noch notwendig, Kurzzeitpatienten von einer Patientenbefragung auszuschließen.[49,50] Bei Patientenbefragungen, die postalisch durchgeführt werden, kann in Erwägung gezogen werden, ob Patienten mit <u>Wohnsitz im Ausland</u> ausgeschlossen werden (vgl. Picker Institute Europe 2002: 61). Der Versand von Fragebögen kann durch eine Beschränkung auf Patienten mit deutschem Wohnsitz häufig deutlich vereinfacht werden. Solange es sich bei Patienten aus dem Ausland nur um Einzelfälle handelt, dürfte der Informationsverlust durch den Ausschluss dieser Gruppe bei einer Standardbefragung vernachlässigbar sein.

---

schaftliche Methoden, z.B. teilnehmende Beobachtungen oder Interviews. Zur Befragung von Kindern vgl. z.B. Seyfarth-Metzger et al. (1999; 2001).
[49] Dieser Befund ist von besonderer Bedeutung, da der Anteil der Kurzzeitpatienten in Zukunft steigen dürfte (Nickel/Trojan 2001: 281).
[50] Pascoe (1983: 195) vermutet zudem, dass kurze Aufenthalte darauf zurückgehen können, dass unzufriedene Patienten das Krankenhaus vorzeitig verlassen. Eine Nichtberücksichtigung von Kurzzeit-patienten würde in diesem Fall zu einer Verzerrung zentraler Befragungsergebnisse führen.

31

4.1.3 Kriterien zur Eingrenzung des Untersuchungszeitraums

Das Hauptkriterium für die Bestimmung des Untersuchungszeitraums einer Patientenbefragung ist in der Regel die gewünschte Anzahl von Teilnehmern. Der Untersuchungszeitraum wird so bestimmt, dass eine ausreichend große Grund- bzw. Auswahlgesamtheit zur Verfügung steht, um die gewünschte Teilnehmerzahl zu erreichen. Wie groß dieser Zeitraum im konkreten Fall ausfällt, ist abhängig vom Forschungsdesign, der erwarteten Rücklaufquote, dem Auswahlsatz,[51] der Größe des Krankenhauses, d.h. der Anzahl behandelter Patienten pro Zeitabschnitt ("Patienten-durchsatz", Ruprecht 2001: 190) und der Größe der Stationen oder Fachbereiche, die als Auswertungseinheit herangezogen werden.

Hinsichtlich der Festlegung des Untersuchungszeitraums lassen sich im Großen und Ganzen zwei Forschungsdesigns unterscheiden. Die Befragtenauswahl kann prospektiv anhand einer "temporalen" Stichprobe (Satzinger/Raspe 2001: 44) geschehen, d.h. die Befragung dauert ab einem bestimmten Startzeitpunkt so lange, bis die gewünschte Anzahl von Teilnehmern vorliegt (vgl. Kapitel 5.1, Beschreibung der Stichprobe 1; Ruprecht 2001: 190).[52] Oder die Befragtenauswahl findet retrospektiv statt. Dabei wird die Auswahlgesamtheit von einem bestimmten Startzeitpunkt aus chronologisch rückwärts aus entlassenen Patienten ausgewählt (vgl. Kapitel 5.1, Beschreibung der Stichprobe 2).[53] Die erforderliche Größe der Auswahlgesamtheit, lässt sich dabei wie folgt bestimmen. Durch Multiplikation der angestrebten Teilnehmerzahl mit dem Kehrwert der zu erwartenden Rücklaufquote erhält man die notwendige Größe der Stichprobe. Multipliziert man die Stichprobengröße mit dem Kehrwert des vorgesehenen Auswahlsatzes,[54] so ergibt sich die notwendige Größe der Auswahlgesamtheit.

---

[51] Der Auswahlsatz (sampling ratio) bezeichnet den Anteil der Stichprobe an der zugehörigen Auswahl-gesamtheit (vgl. Kriz/Lisch 1988: 41; Vogel 1995: 100).
[52] Kontinuierliche Dauererhebungen ("frequenzielle" Stichproben) sind sehr aufwändig und zudem nicht notwendig, um ein aussagekräftiges Meinungsbild der Patienten zu erhalten (Satzinger/Raspe 2001: 45).
[53] Beide Vorgehensweisen sind mit spezifischen Vor- und Nachteilen verbunden (vgl. Kapitel 6 und 8). Der größte Nachteil des prospektiven Verfahrens ist, dass der organisatorische Aufwand für die Feldphase relativ groß ist. Das Ende der Datenerhebungsphase ist nur schwer planbar und die Verteilung der Fragebögen muss während des gesamten Untersuchungszeitraums stattfinden. Der Grund dafür, dass dennoch häufig eine prospektive Stichprobe verwendet wird, ist die Möglichkeit, die Fragebögen bei der Entlassung den Patienten jeweils persönlich übergeben zu können, sowie der Umstand, dass der Zeitraum zwischen Entlassung und Befragung ("Timing") für alle Entlassenen weitgehend konstant gehalten werden kann. Als Nachteil des retrospektiven Verfahrens wird dementsprechend häufig das unterschiedliche Timing für die Befragten angesehen. Es wird vermutet, dass der Rücklauf (und die Qualität der Antworten) mit zunehmendem Abstand der Befragung von der Entlassung sinkt (vgl. Kapitel 8). Der hauptsächliche Vorteil der retrospektiven Befragtenauswahl liegt in der guten Handhabbarkeit der Befragtenpopulation. Die Auswahl der Befragten und der Fragebogenversand (Erstversand und Erinnerungskontakte) können für alle Befragten zu jeweils einem Zeitpunkt durchgeführt werden. Dies ist effizienter und das Ende der Erhebungsphase kann im Voraus genau geplant werden.
[54] Bei einer Vollerhebung beträgt der Auswahlsatz 1.

Die zu erwartende Rücklaufquote kann entweder aus methodisch ähnlichen Patientenbefragungen in der Literatur oder, was den zuverlässigeren aber aufwändigeren Weg darstellt, durch einen quantitativen Pretest, geschätzt werden (vgl. z.B. Klotz et al. 1996: 890f.). Der Auswahlsatz wird dahingehend bestimmt, dass die erforderliche Größe der Auswahlgesamtheit innerhalb eines organisatorisch und methodisch vertretbaren Untersuchungszeitraums erreicht wird.[55] Die erforderliche Anzahl entlassener Patienten wird dabei umso schneller erreicht, je größer die Zahl der behandelten Patienten des Krankenhauses bzw. der Auswertungseinheiten und/oder je höher der Auswahlsatz ist. Die größte Unsicherheit besteht normalerweise in Bezug auf die Teilnehmerzahl, die für eine aussagekräftige Patientenbefragung erforderlich ist. Zur Festlegung der Mindestteilnehmerzahl können zwei unterschiedliche Strategien verfolgt werden. Es kann versucht werden, die erforderliche Teilnehmerzahl zu berechnen. Dabei werden in der Regel ein gewünschtes Signifikanzniveau, eine Effektgröße, die als praktisch-bedeutsam angesehen wird, und eine gewünschte Wahrscheinlichkeit für das Auftreten der erwarteten Zusammenhänge („Teststärke" oder „Power") festgelegt. Darauf aufbauend lässt sich dann die entsprechende Mindestgröße für die Fallzahl errechnen (vgl. Bortz/Döring 1995: 565ff.).[56] Diese Vorgehensweise kann jedoch nur sinnvoll eingesetzt werden, wenn Erfahrungswerte über Richtung, Größe und vor allem die praktische Relevanz der erwarteten Zusammenhänge existieren.[57] Solche Kenntnisse dürften – außer eventuell bei kommerziellen Umfrageinstituten, die häufig Patientenbefragungen durchführen (vgl. Ruprecht 2001: 188) – in der Regel aber fehlen. Patientenbefragungen werden deshalb normalerweise nicht das Ziel haben (können), festgelegte Effektgrößen zu testen. In diesen Fällen gibt es keine verbindlichen Kriterien für die Stichprobengröße (vgl. Bortz/Döring 1995: 565). Bei den meisten Patienten-befragungen wird man auf eine pragmatische Vorgehensweise zur Bestimmung der notwendigen Teilnehmerzahl angewiesen sein. Einen ersten Anhaltspunkt können Erfahrungswerte geben. Neugebauer/Porst (2001: 15) gehen davon aus, dass etwa 400

---

[55] Bei einem prospektiven Forschungsdesign ist der Rahmen für den Untersuchungszeitraum häufig durch den Zeitplan für die nachgelagerten Arbeiten (z.B. die Datenauswertung) bis zum Projektende bzw. bis zur Ergebnispräsentation begrenzt. Bei einem retrospektiven Forschungsdesign wird der Zeitrahmen in der Regel wegen Bedenken hinsichtlich negativer Teilnahme- und Antworteffekte bei zu großen Zeitabständen zwischen Entlassung und Befragung möglichst klein gehalten. Bislang ist jedoch weitgehend unklar, ab welchem Zeitabstand negative Effekte bezüglich der Qualität der Befragung entstehen (vgl. Kapitel 8).
[56] Weitere, zum Teil komplexere, Berechnungsweisen finden sich bei Mangione (1995: 52) und Dillman (2000: 205ff.).
Es sei an dieser Stelle explizit darauf hingewiesen, dass zur Errechnung der Stichprobengröße bei Befragungen die Mindestfallzahl noch mit dem Kehrwert der Teilnahmequote zu multiplizieren ist. Beispiele für die Anwendung des signifikanz-orientierten Ansatzes zur Fallzahlberechnung bei Patientenbefragungen finden sich bei Nickel/Trojan (1999: 35), Ruprecht (2001: 188), Niemann (2001: 154) und Walker/Restuccia (1984: 303).
[57] Die Frage, welche Effektgrößen für die Qualitätssicherung im Krankenhaus von Relevanz sind, konnte bislang meisten nur unbefriedigend und keinesfalls eindeutig beantwortet werden. So ist man bei der Bewertung von Effektgrößen (z.B. bei Zufriedenheitsfragen) in der Regel auf recht willkürliche Festsetzungen der Grenze zwischen unproblematischen und problematischen absoluten Werten sowie relevanter Differenzen angewiesen (vgl. Langewitz et al. 2001: 6ff.; Satzinger/Raspe 2001: 72).

Personen ausreichen, um Populationen beliebiger Größe abzubilden. Das Picker Institute Europe (2002: 40) veranschlagt für aussagekräftige statistische Analysen 500 auswertbare Fragebögen, sofern keine Subgruppenanalysen durchgeführt werden sollen. Die Mindestfallzahl je Auswertungseinheit (Subgruppe), die für aussagefähige Statistiken erforderlich ist, stellt einen weiteren Anhaltspunkt zur Bestimmung der notwendigen Teilnehmerzahl dar. Wie hoch diese sein sollte, ist in der Literatur jedoch strittig. Bei KTQ (2000a: 32) findet sich die Aussage, dass mindestens 20 Fragebögen je Auswertungseinheit notwendig seien. Elbeik (1985: 194), Satzinger/Raspe (2001: 46) und Trojan/Nickel (2001: 141) gehen davon aus, dass die Mindestfallzahl je Auswertungseinheit bei 30 Fällen liegt. Meistens wird aber ein höherer Wert genannt. Nach Rodeghier (1997: 47f.) sollten mindestens 50 Fälle je Auswertungseinheit vorliegen, besser wären allerdings 100 Teilnehmer. Die Forschungsgruppe-Metrik (2000: 4; vgl. auch Zinn 2001: 167) arbeitet mit 80 bis 100 Fällen je Auswertungseinheit (so auch Leber/Hildebrandt 2001: 197). Andere Autoren nennen 100 Fälle je Auswertungseinheit als angemessene Mindestfallzahl (vgl. Roghmann et al. 1979: 463; Cleary et al. 1991: 256; Ruprecht 2001: 188).[58] Für mindestens 100 Fälle als anzustrebende Teilnehmerzahl pro Auswertungseinheit spricht das psychologische Argument, dass bei niedrigeren Fallzahlen ein Befragter mehr als einem Prozentpunkt entspricht.[59]

4.2 Auswahlverfahren

Die erste Entscheidung hinsichtlich des Auswahlverfahrens betrifft die Frage, ob eine Voll- oder eine Teilerhebung durchgeführt wird. Bei einer Vollerhebung werden alle Patienten der Grundgesamtheit befragt. Bei einer Teilerhebung wird eine Auswahl (Stichprobe) aus der Grundgesamtheit befragt (vgl. Vogel 1995: 7f.). Die Vorteile der Stichprobe sind, a) dass die Befragung eines Teils der Patienten kostengünstiger und schneller ist als die Befragung aller Untersuchungseinheiten, b) dass es möglich wird, Patienten innerhalb eines größeren Untersuchungszeitraums zu erfassen, wodurch sich einmalige, zeitpunktbezogene Effekte vermeiden lassen, und c) dass die Daten-erhebung aufgrund der geringeren Befragtenzahl unter Umständen besser kontrolliert werden kann (vgl. Böltken 1976: 13; Fitzpatrick 1991b: 1131; Bortz/Döring 1995: 451;

---

[58] Meterko et al. (1990: S41) gehen davon aus, dass Stichproben von 85 bis 250 Patienten für Vergleiche zwischen Krankenhäusern ausreichen dürften, wobei die Mindestfallzahl auch von den geplanten Analysen abhängig sei.
[59] Strasser/Davis (1992: 115f.) sind der Auffassung, dass die Mindestfallzahl je Auswertungseinheit vor allem ein psychologisches Problem darstellt. Das Krankenhauspersonal wird sich möglicherweise ungerecht beurteilt fühlen, wenn beispielsweise bei einem Gesamtrücklauf von 225 Fragebögen das Urteil über ihre Station nur auf 38 Fällen basiert. „The world's most renowned statistician can tell these nurses that this is a valid sample, but the nurses may not believe these data because they are still based on only 38 cases"(Strasser/Davis 1992: 116).

Schnell et al. 1999: 249ff.). Bei kleinen Krankenhäusern ist die Ziehung einer Stichprobe möglicherweise nicht notwendig bzw. kommt grundsätzlich nicht in Frage, weil die erforderliche Anzahl von Befragten nur mit einer Vollerhebung innerhalb eines vertretbaren Zeitrahmens erreicht werden kann (vgl. Schmutte 1998: 202; Schnell et al. 1999: 250; Ruprecht 2001: 188).

Für eine Teilerhebung (Stichprobe) aus der zu untersuchenden Gesamtheit stehen verschiedene Auswahlverfahren zur Verfügung. Das Ziel von Auswahlverfahren besteht darin, dass der ausgewählte Teil möglichst repräsentativ für die Gesamtheit ist, so dass auf der Basis der Auswahl Rückschlüsse auf Eigenschaften bzw. Maßzahlen der Gesamtheit gezogen werden können (Vogel 1995: 100). Die Stichprobe muss dafür ein „verkleinertes Abbild" der Grundgesamtheit darstellen (Böltken 1976: 31). Die zur Verfügung stehenden Auswahlverfahren können in willkürliche Auswahlen (Stichproben „auf's Geradewohl", Böltken 1976: 21), bewusste Auswahlen (Stichproben nach „Gutdünken", Böltken 1976: 24) und Auswahlen nach dem Zufallsprinzip[60] (Zufallsstichproben) unterschieden werden (vgl. z.B. Böltken 1976: 20; Mangione 1995: 38ff.; ADM 1999: 18ff.; Schnell et al. 1999: 249).

4.2.1 Willkürliche Auswahl

Bei willkürlichen Stichproben werden aktuell erreichbare oder zugängliche Personen ausgewählt. Eine willkürliche Auswahl liegt beispielsweise dann vor, wenn Fragebögen im Krankenhaus ausliegen (z.B. bei Fleisch 1989: 154), wenn Patienten auf der Homepage eines Krankenhauses aufgefordert werden, ihre Meinung über den Krankenhausaufenthalt online mitzuteilen,[61] oder wenn Fragebögen an irgendwelche Patienten ausgegeben werden (z.B. bei Weber et al. 1999: 49; Langewitz et al. 2001: 8). Das Problem dieser Vorgehensweise besteht darin, dass bestimmte Personengruppen eine größere Chance haben, einen Fragebogen zu erhalten. Bei ausliegenden Fragebögen sind dies z.B. Patienten, die im Krankenhaus umhergehen können, bei Internetbefragungen sind es Patienten, die das Internet nutzen, und beim einfachen, willkürlichen Verteilen von Fragebögen erhalten in der Regel vor allem solche Personen einen Fragebogen, die der Verteiler als kooperationsfähig und kooperationswillig einschätzt (vgl. Mangione 1995: 39; Schnell et al. 1999: 282ff.). So sind „weder der Akt der Auswahl noch das Kollektiv selbst, aus dem die Auswahl erfolgt, einer Kontrolle

---

[60] Die Zufallsauswahl bezeichnet nicht eine umgangssprachlich „zufällige" Auswahl, sondern eine Auswahl, die nach dem Kriterium der berechenbaren, in der Regel gleichen Wahrscheinlichkeit der Auswahl geschieht – dem statistischen „objektiven" Zufall (vgl. Böltken 1976: 20).
[61] Zu Online-Befragungen vgl. Bandilla/Hauptmanns (1998), Bandilla (1999), Bandilla/Bosnjak (2000), Batinic et al. (1999) und Dillman (2000).

unterworfen" (Scheuch 1956: 79, zitiert nach Böltken 1976: 23). Eine Untersuchung, die auf der Basis einer willkürlichen Auswahl Aussagen auf die Zielpopulation verallgemeinert, ist deshalb „unwissenschaftlich" (Bortz/Döring 1995: 452; vgl. auch Böltken 1976: 22; Lewis 1994: 569; Schnell et al. 1999: 277ff.; Dillman 2000: 271).

4.2.2 Bewusste Auswahl (Quotenauswahl)

Bei einer bewussten Auswahl werden bestimmte Vorgaben für die Auswahl der Stichprobe gemacht, es gibt einen Auswahlplan. Am weitesten verbreitet sind sogenannte „Quota-Verfahren" in der Markt- und Meinungsforschung.[62,63] Die Befragten werden dabei so ausgewählt, dass bestimmte Merkmale in der Stichprobe mit derselben Häufigkeit vorkommen wie in der Grundgesamtheit (Schnell et al. 1999: 280). Es wird also in Bezug auf einige ausgewählte Merkmale, deren Verteilung in der Grundgesamtheit bekannt ist (Quotierungsmerkmale), ein entsprechendes Abbild in der Stichprobe erstellt. Die Auswahl der einzelnen Erhebungseinheiten ist dabei frei wählbar. Durch die Vorgabe von Merkmalsquoten unterliegt eine bewusste Auswahl nur einer „eingeschränkten" Willkür (Böltken 1976: 24). Es bleibt jedoch das Problem bestehen, dass die Auswahl auf der letzten Auswahlstufe der Willkür des Interviewers überlassen ist. Die Untersuchungseinheiten haben daher unterschiedliche Chancen, in die Auswahl zu gelangen (vgl. Schnell et al. 1999: 282ff.). Aussagen zur Repräsentativität einer bewussten Auswahl in Bezug auf Merkmale, deren Verteilungen in der Grundgesamtheit nicht bereits bekannt sind – insbesondere die zu untersuchenden Variablen – sind deshalb nicht möglich (Mangione 1995: 38). Eine Quotenauswahl lässt somit keine gültigen Rückschlüsse von der Verteilung der Merkmale in der Stichprobe auf die Verteilungen in der Grundgesamtheit zu.

4.2.3 Zufallsauswahl

Das einzige Verfahren, das die Repräsentativität einer Stichprobe gewährleisten kann, ist eine Zufallsauswahl (Schnell et al. 1999: 284). Eine Zufallsauswahl zeichnet sich dadurch aus, dass jedes Element eine von Null verschiedene a priori berechenbare, in der Regel gleiche Chance hat, in die Stichprobe zu gelangen (vgl. Böltken 1976: 29; Vogel 1995: 102). Bei einer Zufallsauswahl kann man annehmen, dass alle möglichen Merkmale (innerhalb bestimmter, statistisch berechenbarer Fehlertoleranzen)

---

[62] Ein Beispiel für die Verwendung eines „Quota-Verfahrens" bei einer Patientenbefragung ist die Studie von Russ/Wohlmannstetter (1987).
[63] Weitere „bewusste" Auswahlverfahren sind z.B. die Auswahl extremer Fälle, die Auswahl typischer Fälle, die Auswahl nach dem Konzentrationsprinzip und die Auswahl nach dem Schneeball-Verfahren. Eine Darstellung dieser Verfahren findet sich bei Schnell et al. (1999: 277ff.).

entsprechend ihrer Häufigkeit in der Grund- bzw. Auswahlgesamtheit auch in der Auswahl vertreten sind (Böltken 1976: 30). Eine Zufallsstichprobe ermöglich somit valide Rückschlüsse auf die Merkmalsverteilungen in der Grundgesamtheit. Zur Ziehung einer repräsentativen Zufallsstichprobe für eine Patientenbefragung kommen insbesondere zwei Verfahren in Betracht: eine echte (einfache) Zufallsstichprobe oder eine systematische Zufallsauswahl. Bei der Ziehung einer echten (einfachen) Zufallsstich-probe werden alle Einheiten der Auswahlgesamtheit von 1 bis N durchnummeriert, anschließend werden die Elemente der Stichprobe anhand von Zufallszahlen ausgewählt (vgl. Bortz/Döring 1995: 375; Vogel 1995: 103f.).[64,65] Diese Vorgehensweise ist in der praktischen Umsetzung jedoch sehr aufwändig. Deshalb bietet sich für Patientenbefragungen als Alternative die systematische Zufallsauswahl der Befragten an (Fitzpatrick 1991b: 1131; Lewis 1994: 659). Dabei wird jeder x-te Patient, z.B. jeder zehnte Patient, ausgewählt. Voraussetzung für eine systematische Zufallsauswahl ist jedoch, dass die Einheiten der Gesamtheit auf der Liste, die als Auswahlgrundlage dient, zufällig angeordnet sind (Vogel 1995: 103; Schnell et al. 1999: 260).[66]

4.3 Anmerkungen zum Problem der Repräsentativität bei Patientenbefragungen

Das Hauptproblem der Repräsentativität von Befragungen besteht nicht so sehr in der Ziehung einer repräsentativen Stichprobe, sondern vielmehr im nachgelagerten Problem der Teilnahme aller ausgewählten Untersuchungseinheiten (vgl. Mangione 1995: 60; Rodehgier 1997: 45; Schnell 1997: 9f.). Es nehmen eigentlich nie alle ausgewählten Befragten an der Befragung teil, weshalb sich auch mit einer Vollerhebung oder mit einer korrekt gezogenen Zufallsstichprobe die Repräsentativität einer Befragung nicht garantieren lässt. Eine repräsentative Stichprobe stellt deshalb lediglich eine not-wendige Voraussetzung für eine valide Patientenbefragung dar. Die hinreichende

---

[64] Zufallszahlentabellen finden sich in den meisten gängigen Statistiklehrbüchern z.B. bei Bortz/Döring (1995: 254) oder Vogel (1995: 648).
[65] Wenn die Anzahl der Patienten in den Auswertungseinheiten (z.B. Stationen) sehr unterschiedlich ist, entsteht unter Umständen das Problem, dass trotz einer relativ großen Gesamtstichprobe die Fallzahl in kleinen Auswertungseinheiten zu gering wird, um aussagekräftige Analysen durchzuführen. In diesem Fall kann als Alternative zu einer Vergrößerung der Auswahlgesamtheit oder einer Erhöhung des Auswahl-satzes erwogen werden, eine disproportional geschichtete Zufallsstichprobe zu ziehen. Die Grundgesamt-heit wird dafür zunächst nach den einzelnen Auswertungseinheiten in Gruppen (Schichten) eingeteilt. Anschließend wird aus diesen Schichten je eine einfache Zufallsstichprobe entsprechend der jeweils notwendigen Stichprobengröße gezogen. Das Verfahren hat den Nachteil, dass die Anteile der einzelnen Auswertungseinheiten an der Gesamtstichprobe nicht ihrem wahren Anteil in der Grundgesamtheit entsprechen. Um unverzerrte Aussagen über die Grundgesamtheit machen zu können, müssen die Untersuchungspersonen der Schichten deshalb unterschiedlich gewichtet werden. Die Bestimmung der Gewichtungsfaktoren kann jedoch bei komplizierten Auswahlverfahren eine höchst anspruchsvolle Aufgabe darstellen und eine falsche Gewichtung zu erheblichen Verzerrungen führen (vgl. Schmutte 1998: 202; Schnell et al. 1999: 261f.). Aus diesem Grund dürfte die disproportionale Schichtung in der Regel keine empfehlenswerte Maßnahme für Patientenbefragungen sein.
[66] Weitere Verfahren der systematischen Zufallsauswahl, z.B. „Buchstabenverfahren", „Geburtstags-auswahlverfahren", „Schlussziffernverfahren" sowie Probleme der Chancengleichheit bei Listenauswahlen sind bei Böltken (1976: 163ff.) beschrieben .

Voraussetzung für eine möglichst repräsentative Befragung besteht darin, dass systematische Teilnahmeausfälle so weit wie möglich vermieden werden. Als annähernder Indikator zur Beurteilung des Repräsentativitätsgrades einer Befragung wird dabei – wie in Kapitel 2.3 bereits erwähnt – in der Regel die Rücklaufquote herangezogen (vgl. auch Kapitel 7.2). Ein definitiver Repräsentativitätsnachweis ist bestenfalls für einige wenigen Merkmale (meist sozio-demographische Variablen) möglich, deren Verteilungen in der Grundgesamtheit bereits bekannt sind (vgl. Kapitel 7.2.1 und 9.2.1; Dillman 1991: 229; Porst 2000: 97ff.).

Dem Kriterium der Repräsentativität kommt bei Patientenbefragungen wegen der eingesetzten Auswertungsverfahren eine besondere Bedeutung für die Validität der Ergebnisse zu. Zur Auswertung von Patientenbefragungen werden in der Regel relativ einfache statistische Verfahren, insbesondere Häufigkeitsverteilungen und Mittelwertvergleiche, verwendet (Blum et al. 2001: 36). Gerade einfache Maßzahlen sind jedoch für Verzerrungen empfindlich. Korrelationen und multivariate Statistiken, die bei wissenschaftlichen Untersuchungen oftmals im Vordergrund stehen, sind gegenüber Stichprobenverzerrungen dagegen relativ robust (Diekmann 1998: 364).

4.4 Zusammenfassung

Eine angemessene Auswahl der Befragten ist die Grundlage für eine möglichst repräsentative Patientenbefragung. Den ersten Arbeitsschritt bei der Befragtenauswahl stellt eine adäquate Definition der Befragtenpopulation dar. Dabei ist erstens die Auswahlgrundlage um Begleitpersonen, doppelte Einträge und verstorbene Patienten zu bereinigen. Zweitens muss exakt definiert werden, welche Patienten befragt werden sollen. Als Richtlinie kann dabei gelten, dass möglichst wenige Patientengruppen von der Befragung ausgeschlossen werden. Drittens ist der Untersuchungszeitraum zu bestimmen. Dieser richtet sich in der Regel danach, wie groß die Auswahlgesamtheit sein muss, damit bei einer gegebenen Anzahl behandelter Patienten je Zeiteinheit („Patientendurchsatz"), mit einem bestimmten Forschungsdesign, einem bestimmten Auswahlsatz und unter Annahme einer bestimmten Rücklaufquote eine ausreichende Teilnehmerzahl innerhalb eines vertretbaren Zeitrahmens erreicht wird. Der zweite Arbeitsschritt besteht in der Ziehung einer repräsentativen Stichprobe. Als geeignetes Auswahlverfahren kommt hierfür nur eine Zufallsstichprobe in Frage. Diese kann in Form einer echten Zufallsstichprobe mittels Zufallszahlen oder als systematische Zufallsauswahl (Auswahl jedes x-ten Patienten) gezogen werden.

5 Grundlagen für die empirischen Analysen

5.1 Datenbasis

Die empirischen Untersuchungen in den folgenden Kapiteln stützen sich auf Daten aus zwei unterschiedlichen Stichproben der Hauptphase des Kölner Patientenbefragungsprojekts im Frühjahr 2000 (vgl. Pfaff et al. 2001). Die Stichprobe 1 stellt die Grundlage für die Analysen in Kapitel 6 dar. Die Stichprobe 2 ist die Grundlage für die Analysen in den Kapiteln 7 bis 11. Die Tabellen 5.1 und 5.2 geben einen Überblick über die wesentlichen Merkmale der beiden Stichproben und die zentralen Aspekte der jeweiligen Erhebungsmethodik. Eine ausführliche Beschreibung der methodischen Vorgehensweisen findet sich in den einzelnen empirischen Kapiteln.

Tabelle 5.1: Datenbasis der empirischen Analysen in Kapitel 6 – Stichprobe 1

Stichprobe 1 (n=841) Kapitel 6	*Befragtenpopulation*: Patienten der inneren und chirurgischen Fachabteilungen der Universitätsklinik zu Köln (Krankenhaus der Maximalversorgung mit 1510 Betten) und des St. Franziskus-Hospitals in Köln-Ehrenfeld (Krankenhaus der Grund- und Regelversorgung eines freien Trägers mit 353 Betten).
	Auswahlgrundlage: Pendellisten[1] der ausgewählten Stationen während des Untersuchungszeitraums vom 14.02.2000 bis 24.03.2000.
	Auswahl: Die Stichprobe umfasst 841 potentielle Befragungsteilnehmer. Die Fragebögen wurden an eine systematische 50-Prozent-Zufallsstichprobe aus allen über 18 Jahre alten Patienten der relevanten Fachabteilungen im Untersuchungszeitraum verteilt (Verteilungsauswahl). Die Verteilungsauswahl bestand konkret aus einer 50-Prozent-Zufallsstichprobe aus allen volljährigen Patienten, die am ersten Tag der Feldphase auf den relevanten Stationen lagen, zuzüglich einer täglichen 50-Prozent-Zufallsstichprobe aus den im Untersuchungszeitraum auf den relevanten Stationen jeweils neu aufgenommenen volljährigen Patienten. In die Stichprobe gingen aus der Verteilungsauswahl die Patienten ein, die bis einschließlich 11.04.2000 entlassen wurden.
Erhebungsmethodik	*Zentrale Aspekte der Methodik*: Das Erhebungsinstrument war die 8-seitige Hauptbefragungsversion des Kölner Patientenfragebogens. Der Fragebogen wurde den Patienten auf drei verschiedenen Wegen ausgeteilt. Der Fragebogenrücklauf geschah bei allen drei Verteilungsverfahren für die Befragten kostenfrei per Post. Alle Nonrespondenten erhielten die Befragungsunterlagen ein weiteres Mal mit Sendung vom 11.05.2000 auf postalischem Weg.

[1] In Pendellisten werden die täglichen Patientenbewegungen (Patientenbestand, Zu- und Abgänge) erfasst.

Tabelle 5.2: Datenbasis der empirischen Analysen in den Kapiteln 7 bis 11 – Stichprobe 2

Stichprobe 2 (n=700) Kapitel 7-11	*Befragtenpopulation*: Patienten der inneren und chirurgischen Fachabteilungen der Universitätsklinik zu Köln (siehe Tabelle 5.1).
	Auswahlgrundlage: Patientendaten aus der Krankenhaus-EDV.
	Auswahl: Zum Stichtag 14.02.2000 wurden rückwärts die letzten 1400 entlassenen Patienten der beiden Fachgebiete ausgewählt. Aus diesen wurde eine systematische 50-Prozent-Zufallsstichprobe gezogen, also 700 ehemalige Patienten.
Erhebungsmethodik	*Zentrale Aspekte der Methodik*: Als Erhebungsinstrument kamen die 8-seitige Hauptbefragungsversion des Kölner Patientenfragebogens sowie eine gekürzte 4-seitige und eine verlängerte 12-seitige Version zur Anwendung (vgl. Kapitel 10). Die Fragebogenverteilung und der Fragebogenrücklauf wurden per Post abgewickelt. Die Rücksendung war für die Befragten kostenfrei. In Anlehnung an das Erinnerungsverfahren bei Dillman (1978: 183) wurden die Befragten vier Mal angeschrieben (Erstkontakt plus drei Erinnerungskontakte; vgl. Kapitel 7).

5.2 Berechnung der Rücklaufquoten

Eine allgemein anerkannte Formel zur Berechnung der Rücklaufquote bei Patientenbefragungen gibt es nicht. In der Literatur werden zudem meist keine genauen Angaben zur Berechnungsweise gemacht, so dass es schwierig ist, Rücklaufquoten aus unterschiedlichen Patientenbefragungen miteinander zu vergleichen. Je nachdem wie verschiedene Arten von Teilnahmeausfällen in die Berechnung des Rücklaufs eingehen, kann es bei faktisch gleich hoher Teilnahme zu erheblichen Unterschieden bei den ausgewiesenen Teilnahmequoten kommen (French 1981: 12; Ehnfors/Smedby 1993: 30; Sitzia/Wood 1998: 315).

In der Regel werden bei Patientenbefragungen drei Arten der Rücklaufberechnung angewandt (vgl. French 1981; Ehnfors/Smedby 1993; Sitzia/Wood 1998):
(1) Die Anzahl der zurückgekommenen Fragebögen wird zur Anzahl aller Patienten der (Brutto-)Stichprobe ins Verhältnis gesetzt. Dieser Wert wird im Folgenden als Bruttoausschöpfungsquote bezeichnet (vgl. Schnell 1997: 22). Die Angabe der Bruttoausschöpfungsquote ist in der allgemeinen Umfrageforschung eher selten aber nicht unüblich. Bei Patientenbefragungen wird dieser Wert vergleichsweise häufig verwendet (vgl. Sitzia/Wood 1998: 313).
(2) Die Anzahl der zurückgekommenen Fragebögen wird zu einer bereinigten Stichprobengesamtheit ins Verhältnis gesetzt, d.h. von allen Einheiten der Bruttostichprobe werden zunächst bestimmte Arten von Ausfällen (stichprobenneutrale Ausfälle, vgl. Kapitel 5.2.2) abgezogen, die somit nicht in die Kalkulation der

Rücklaufquote eingehen. Dieser bereinigte Wert stellt die üblicherweise angegebene Rücklauf- bzw. Ausschöpfungsquote dar (ADM 1999: 89; Schnell et al. 1999: 286f.; Porst 2000: 98ff.).

(3) Bei persönlicher Übergabe des Patientenfragebogens (Inhouse- und Kombinationsverfahren; vgl. Kapitel 6) wird häufig die Anzahl der zurückgekommenen Fragebögen auf die Anzahl der Patienten bezogen, die im Krankenhaus einen Fragebogen erhalten haben. Bei dieser Berechnungsweise gehen Patienten, die durch das Personal z.B. wegen augenscheinlicher Befragungsunfähigkeit bzw. -unwilligkeit bewusst von der Befragung ausgeschlossen wurden, oder Patienten, die aufgrund organisatorischer Schwierigkeiten keinen Fragebogen erhalten haben, nicht in die Berechnung der Rücklaufquote ein (vgl. French 1981: 12; Ehnfors/Smedby 1993; Satzinger et al. 1995: 502ff.; KTQ 2000a: 38f.; Schumann 2000: 43). Satzinger et al. (1995) und KTQ (2000a) ergänzen diese Rücklaufquote durch eine sogenannte „Erfassungsquote", die den Anteil von Patienten der Bruttostichprobe wiedergibt, die tatsächlich einen Fragebogen erhalten haben. Laut Satzinger et al. (1995) liegt der Vorteil der Ausweisung von zwei separaten Quoten darin, dass die Vollständigkeit der Fragebogenausgabe und die Teilnahmebereitschaft getrennt erfasst werden. In der sonstigen sozialwissenschaftlichen Umfrageforschung ist eine getrennte Berechnung einer Rücklauf- und einer Erfassungsquote jedoch unbekannt. Die dargestellte Vorgehensweise hat daher zum einen den Nachteil, dass ein direkter Vergleich mit Rücklaufquoten anderer Untersuchungen, insbesondere mit Rücklaufquoten von postalisch durchgeführten Patientenbefragungen, nicht möglich ist, weil sich andere Rücklaufquoten in der Regel auf die bereinigte Stichprobe oder die Bruttostichprobe beziehen.[67] Zum anderen besitzt eine auf diese Weise berechnete Rücklaufquote keine Aussagekraft in Bezug auf die Stichprobenausschöpfung und kann deshalb nicht als Indikator für die Repräsentativität herangezogen werden (vgl. Kapitel 2.3. sowie z.B. Dillman 1991: 229; Porst 2000: 97ff.).

Soweit keine anderen Angaben gemacht werden, orientiert sich die Berechnung der Rücklaufquoten in dieser Arbeit an dem unter Punkt 2 beschriebenen üblichen Standard

---

[67] Satzinger et al. (1995: 503) haben bezüglich der von ihnen vorgeschlagenen Berechnungsweise für den Rücklauf folgende problematische Erfahrung gemacht: „Hohe Rücklaufquoten konnten also in der Regel nur dort erreicht werden, wo das Stationspersonal Patienten, die es als nicht auskunftsfähig oder -willig einschätzte, von vornherein von der Beteiligung an der Befragung ausschloss." Errechnet man aus der bei Satzinger et al. (1995: 502) angegebenen „Rücklaufquote" von 78 Prozent und der angegebenen Erfassungsquote von 55 Prozent die Bruttoausschöpfungsquote in Bezug auf die gesamte Zielpopulation, so ergibt sich ein Wert von „nur" 42,9 Prozent. Dies zeigt, dass eine Trennung von Rücklauf- und Erfassungsquote bei Inhouse- und Kombinationsverfahren einen Vergleich des Rücklaufs, z.B. mit posta-lischen Patientenbefragungen oder anderen Befragungen, praktisch unmöglich macht.

in der deutschsprachigen sozialwissenschaftlichen Umfrageforschung. Die genaue Berechnungsformel wird im Folgenden dargestellt.

5.2.1 Allgemeine Grundformel zur Berechnung der Rücklaufquote

Die beim ZUMA (Zentrum für Umfragen, Methoden und Analysen) und ADM (Arbeitskreis Deutscher Markt- und Sozialforschungsinstitute e.V.) verwendete Grundformel zur Berechnung des Rücklaufs hat folgenden Aufbau (vgl. ADM 1999: 89f.; Kaase 1999: 48; Schnell et al. 1999: 287; Porst 2000: 100).

Von der Bruttostichprobe, die alle Stichprobeneinheiten umfasst, werden die stichprobenneutralen Ausfälle (siehe unten) abgezogen. Dies führt zur bereinigten Stichprobe, die auch als bereinigte Bruttostichprobe oder Nettostichprobe bezeichnet wird.[68] Die Rücklaufquote berechnet sich nun als Anzahl aller zurückgesandten, gültigen Fragebögen[69] dividiert durch die Anzahl der Untersuchungseinheiten der bereinigten Stichprobe.

5.2.2 Allgemeine Klassifikation von Ausfällen: stichprobenneutrale und systematische Ausfälle

Ausfälle werden in der deutschsprachigen Umfrageforschung in der Regel als „stichproben-" bzw. „qualitätsneutral" oder „systematisch" kategorisiert (vgl. Schnell 1997: 23ff.; ADM 1999: 88ff.; Porst 2000: 98ff.). Vollständige Einigkeit über die Zuordnung verschiedener Arten von Ausfällen zu diesen beiden Kategorien besteht jedoch nicht (Frasch 1987: 2-17; Schnell 1997: 19; Porst 2000: 99). Dies liegt unter anderem daran, dass es von der Thematik der Befragung abhängen kann, welche Zuordnung im Einzelfall sinnvoll ist (Schnell 1997: 26; Schnell et al. 1999: 290f.).

Stichprobenneutrale Ausfälle

Als stichprobenneutrale, qualitätsneutrale bzw. zufällige Ausfälle werden jene Fälle angesehen, bei welchen kein systematischer Zusammenhang zwischen dem Ausfallgrund und den Variablen der Untersuchung besteht. Eine verzerrende Wirkung auf die Ergebnisse ist deshalb durch diese Ausfälle nicht zu erwarten (vgl. z.B. Schnell et al.

---

[68] Die bereinigte Stichprobe entspricht am ehesten der angelsächsischen Berechnungsgrundlage der „eligible respondents" (Schnell 1997: 27). Zur Berechnung von Rücklaufquoten im anglo-amerikanischen Bereich vgl. z.B. Groves (1989: 140) oder Picker Institute Europe (2002: 79).
[69] Als gültig werden in dieser Arbeit alle vollständig oder teilweise ausgefüllt zurückgesandten Fragebögen von Patienten, die zur jeweiligen Stichprobengesamtheit gehören, gewertet (vgl. Frasch 1987: 2-17; Grotzinger et al. 1994: 991; Eaker et al. 1998: 75).

1999: 288ff.; Porst 2000: 96ff.). Als qualitätsneutrale Ausfälle gelten üblicherweise unbekannt verzogene Personen, verstorbene Personen und einzelne fehlerhafte oder nichtbearbeitete Adressen. Ferner werden Ausfälle aufgrund der Nichtzugehörigkeit zur Grundgesamtheit als stichprobenneutral eingestuft (Schnell 1997: 23). Nichtzugehörigkeit zur Grundgesamtheit liegt dann vor, wenn eine Person der Stichprobe kein Element der Menge aller Zielpersonen ist, z.B. wenn sich im Nachhinein herausstellt, dass ein Befragter das festgelegte Mindestalter noch nicht erreicht hat (vgl. Schnell 1997: 75; Porst 2000: 100).[70] Uneinigkeit über die Zuordnung zur Kategorie der stichprobenneutralen Ausfälle besteht in Bezug auf sprachlich bedingte Ausfälle (vgl. Schnell 1997: 23). Beim ADM-Stichprobendesign ist die Tatsache, dass die Zielperson der deutschen Sprache nicht mächtig ist, ein Kriterium für den Ausschluss aus der Grundgesamtheit. Sprachlich bedingte Ausfälle sind in diesem Fall als qualitätsneutral einzustufen (ADM 1999: 88). Ist die Grundgesamtheit jedoch nicht auf deutschsprachige Personen beschränkt, so können sprachlich bedingte Ausfälle entweder als neutraler oder als systematischer Ausfall behandelt werden (Schnell 1997: 25).

Systematische Ausfälle

Unter dem Begriff der systematischen Ausfälle werden all jene Ausfälle subsummiert, bei welchen eine Verzerrungsgefahr für die Ergebnisse gegeben ist. Der Grund für eine mögliche Verzerrung der Ergebnisse ist, dass systematische Ausfälle auf Ursachen zurückgehen, von welchen erstens nicht alle Personengruppen mit gleicher Wahrscheinlichkeit betroffen sind und bei welchen zweitens davon ausgegangen werden muss, dass ein Zusammenhang mit untersuchungsrelevanten Variablen besteht (Schnell et al. 1999: 290; Porst 2000: 98). Allgemein werden zu den systematischen Ausfallursachen Verweigerungen, nicht erreichte Personen, erkannte Fälschungen, unbrauchbare Erhebungsunterlagen sowie der krankheitsbedingte Ausfall von Befragten gezählt (vgl. Schnell 1997: 23; Schnell et al. 1999: 291; Porst 2000: 100).[71]

---

[70] Bei der durchgeführten Patientenbefragung hatten einige Patienten, die einen Fragebogen erhalten und zum Teil auch zurückgesandt hatten, das Mindestalter von 18 Jahren noch nicht erreicht. Diese irrtümlicherweise in die Befragung einbezogenen Fälle wurden nachträglich aus der Stichprobe entfernt und die Fragebögen, die von dieser Personengruppe zurückgesandt worden waren, aus Datenschutzgründen vernichtet (vgl. Kapitel 7.7).
[71] Krankheitsbedingte Ausfälle werden nicht durchgängig als systematische Ausfälle betrachtet. Bei manchen Untersuchungen werden sie zu den stichprobenneutralen Ausfällen gezählt (vgl. z.B. Brune et al. 1991: 77; Blasius/Reuband 1996: 36). Die Begründung für eine solche Einstufung ist, dass der Prozentsatz krankheitsbedingter Ausfälle bei den meisten Befragungen (vor allem bei allgemeinen Bevölkerungsumfragen) sehr gering ist, so dass insgesamt keine verzerrende Wirkung zu erwarten sei (vgl. Kapitel 3.2.1; Schnell et al. 1999: 291). Bei Patientenbefragungen ist dies sicherlich nicht der Fall. Erstens muss hier mit einer vergleichsweise hohen Zahl krankheitsbedingter Ausfälle gerechnet werden, und zweitens ist der Gesundheitszustand oft selbst eine Untersuchungsvariable bzw. steht in unmittelbarem Zusammenhang mit dem Untersuchungsgegenstand. Die Klassifizierung krankheitsbedingter Ausfälle als systematisch ist daher bei Patientenbefragungen unbedingt angezeigt.

5.2.3 Klassifikation der Ausfälle und Berechnung der Rücklaufquoten in dieser Arbeit

In Anlehnung an den dargestellten allgemeinen Standard werden bei der Berechnung der Rücklaufquoten in dieser Arbeit unbekannt verzogene Patienten, verstorbene Patienten, einzelne aus organisatorischen Gründen zufällig nicht bearbeitete Fälle sowie Patienten unter 18 Jahren als qualitätsneutrale Ausfälle eingestuft.[72] Als systematische Ausfälle gelten Verweigerungen, gesundheitsbedingte sowie sprachlich bedingte Ausfälle.[73]

Den in dieser Arbeit ausgewiesenen und verglichenen Rücklaufquoten[74] liegt somit (mit Ausnahme der Rücklaufquoten in Kapitel 6) jeweils folgende Berechnungsformel zugrunde:

$$RÜQ = \frac{RüFB}{AP - UP - VP - U18 - OA}$$

RÜQ: Rücklaufquote
RüFB: zurückgesandte Fragebögen
AP: Anzahl der Patienten in der Bruttostichprobe
UP: Unbekannt verzogene Patienten
VP: Verstorbene Patienten
U18: irrtümlich angeschriebene Patienten unter 18 Jahren
OA: einzelne organisationsbedingte, zufällige Ausfälle

Die Rücklaufquoten in Kapitel 6 werden nach modifizierten Formeln berechnet. Diese sind notwendig, um die Validität des dort beschriebenen Vergleichs zwischen den Rücklaufquoten von drei unterschiedlichen Verfahren zur Fragebogenverteilung zu

---

[72] Hinsichtlich der Klassifikation verstorbener Patienten als qualitätsneutrale Ausfälle ist Folgendes anzumerken. Bei Patientenbefragungen ist eine hohe Wahrscheinlichkeit gegeben, dass der Umstand des Todes in einem mehr oder weniger direkten Zusammenhang mit dem Krankenhausaufenthalt steht. Dem Teilnahmeausfall verstorbener Patienten liegt damit eine systematische Ursache zugrunde (vgl. Schnell 1997: 26). Verstorbene Patienten werden hier dennoch als qualitätsneutrale Ausfälle aufgefasst, und zwar wegen Nichtzugehörigkeit zur Grundgesamtheit. Es erscheint nämlich grundsätzlich sinnvoll, nur lebende Personen als potentielle Befragungsteilnehmer anzusehen.
[73] Die Klassifikation sprachlich bedingter Ausfälle als systematisch ergibt sich erstens inhaltlich aus der Vermutung, dass sich die Wahrnehmung des Krankenhausaufenthalts bei ausländischen Patienten systematisch von der Wahrnehmung des Aufenthalts bei deutschen Patienten unterscheidet. Zweitens folgt diese Klassifikation konsequenterweise aus der in Kapitel 4.1 geführten Diskussion möglicher Ausschluss-kriterien, deren Fazit darin bestand, dass ein prinzipieller Ausschluss von Patienten anhand des Merkmals Nationalität bei Patientenbefragungen nicht sinnvoll ist.
[74] Die Signifikanzniveaus der im Folgenden durchgeführten Vergleiche der Rücklaufquoten basieren auf chi²-Tests, T-Tests und Varianzanalysen, z.T. mit multiplem Vergleichstest (Scheffé-Test) (vgl. z.B. Bortz 1985; Bortz/Döring 1995; Backhaus et al. 1996; Maier et al. 2000; bezüglich der theoretischen Grundlagen vgl. insbesondere Diehl 1979 sowie Bleymüller et al. 1994: 79). Mit einem multiplen Vergleichstest können bei Vorliegen mehrerer Vergleichsgruppen Vergleichstests für alle möglichen Gruppenkombinationen durchgeführt werden. Es stehen hierfür prinzipiell verschiedene Tests zur Verfügung. Der verwendete Scheffé-Test weist gegenüber anderen Tests Mittelwertunterschiede erst bei einer größeren Differenz als signifikant aus (Brosius/Brosius 1996: 429f.).

gewährleisten. Die Stichprobenbasis wird dabei zusätzlich zu den Ausfällen, die bereits in der oben angeführten Berechnungsformel berücksichtigt sind, um weitere Ausfälle bereinigt (vgl. Kapitel 6.2.6).

6 Vergleich von Befragungsmethoden und Verfahren zur Fragebogenverteilung bei Patientenbefragungen

Die Vorgehensweise bei der Datenerhebung stellt den wichtigsten Faktor für die Höhe des Rücklaufs bei Befragungen dar (Dillman 2000: 148). Die Entscheidung, welche Befragungsmethode (persönlich-mündliche, telefonische oder schriftliche Befragung) bei einer Patientenbefragung zur Anwendung kommt und wie die Datenerhebung konkret gestaltet wird (Ort und Durchführungsmodalitäten der Fragebogenverteilung und der Befragung) sind für die Qualität und die Aussagekraft einer Patientenbefragung von zentraler Bedeutung.

In der Literatur finden sich bislang nur wenige Untersuchungen zu unterschiedlichen Varianten der Datenerhebung bei Patientenbefragungen. Insbesondere gibt es kaum empirische Studien zur Erhebungsmethodik. Die meisten Arbeiten, die sich mit dem Erhebungsverfahren beschäftigen, stützen sich entweder hauptsächlich auf Erfahrungswissen (z.b. Satzinger 1998; Satzinger/Raspe 2001) oder basieren auf deskriptiven Vergleichen unterschiedlicher Patientenstudien (z.B. French 1981; Rubin 1990; Aharony/Strasser 1993), die wegen der großen Variation der Erhebungsdesigns jedoch nur eine eingeschränkte Aussagekraft besitzen (vgl. Reuband/Blasius 1996: 298; Görres 1999: 206). Empirische Vergleiche unterschiedlicher Verfahren zur Datenerhebung erfordern einen hohen methodischen Aufwand. Nur wenn ein experimentelles Forschungsdesign verwendet wird, d.h. wenn parallel mehrere Befragungen mit unterschiedlichen Vorgehensweisen unter sonst gleichen Bedingungen durchgeführt werden, können beobachtete Unterschiede eindeutig bestimmten Merkmalen der Erhebungsdesigns zugeordnet werden (vgl. Reuband/Blasius 1996: 298; Diekmann 1998: 298ff.).[75] Dieser Aufwand kann bei Patientenbefragungen aus Kostengründen normalerweise nicht geleistet werden, da in der Regel inhaltliche Aspekte im Vordergrund stehen.

In diesem Kapitel soll das Problem der Vorgehensweise bei der Datenerhebung eingehend untersucht und eine Entscheidungsgrundlage für die Wahl des Datenerhebungsverfahrens bei Patientenbefragungen gegeben werden. Da eigene Daten zur Befragungsmethode (persönlich-mündliche, telefonische oder schriftliche Befragung)

---

[75] Um verschiedene methodische Vorgehensweisen miteinander vergleichen zu können, müssen die Grundgesamtheit, der Erhebungszeitraum, die Stichprobenziehung sowie der Fragebogen weitestgehend identisch sein (Reuband/Blasius 1996: 298).

nicht vorhanden sind, wird im ersten Teil des Kapitels der Stand der Forschung zu diesem Aspekt dargestellt. Anschließend wird im zweiten Teil anhand eigener, mittels experimentellem Forschungsdesign gewonnener Daten untersucht, wie sich unterschiedliche Verfahren der Fragebogenverteilung bei schriftlichen Patientenbefragungen auf die Höhe der Rücklaufquote auswirken.

6.1 Eignung persönlich-mündlicher, telefonischer und schriftlicher Umfragen für Patientenbefragungen

Prinzipiell können Patientenbefragungen sowohl persönlich-mündlich, telefonisch oder schriftlich durchgeführt werden. Meistens kommt jedoch die schriftliche Methode zur Anwendung (Satzinger et al. 1995: 501; Satzinger 1998: 105; Dirks-Wetschky/Trojan 2001: 350; Satzinger/Raspe 2001: 49). Im Folgenden soll ein Überblick über die wichtigsten Vor- und Nachteile der einzelnen Methoden bei Patientenbefragungen und den diesbezüglichen empirischen Forschungsstand gegeben werden.[76]

6.1.1 Persönlich mündliche (face-to-face) Befragung

Persönlich-mündliche Befragungen haben den Ruf, die höchsten Rücklaufquoten zu erzielen. Sie gelten als der „intensivste und effektivste Weg, Patienten zur Teilnahme an der Befragung zu bewegen (...)" (Satzinger 1998: 104; vgl. auch Bradburn 1983: 298; Casarreal et al. 1986: 43; Picker Institute Europe 2002: 28). Durch den direkten persönlichen Kontakt bestünde bei dieser Methode am ehesten die Möglichkeit, die Patienten vom Zweck der Untersuchung und vom Sinn einer Befragungsteilnahme zu überzeugen. Ferner könne der Interviewer Probleme mit dem Fragebogen (z.B. Verständnisprobleme oder Probleme beim Lesen und Schreiben) im Gespräch leicht ausräumen. Mit der persönlich-mündlichen Befragung seien deshalb auch Patientengruppen erreichbar, die vergleichsweise schwer befragbar sind, wie z. B. hochbetagte, schreibunfähige oder schwer erkrankte Patienten (vgl. z.B. Neugebauer/Porst 2001: 15f.; Satzinger/Raspe 2001: 47; Picker Institute Europe 2002: 31). Die Auffassung, dass persönlich-mündliche Patientenbefragungen im Vergleich zu anderen Methoden höhere Rücklaufquoten erreichen, wird von den wenigen in der Literatur dokumentierten empirisch-vergleichenden Untersuchungen jedoch nicht bestätigt. Sitzia/Wood (1998: 313) konnten bei einer Metaanalyse auf der Basis von 210 publizierten Patienten-

---

[76] Ausführliche Darstellungen der Vor- und Nachteile der unterschiedlichen Methoden bei Patientenbefragungen finden sich z.B. bei Satzinger (1998: 104ff.), Satzinger/Raspe (2001: 47ff.), Blumenstock et al. (2001: 86ff.) und Picker Institute Europe (2002: 28ff.). Einen allgemeinen Überblick über die unterschiedlichen Befragungsmethoden geben z.B. Van der Zouwen/De Leeuw (1991), Friedrichs (1990), Hippler/Schwarz (1992), Reuband/Blasius (1996) und Diekmann (1998).

befragungen keinen signifikanten Unterschied der Bruttoausschöpfungsquoten zwischen Patientenbefragungen, die per Interview durchgeführt wurden, und Patienten-befragungen, die mit einem vom Patienten auszufüllenden Fragebogen arbeiteten, feststellen. Straub et al. (1996: 37ff.) führten einen experimentell angelegten Vergleich von persönlich-mündlicher, telefonischer und schriftlich-postalischer Patientenbefragung durch, bei dem sich ebenfalls kein Vorteil der persönlich-mündlichen Befragung gegenüber der schriftlichen Befragung in Bezug auf die Rücklaufquote zeigte. Der Rücklauf bei der persönlich-mündlichen Teilstudie lag mit 75 Prozent ähnlich hoch wie der Rücklauf bei der schriftlichen Befragung mit 76 Prozent. Die höchste Teilnahme-quote von 87 Prozent erbrachte die telefonische Befragung (vgl. auch Blumenstock et al. 2001).

In der Praxis scheidet das persönliche Interview bei Patientenbefragungen meist allein aus ökonomischen Erwägungen aus. Wegen des Einsatzes von Interviewern ist diese Methode die teuerste Befragungsvariante (vgl. z.B. French 1981: 28; Helmig 1997: 114; Picker Institute Europe 2002: 28). Aus Kostengründen können persönlich-mündliche Patienteninterviews zudem in der Regel nicht am Wohnort der Befragten, sondern allenfalls während des Krankenhausaufenthalts durchgeführt werden. Dieser Befra-gungszeitpunkt stellt einen weiteren Nachteil dar (vgl. Kapitel 6.2.3; Strasser/Davis 1992: 116; Ford et al. 1997: 83; Satzinger/Raspe 2001: 50).

Der zentrale methodische Nachteil der persönlichen Befragung liegt in der Gefahr, dass Patienten im persönlichen Gespräch keine ehrliche Einschätzung des Krankenhaus-aufenthalts abgeben. Bei persönlich-mündlichen Interviews besteht eine hohe Wahrscheinlichkeit, dass die befragten Patienten sozial erwünscht antworten (vgl. z.B. Helmig 1997: 114; Carey 1999: 23; Dillman 2000: 224ff.; Satzinger/Raspe 2001: 47). Die wichtigsten Gründe für sozial erwünschte Antworten sind die Ausrichtung des Antwortverhaltens am Interviewer als Gesprächspartner (Intervieweinfluss), die fehlende Anonymität der Gesprächssituation und eine mangelhafte Situations-segregation (vgl. Kapitel 3.2.1; Walker/Restuccia 1984: 299; Esser 1985; Dillman 1991: 243; Schnell et al. 1999: 330ff.). LeVois et al. (1981 : 139ff.) stellten diesbezüglich bei einem Vergleich zwischen persönlich-mündlicher und schriftlicher Befragung fest, dass die persönlich-mündliche Variante signifikant höhere Zufriedenheitsratings erbrachte. Straub et al. (1996: 39) konnten nachweisen, dass die Antworten von Patienten bei der anonymeren, schriftlichen Teilbefragung kritischer waren als bei der persönlich-mündlichen oder der telefonischen Teilbefragung.

6.1.2 Telefonische Befragung

Als Hauptvorteil der telefonischen Befragung[77] wird die Rücklaufquote angesehen. Wegen des persönlichen Kontakts sei die Rücklaufquote bei telefonischen Patienten-befragungen – wie bei persönlichen Interviews – deutlich höher als bei schriftlichen Befragungen (vgl. z.B. Jucken/Marty 1996: 21; Satzinger/Raspe 2001: 48). Wie bereits berichtet, konnten Straub et al. (1996: 38) eine ca. 10 Prozentpunkte höhere Beteiligungsquote bei telefonischer Befragung im Gegensatz zu den beiden anderen Methoden erreichen (siehe Kapitel 6.1.1). Walker/Restuccia (1984: 294) beobachteten bei einem experimentellen Vergleich zwischen telefonischer und postalischer Patienten-befragung einen ähnlich großen Vorteil der telefonischen Methode. Die telefonische Befragung erreichte eine Teilnahmequote von 67,6 Prozent, wohingegen mit der postalischen Variante „lediglich" 58,1 Prozent erzielt wurden. Der höhere Rücklauf bei der Telefonumfrage war jedoch zumindest teilweise auf einen größeren Anteil von „Ersatzteilnehmern", z.B. Angehörige oder Freunde, zurückzuführen. Dieser Umstand müsse als kritisch betrachtet werden, da die Aussagekraft der Befragung und die Vergleichbarkeit der Ergebnisse dadurch beeinträchtigt würden (Walker/Restuccia 1984: 299f.).[78] Hall (1995: 56) stellte ebenfalls eine höhere Teilnahmequote bei telefonischer Befragung von Patienten im Vergleich zur schriftlich-postalischen Befragung fest. Mittels telefonischer Umfrage wurde eine Rücklaufquote von 48,7 Prozent erreicht, die postalische Befragung ohne Erinnerungsverfahren erbrachte nur eine Teilnahmequote von 41,1 Prozent. Auch Burroughs et al. (2001: 354ff.) erzielten bei verschiedenen Patientenstichproben mit einer telefonischen Befragung jeweils signifikant höhere Rücklaufquoten als bei Befragung per Post. Hingegen konnten Meterko et al. (1990: S19f.) keine signifikanten Unterschiede in Bezug auf die Rücklaufquoten bei den beiden

---

[77] Telefonbefragungen hatten bis vor nicht allzu langer Zeit generell den Ruf eine billige und schnelle, aber auch eine qualitativ schlechtere Erhebungsmethode zu sein. Aufgrund der hohen Zahl von Telefonanschlüssen, einfacher Möglichkeiten der Stichprobenziehung, der CATI-Technologie („computer-assistiertes Telefon-Interview") und einer Reihe von empirischen Untersuchungen, die eine gute Qualität der Antworten belegen, ist der Einsatz von Telefoninterviews zumindest bei allgemeinen Bevölkerungs-befragungen heutzutage nach Ansicht einer Reihe von Autoren problemlos möglich (Diekmann 1998: 429ff.). Es existiert jedoch auch die gegenteilige Meinung. Noelle-Neumann/Petersen (1998: 309ff.) sind beispielsweise der Auffassung, dass Telefonbefragungen nur eingeschränkt für Fakt- und Abstimmungs-fragen verwendet werden können, nicht aber für Ursachen- und Motivforschung sowie Markt- und Medienanalysen.
Einen guten Überblick über die allgemeine Diskussion der Vor- und Nachteile von Telefonbefragungen geben die Arbeiten von Dillman (1978), Dillman et al. (1996), Frey et al. (1990), Noelle-Neumann/Petersen (1998), Diekmann (1998) und Kaase (1999).
[78] Im Rahmen der Telefoninterviews waren 35,2 Prozent der Befragten Angehörige oder Freunde, bei der postalischen Befragung waren es lediglich 24,4 Prozent (Walker/Restuccia 1984: 296). Die „Ersatz-personen" bewerteten den Krankenhausaufenthalt im Durchschnitt eher negativ als die Gruppe der Patienten (Walker/Restuccia 1984: 300f.; Strasser et al. 1995; Ford et al. 1997: 76).
Die Vergleichbarkeit der bei Walker/Restuccia (1984) angegebenen Rücklaufquoten ist ferner dadurch eingeschränkt, dass sowohl bei der telefonischen als auch bei der postalischen Befragung ein telefonisches Erinnerungsverfahren durchgeführt wurde. Die Effekte des Erst- und Zweitkontakts werden jedoch nur für das postalische Verfahren getrennt berichtet. Bei der postalischen Befragung lag die Rücklaufquote nach dem (postalischen) Erstkontakt bei 43,2 Prozent (Walker/Restuccia 1984: 295).

Erhebungsmethoden nachweisen. Die Bruttoausschöpfungsquoten lagen nach drei Erinnerungskontakten für die Telefonbefragung bei 62 Prozent und für die postalische Befragung bei 67 Prozent. Durch die Bereinigung der Bruttoausschöpfungsquoten um stichprobenneutrale Ausfälle verringerte sich der Unterschied auf 70 Prozent Rücklauf bei der telefonischen Befragung und 72 Prozent bei der postalischen Befragung.

Hinsichtlich der Befragungskosten besteht in der Literatur weitgehend Einigkeit, dass eine telefonische Patientenbefragung weniger aufwändig und deshalb günstiger ist als persönlich-mündliche Interviews, jedoch teurer als eine schriftliche Befragung (vgl. Walker/Restuccia 1984; Petersen 1988: 30; Hall 1995: 60; Jucken/Marty 1996: 21; Satzinger 1998:104f; Fowler et al. 1999: MS 41; Satzinger/Raspe 2001: 48; Picker Institute Europe 2002: 30). Walker/Restuccia (1984: 303ff.) können anhand einer Beispielrechnung zeigen, dass die im Vergleich zu einer schriftlichen Patienten-befragung höheren Gesamtkosten einer Telefonumfrage vor allem auf höhere Personalkosten zurückgehen.

Als zentraler Nachteil telefonischer Patientenbefragungen wird in der Regel die mangelhafte Validität der Antworten gewertet. Die Mehrheit der Autoren geht davon aus, dass bei telefonischen Befragungen – analog zu persönlich mündlichen Befragungen – wegen der geringen Anonymität der Erhebungssituation mit sozial erwünschten Antworten gerechnet werden muss. Dies gelte insbesondere bei Fragen zu potentiell sensiblen oder bedrohlichen Bereichen (vgl. Tarnai/Dillman 1992; Carey/Seibert 1993: 826; Hall 1995; Dillman et al. 1996; Reuband/Blasius 1996: 311; Satzinger 1998: 104; Fowler et al. 1999; Dillman 2000: 226; Forschungsgruppe-Metrik 2000). Der Großteil der empirischen Untersuchungen stützt diese These für Patientenbefragungen. Straub et al. (1996: 39f.) stellten fest, dass telefonisch befragte Patienten im Vergleich zu schriftlich befragten keine besonders kritischen Antworten geben. Walker/Restuccia (1984: 299) beobachteten, dass telefonisch befragte Patienten bei einer großen Anzahl von Zufriedenheitsfragen signifikant häufiger die höchste Zufriedenheitsstufe „very satisfied" angaben als Befragte der postalischen Parallelbefragung. Die Untersuchung von Hall (1995: 57ff.) zeigt ebenfalls eine deutliche Tendenz zu positiveren Antworten bei telefonisch befragten Patienten. Auf allen 14 untersuchten bereichsspezifischen Summenindizes wies die Gruppe der telefonisch befragten Patienten durchgängig positivere Durchschnittswerte auf als die postalisch befragte Gruppe. Bei fünf Indizes waren die Differenzen zudem signifikant.[79] Und auch Burroughs et al. (2001) erhielten bei telefonischer Befragung signifikant positivere Antworten von den befragten Patienten als bei postalischer Befragung. Lediglich Meterko et al. (1990: S38f.) konnten keine systematischen Unterschiede im Antwortverhalten zwischen telefonischer und postalischer Patientenbefragung feststellen. Bezüglich der Mittelwerte und der Faktorenstruktur von neun Skalen waren keine signifikanten Differenzen vorhanden.

6.1.3 Schriftliche (postalische) Befragung

Schriftliche, insbesondere schriftlich-postalische Patientenbefragungen, stehen im Ruf, niedrigere Rücklaufquoten zu erzielen als persönlich-mündliche oder telefonische Befragungen (vgl. z.B. Schmalen 1989: 187; Hall 1995: 54; Fowler et al. 1999: MS41; Picker Institute Europe 2002: 30; Salim Silva/Smith 2002: 115). Als wichtigster Grund für diesen Nachteil wird meistens angeführt, dass bei schriftlichen Befragungen wegen des fehlenden persönlichen Kontakts nur ein „geringer Einfluss auf die Beteiligungs-bereitschaft der Befragten" (Satzinger/Raspe 2001: 49) möglich sei. Die im Voran-gegangenen angeführten Studien unterstützen – mit Ausnahme der Untersuchung von Meterko et al. (1990), die keinen Unterschied zwischen telefonischer und schriftlicher Befragung feststellen konnte – die These einer niedrigeren Rücklaufquote bei schriftlichen Befragungen zumindest im Vergleich mit telefonischen Befragungen. Die Rücklaufquoten der schriftlichen Teilbefragungen liegen bei den vergleichenden Studien von Straub et al. (1996), Walker/Restuccia (1984), Hall (1995) und Burroughs et al. (2001) jeweils unter den Werten der telefonischen Befragung. Ein Unterschied bezüglich der Rücklaufquote zwischen schriftlicher und persönlich-mündlicher Befragung von Patienten existiert den Ergebnissen von Straub et al. (1996: 37ff.) zufolge jedoch nicht (vgl. Kapitel 6.1.1).

Weitgehend Einigkeit herrscht in der Fachliteratur, dass der größte praktische Vorteil der schriftlichen Methode die vergleichsweise geringen Kosten sind (vgl. z.B. Walker/ Restuccia 1984: 302ff.; Carey/Seibert 1993: 836; Westbrook 1993:79; Hall 1995: 61; Pira 2000: 154; Blumenstock et al. 2001: 87; Picker Institute Europe 2002: 30).

Als zentraler methodischer Vorteil der schriftlichen Befragung gilt der hohe Grad an Anonymität. Da kein Interviewer zum Einsatz kommt, besteht keine Gefahr eines Interviewereinflusses, was insbesondere bei sensiblen Fragen von großer Bedeutung

---

[79] Hall (1995: 57) erklärt den beobachteten Zusammenhang zwischen geringerer Anonymität und positiveren Antworten wie folgt: „Apparently, patients are reluctant to bite the hand which heals, and our data suggest that the loss of anonymity might color patients' evaluation of their hospital stay."

ist. Bei postalischer Durchführung ist ferner die größtmögliche Anonymität der Befragungssituation gegeben (vgl. z.B. Bradburn 1983: 294f.; Rosner/Schlawin 1993: 27; Kury 1994: 22ff.; Pira 2000: 154; Reuband 2001: 329; Satzinger/Raspe 2001: 49; Picker Institute Europe 2002: 31).[80] Wie die bereits dargestellten Ergebnisse der Untersuchungen von Straub et al. (1996: 39f.), Walker/Restuccia (1984: 299), Hall (1995: 57ff.) und Burroughs et al. (2001) zeigen, schlägt sich dieser Vorteil deutlich im Antwortverhalten bei Patientenbefragungen nieder. Die schriftlichen Befragungen der angeführten Studien erbrachten jeweils das höchste Maß an kritischen Antworten zum Krankenhausaufenthalt. Als Nachteil gilt jedoch, dass bei einer schriftlichen Befragung für den Befragten nicht die Möglichkeit besteht, Unklarheiten direkt im Gespräch mit dem Interviewer auszuräumen (Jucken/Marty 1996: 21; Satzinger/Raspe 2001: 49; Picker Institute Europe 2002: 31).

Als Kritikpunkt an der schriftlichen Methode wird an einigen Stellen in der Literatur angeführt, dass bei schriftlichen Befragungen die Gefahr einer selektiven Stichproben-ausschöpfung (Nonresponse-Bias) größer sei, als bei anderen Methoden (vgl. z.B. Schmalen 1989: 187; Cleary et al. 1991: 264; Hall 1995: 55; Blasius/Reuband 1996: 35; Satzinger 1998: 105; Carey 1999: 23). Empirisch lässt sich dies für Patienten-befragungen nicht belegen. Walker/Restuccia (1984: 296f.) konnten hinsichtlich des Teilnahmeverhaltens nur sehr wenige Unterschiede zwischen schriftlicher und telefonischer Befragung festzustellen. Bei ihrer Untersuchung gab es kein unterschied-liches Teilnahmeverhalten bezogen auf die Merkmale Wohnort, Alter, Geschlecht und Aufenthaltsdauer. Lediglich nicht-weiße Personen und unverheiratete Patienten beteiligten sich etwas seltener an der Telefonbefragung. Hall (1995: 56f.) beobachtete ebenfalls nur unbedeutame Teilnahmeunterschiede zwischen den beiden Methoden bezüglich sozio-demographischer Variablen, der durchschnittlichen Aufenthaltsdauer und der Angabe vorheriger Krankenhausaufenthalte. Aufgrund einer höheren Varianz der Antworten bei der postalischen Befragung geht er aber davon aus, dass unzufriedene Patienten aufgrund der höheren Anonymität mit der postalischen Methode eher zur Teilnahme bewegt werden können.

---

[80] Hochstim (1967: 984) stellte bei einer Befragung von Frauen zum Thema Gesundheit fest, dass die Einschätzung des Gesundheitszustands deutlich von der Anonymität der Befragungsmethode abhängig ist. Im Rahmen der postalischen Teilbefragung seiner Untersuchung gaben lediglich 30 Prozent der befragten Frauen an, ihr Gesundheitszustand sei „excellent", wohingegen bei der telefonischen Befragung 37 Prozent und bei der face-to-face Befragung 44 Prozent diese Angabe machten (die Antwortkategorien waren: „excellent"-„good"-„fair"-„poor"). Ferner schätzten 17 Prozent der postalisch Befragten ihren Gesundheits-zustand als „fair" ein, bei den telefonisch und persönlich befragten Frauen waren es hingegen nur 10 Prozent. Diese Ergebnisse interpretierte Hochstim als soziale Erwünschtheitseffekte. Die postalische Befragung erbrachte seiner Auffassung nach die beste Annäherung an den wahren Wert.

6.1.4 Entscheidungsgründe für die schriftliche Befragungsmethode als beste Erhebungsmethode bei Patientenbefragungen

Die persönlich-mündliche Befragung stellt – wie bereits angeführt – allein aus Kostengründen kein geeignetes Verfahren für routinemäßige Patientenbefragungen dar (vgl. z.B. French 1981: 28; Helmig 1997: 114; Picker Institute Europe 2002: 28). Hinzu kommt das angeführte Problem positiv verzerrter Antworten, das für Patienten-befragungen, die Schwachstellen der Patientenversorgung aufdecken sollen, zentral ist.[81] Für die telefonische Befragung von Patienten sprechen Walker/Restuccia (1984: 304ff.) zufolge die potentiell höhere Rücklaufquote, die einfache Durchführbarkeit mehrfacher Kontakte, eine bessere zeitliche Planbarkeit des Befragungszeitpunktes nach der Entlassung und der Umstand, dass eine Telefonumfrage in der Regel schneller abgeschlossen werden kann als eine postalische Befragung. Insgesamt gesehen sei die schriftlich-postalische Vorgehensweise jedoch wegen der geringeren Kosten, der geringeren Gefahr zu positiver Antworten und der Möglichkeit, die postalische Befragung auch mit weniger speziell ausgebildetem Personal durchzuführen, die geeignetere Methode (ähnlich z.B. auch Carey/Seibert 1993: 836; Straub et al. 1996: 41; Carey 1999: 23).[82] Diese Auffassung entspricht dem aktuellen Forschungsstand. Es herrscht weitgehend Einigkeit darüber, dass eine schriftliche Befragung die beste Methode für quantitative Patientenbefragungen darstellt, deren Ziel ein allgemeines Meinungsbild der Patienten zum Krankenhaus ist (vgl. z.B. Walker/Restuccia 1984: 304ff.; Hall 1995: 60f.; Straub et al. 1996: 41; Carey 1999: 23; Klein/Porst 2000: 16; Neugebauer/Porst 2001: 16f.; Satzinger/Raspe 2001: 49; Picker Institute Europe 2002: 3).[83] Als ein zentraler Grund für diese Bewertung wird häufig angeführt, dass die schriftliche Befragung die mit Abstand kostengünstigste Befragungsmethode ist, wenn nicht sogar – wie Satzinger/Raspe (2001: 50) betonen – die aus Kostengründen einzig mögliche Befragungsmethode (vgl. z.B. auch Carey/Seibert 1993: 836; Westbrook 1993:

---

[81] Für spezielle Patientenbefragungen, z.B. bei speziellen Themen, kleinen oder schwer befragbaren Populationen, können persönlich-mündliche Interviews jedoch eine geeignete Vorgehensweise sein (vgl. Thompson 1988: 115; Satzinger/Raspe 2001: 48).

[82] Telefonbefragungen sind Carey (1999: 23) zufolge nur dann sinnvoll, wenn der Zeitrahmen für die Durchführung der Befragung sehr klein ist, wenn eine spezielle Frage im Vordergrund steht (z.B. die Meinung zu einer neuen Serviceleistung) oder wenn ein Sachverhalt mittels offener Fragen abgefragt werden soll. Steht der Aufwand der Befragung im Vordergrund, dann sei die postalische Befragung die richtige Wahl.
In der gesichteten Literatur sprechen sich lediglich Jucken/Marty (1996: 21) für telefonische und gegen postalische Patientenbefragungen aus. Telefonische Patientenbefragungen wären zwar die teurere Variante, wegen des höheren Rücklaufs und der Möglichkeit, durch Rückfragen des Interviewers fehlende Werte zu vermeiden, sei die Telefonbefragung der schriftlichen Befragung aber vorzuziehen. An dieser Stelle sei jedoch darauf hingewiesen, dass Jucken/Marty (1996) keine vergleichende Studie durchgeführt haben, sondern lediglich eine telefonische Patientenbefragung.

[83] Die schriftliche Befragung scheint auch aus Sicht der Patienten die Befragungsform der Wahl zu sein. Trojan et al. (1997: 722) fragten die Patienten ihrer Stichprobe (persönlicher Kontakt), welcher Erhebungsweg – telefonisch oder schriftlich – ihnen am liebsten wäre. 90 Prozent wählten die postalisch-schriftliche Befragung.

79; Hall 1995: 61; Blumenstock et al. 2001: 87). Als weiterer zentraler Grund für die schriftliche Befragung werden die hohe Anonymität und die daraus resultierende größere Kritiksensibilität der Befragung genannt, die für die Verwendbarkeit der Ergebnisse im Qualitätsmanagement eine wichtige Voraussetzung darstellt. Ferner spielt häufig der vergleichsweise geringe organisatorische Aufwand bei schriftlichen Befragungen eine Rolle (vgl. z.B. Walker/ Restuccia 1984; Carey/Seibert 1993: 836; Hall 1995: 61; Straub et al. 1996: 41; Carey 1999: 23; Forschungsgruppe-Metrik 2000: 5).

Der in der Vergangenheit häufig angeführte Nachteil einer geringeren Rücklaufquote wird mittlerweile zumindest in der englischsprachigen Literatur nicht mehr als stichhaltiges Argument gegen den schriftlichen Erhebungsweg angesehen, da das Problem über verschiedene methodische Maßnahmen (vor allem Follow-up-Kontakte) behoben werden kann (vgl. Kapitel 7 sowie z.B. Dillman 1978; Walker/Restuccia 1984: 305; Meterko et al. 1990; Dillman 1991; Carey 1999: 23; Tscheulin/Helmig 2000: 118; Picker Institute Europe 2002: 3).

6.2 Der Effekt unterschiedlicher Verfahren zur Fragebogenausgabe auf den Rücklauf

6.2.1 Fragestellung

Wie im Vorangegangenen dargestellt, sind schriftliche Patientenbefragungen nicht nur die in der Praxis am häufigsten angewandte, sondern nach aktuellem Forschungsstand auch die beste Methode für routinemäßige Patientenbefragungen (vgl. Kapitel 6.1). Uneinigkeit besteht jedoch in Bezug auf die Frage, wie bei der Datenerhebung konkret vorgegangen werden soll.

Die zur Wahl stehenden Alternativen für das Datenerhebungsverfahren bei schriftlichen Patientenbefragungen lassen sich in drei Kategorien einteilen (vgl. Satzinger 1998: 105ff.; Satzinger/Raspe 2001: 50ff.):

1) Inhouse-Verfahren (perstationäre Befragung): Bei dieser Methode erfolgen die Fragebogenverteilung, das Ausfüllen des Fragebogens durch den Patienten und der Rücklauf des Fragebogens im Krankenhaus.

2) Postalisches Verfahren (poststationäre Befragung): Bei diesem Verfahren wird dem Patienten nach seinem Krankenhausaufenthalt ein Fragebogen postalisch nach Hause gesandt. Der Patient füllt den Fragebogen zu Hause aus und schickt ihn per Post an das Krankenhaus oder das Erhebungsinstitut zurück.

3) Kombinationsverfahren: Bei diesem Verfahren findet die Verteilung der Fragebögen im Krankenhaus statt. Der Fragebogen wird vom Patienten jedoch zu Hause ausgefüllt und dann per Post zurückgesandt.[84]

Im Folgenden werden zunächst der empirische und theoretische Forschungsstand zu den unterschiedlichen Erhebungsverfahren dargestellt. Daran anschließend finden sich die Ergebnisse der eigenen Untersuchung. In einem ersten Schritt wird auf die Datenbasis und die Besonderheiten der Rücklaufberechnung in diesem Kapitel eingegangen (vgl. Kapitel 5.2.3). In einem zweiten Schritt werden die Ergebnisse des durchgeführten experimentellen Vergleichs der Rücklaufquoten bei drei unterschiedlichen Verfahren zur Fragebogenverteilung (zwei Kombinationsverfahren und ein postalisches Verfahren) beschrieben und diskutiert.

6.2.2 Empirischer Forschungsstand

In der deutschsprachigen Forschungsliteratur sind keine empirischen Vergleiche zwischen unterschiedlichen Datenerhebungsverfahren bei schriftlichen Patientenbefragungen auffindbar. An einigen Stellen werden jedoch Erfahrungen mit verschiedenen Verfahren berichtet. Klotz et al. (1996) erwähnen beispielsweise Erfahrungen mit einem Kombinations- und einem Inhouse-Verfahren. Die Autoren führten im Rahmen einer Patientenzufriedenheitsstudie einen quantitativen Pretest mittels Kombinationsverfahren durch. Das ärztliche Personal übergab dem Patienten bei Entlassung einen Fragebogen mit der Bitte, diesen zu Hause auszufüllen und in einem beigelegten Freiumschlag zurückzusenden. Die Rücklaufquote betrug bei diesem Verfahren 54 Prozent. Um die Rücklaufquote zu steigern wurde bei der Hauptbefragung auf ein Inhouse-Verfahren umgestellt. Die Patienten erhielten bei Aufnahme ins Krankenhaus einen Fragebogen, den sie bei der Entlassung ausfüllen und in Boxen, die vor den Aufzügen aufgestellt waren, einwerfen sollten. Die Rücklaufquote erhöhte sich bei dieser Inhouse-Vorgehensweise auf 61 Prozent (Klotz et al. 1996: 890).

Seyfarth-Metzger et al. (1997) berichten Erfahrungen mit einem Kombinations- und einem postalischen Verfahren. Bei einer postalischen Patientenbefragung im Jahr 1994 wurden die Befragten zehn Tage nach der Entlassung aus dem Krankenhaus einmalig angeschrieben. Die Rücklaufquote betrug 40 Prozent. Dieser Wert erschien den Autoren jedoch zu gering. Da vermutet wurde, dass sich der Rücklauf durch persönliche

---

[84] Als weitere mögliche Kategorie von Verfahren erwähnen Satzinger/Raspe (2001: 50) prästationäre Befragungen, d.h. Patientenbefragungen vor dem Krankenhausaufenthalt. Bei derartigen Umfragen handelt es sich um Spezialuntersuchungen, mit welchen Patientenerwartungen erfasst werden können (z.B. Baberg et al. 2001). Prästationäre Befragungen sind hier nicht Gegenstand der Betrachtung.

Ansprache der Patienten steigern ließe, wurde bei einer weiteren Patientenbefragung im Jahr 1996 ein Kombinationsverfahren verwendet (Seyfarth-Metzger et al. 1997: 739). Die Probanden bekamen den Fragebogen im Krankenhaus ausgehändigt, mit der Bitte, diesen zu Hause auszufüllen und per Post zurückzusenden. Die Rücklaufquote erhöhte sich bei diesem Kombinationsverfahren auf 52 Prozent (Seyfarth-Metzger et al. 1997: 741).

In der englischsprachigen Literatur sind einige empirisch-vergleichende Studien zu unterschiedlichen Vorgehensweisen bei schriftlichen Patientenbefragungen dokumentiert. Eine frühe Untersuchung stammt von Skipper/Ellison (1966). Im Rahmen einer sozialmedizinischen Studie hatten sie die Möglichkeit, die Wirkung von persönlichem Kontakt auf den Fragebogenrücklauf zu untersuchen. Thema der sozialmedizinischen Rahmenstudie war, ob sich die soziale Unterstützung der Mütter behandelter Kinder positiv auf die Genesung der Kindern auswirkt. Für diese Studie wurden Mütter von Kindern, die sich einer Mandeloperation unterzogen hatten, zufällig einer Experimental oder einer Kontrollgruppe zugeordnet und die Experimentalgruppe einer deutlich intensiveren Interaktion mit dem Krankenhauspersonal ausgesetzt als die Kontrollgruppe. Bei der Entlassung der Kinder aus dem Krankenhaus erhielten alle Mütter persönlich einen Routinefragebogen zum Krankenhausaufenthalt überreicht sowie eine Woche später einen weiteren Fragebogen, der die Genesung des Kindes zum Thema hatte, per Post zugesandt. Ein Erinnerungsverfahren kam nicht zur Anwendung. Der Rücklauf des zweiten, genesungsspezifischen Fragebogens konnte durch intensiveren persönlichen Kontakt im Krankenhaus signifikant erhöht werden. Die Rücklaufquote lag in der Experimentalgruppe mit dem intensiven persönlichen Kontakt bei 85 Prozent, in der Kontrollgruppe dagegen „nur" bei 57,5 Prozent. In Bezug auf den Routinefragebogen blieb der persönliche Kontakt jedoch ohne Wirkung. Nur 20 Prozent der Befragten beider Gruppen sandten diesen Fragebogen zurück. Skipper/Ellison (1966: 214) ziehen aus diesem Ergebnis den Schluss, dass persönlicher Kontakt zu Befragten die Rücklaufquote erhöhen kann. Der Kontakt wirke jedoch kontextspezifisch, d.h. nur in Bezug auf den thematischen Rahmen, dem er von den Befragten zugeordnet wird. Insgesamt gesehen sei die Herstellung von persönlichem Kontakt zu Befragten eine gute Technik zur Erhöhung des Rücklaufs bei postalischen Patientenbefragungen. Bei größeren Projekten könne das Mittel des persönlichen Kontakts aber wahrscheinlich aus Erwägungen der Praktikabilität nicht angewendet werden und in manchen Situationen sei der persönliche Kontakt von vornherein wegen der Möglichkeit einer Verzerrung der Antworten unerwünscht.

Kinnersley et al. (1996) verglichen im Rahmen einer Befragung von Patienten von Allgemeinmedizinern das Kombinations- mit dem Inhouse-Verfahren. Der Rücklauf bei Patienten, denen der Fragebogen zur Beantwortung mit nach Hause gegeben wurde (Kombinationsverfahren), lag mit 54 Prozent deutlich niedriger als der Rücklauf von 67 Prozent bei Patienten, die den Fragebogen nach der Behandlung im Wartezimmer ausfüllten und dort in eine Box einwarfen (Inhouse-Verfahren). Dieses Ergebnis entspricht der oben angeführten Erfahrung von Klotz et al. (1996). In Bezug auf die Antworten stellten Kinnersley et al. (1996: 46) beim Inhouse-Verfahren eine Tendenz zu sozial erwünschten Angaben fest. Die Zufriedenheit der Patienten, die den Fragebogen im Wartezimmer ausgefüllt hatten, lag signifikant höher als die Zufriedenheit der Patienten, die den Fragebogen zu Hause ausgefüllt hatten (Kinnersley et al. 1996: 43).

Harpole et al. (1996) kamen im Rahmen einer Befragung ambulanter Krankenhauspatienten zum selben Ergebnis. Die Rücklaufquote der inhouse-befragten Patienten lag mit 69 Prozent deutlich über der Rücklaufquote der postalisch befragten Patienten von 42 Prozent und die postalisch Befragten waren signifikant unzufriedener als die Inhouse-Befragten.

John (1992) führte in drei Krankenhäusern drei methodisch verschiedene schriftliche Patientenbefragungen durch, die drei signifikant unterschiedliche Rücklaufquoten erzielten. Im ersten Krankenhaus, in dem die Patienten den Fragebogen bei der Entlassung überreicht bekamen (Kombinationsverfahren), betrug die Rücklaufquote 15,6 Prozent. Im zweiten Krankenhaus wurde eine postalische Befragung anhand von Listen der jeweils aktuell entlassenen Patienten durchgeführt. Bei diesem Verfahren sandten 24,6 Prozent der Probanden den Fragebogen zurück. Im dritten Krankenhaus wurden die Fragebögen ebenfalls per Post verschickt, jedoch handelte es sich bei den Befragten um eine einmalige, retrospektive Auswahl ehemaliger Patienten, die im Zeitraum kurz vor Beginn der Befragung entlassen worden waren. Diese retrospektiv-postalische Vorgehensweise erbrachte mit 30,4 Prozent die höchste Rücklaufquote. Beide postalischen Verfahren erreichten somit jeweils einen höheren Rücklauf als das Kombinationsverfahren. John (1992: 48) weist jedoch darauf hin, dass sich die Teilnahmeunterschiede nicht eindeutig auf das verwendete Verfahren zurückführen lassen. Einige Ergebnisse seiner Analysen deuten darauf hin, dass die Unterschiede zumindest teilweise durch unterschiedliche Patientenpopulationen in den Krankenhäusern bedingt sein könnten.

Gasquet et al. (2001) verglichen das postalische und das Kombinationsverfahren bei einer Befragung von Krankenhauspatienten. Der Vergleich zeigte einen signifikant höheren Rücklauf beim postalischen Verfahren. In der Gruppe, die den Fragebogen per Post erhielt, betrug der Rücklauf 45 Prozent. In der Patientengruppe, die den

Fragebogen bei der Entlassung überreicht bekam, antworteten dagegen „nur" 39,7 Prozent. Die Autoren führen dieses Ergebnis darauf zurück, dass beim Kombinationsverfahren möglicherweise nicht alle ausgewählten Patienten einen Fragebogen erhalten haben, dass dieser im Rahmen des Entlassungsvorgangs verloren gegangen sein könnte oder dass der persönliche Kontakt möglicherweise Ängste vor einer Deanonymisierung geschürt habe (Gasquet et al. 2001: 1178). Neben dem Verfahrenstest untersuchten Gasquet et al. (2001: 1176) ferner, ob sich die unterschiedlichen Verteilungsverfahren beim Erstkontakt auf den Rücklauf bei nachfolgenden postalischen Erinnerungskontakten auswirken. Es zeigten sich keine signifikanten Unterschiede des Rücklaufs bei drei weiteren postalischen Kontakten in Abhängigkeit vom Distributionsverfahren des Erstkontakts.

Zusammengefasst legen die Ausführungen von Klotz et al. (1996), Seyfarth-Metzger et al. (1997), Skipper/Ellison (1966), Kinnersley et al. (1996) und Harpole et al. (1996) nahe, dass die Rücklaufquote bei persönlicher Fragebogenverteilung höher ausfällt als bei postalischem Versand. Die Untersuchungen von John (1992) und Gasquet et al. (2001) kommen zum gegenteiligen Ergebnis.

6.2.3 Theoretischer Forschungsstand

Am häufigsten findet sich in der Literatur die Erwartung, dass mit einem Inhouse- oder einem Kombinationsverfahren höhere Rücklaufquoten erzielt werden als mit einer postalischen Vorgehensweise. Es wird angenommen, dass der persönliche Kontakt des Krankenhauspersonals zu den Befragten bei der Fragebogenverteilung in besonderem Maße geeignet ist, die Teilnahmemotivation der Patienten zu erhöhen (vgl. z.B. Skipper/Ellison 1966: 214; Ehnfors/Smedby 1993: 20; Westbrook 1993: 80; Straub et al. 1996: 27; Seyfarth-Metzger et al. 1997: 739; Satzinger 1998: 106; Sitzia/Wood 1998: 315; KTQ 2000: 25; Raidl 2001: 260; Satzinger/Raspe 2001: 50ff.; Seyfarth-Metzger et al. 2001: 224). Bei der Verteilung des Fragebogens durch das Krankenhauspersonal könne den Patienten der Inhalt und Zweck der Befragung sowie die Wichtigkeit ihrer Teilnahme an der Patientenbefragung näher erläutert werden. Auf diese Weise würde das Interesse an der Befragung gesteigert und ein besonderes „Involvement" der Patienten in die Untersuchung hergestellt (vgl. Skipper/Ellison 1966: 214; Satzinger 1998: 104; Blum 2001a: 210; Satzinger/Raspe 2001: 58ff.). Darüber hinaus unterstreiche allein der persönliche Kontakt die Relevanz der Befragung aus Sicht der Patienten, wobei dieser Effekt umso höher sei, je interessierter das verteilende Personal selbst an der Studie ist (vgl. Ehnfors/Smedby 1993: 20; KTQ 2000: 28; Neugebauer/Porst 2001: 17).

Inhouse-Befragungen werden trotz ihres guten Rufs in Bezug auf den erzielbaren Rücklauf mittlerweile eher kritisch gesehen, denn die Befragung im Krankenhaus hat einige erhebliche Nachteile. Als größtes Problem des Inhouse-Verfahrens gilt, dass wegen des persönlichen Kontakts und wegen der Beantwortung des Fragebogens im Krankenhaus eine hohe Wahrscheinlichkeit sozial erwünschter Antworten besteht (Strasser/Davis 1992: 116f.; Aust 1994: 20; Seyfarth-Metzger et al. 1997: 739; Carey 1999: 23; KTQ 2000: 28; Trojan/Satzinger 2001: 380; Picker Institute Europe 2002: 30). Die Erhebungssituation kann bei Patienten den Eindruck fehlender Anonymität erwecken oder dazu führen, dass Patienten nicht die Rolle des kritischen Beobachters übernehmen, sondern den Fragebogen aus der Rolle des abhängigen Patienten heraus beantworten (mangelhafte Situationssegregation) (vgl. Kapitel 3.2.1; Esser 1985: 293; Aust 1994: 21; Straub et al. 1996: 27; Ruprecht 2001: 187). Ein weiterer zentraler Nachteil von Inhouse-Befragungen ist, dass keine Fragen zum Entlassungsvorgang gestellt werden können (Strasser/Davis 1992: 116; KTQ 2000: 28; Picker Institute Europe 2002: 30). Da die Entlassung eine wichtige Situation des Krankenhaus-aufenthalts darstellt und eine hohe Bedeutung für die weitere Behandlung des Patienten hat, stellt das Fehlen von Fragen zu diesem Thema einen gewichtigen Mangel von Inhouse-Patientenbefragungen dar (vgl. Cleary et al. 1991: 260; KTQ 2000: 20; Leber/Hildebrandt 2001: 197).

Inhouse- und Kombinationsverfahren haben ferner das Problem, dass nicht nachgeprüft werden kann, ob und inwieweit die Fragebögen korrekt verteilt wurden (Strasser/Davis 1992: 117; Ehnfors/Smedby 1993: 22). Meistens sind es die Pflegekräfte, die die Fragebögen verteilen sollen. Satzinger/Raspe (2001: 51) sehen dies als Vorteil an, weil das Pflegepersonal befragungsunfähige Patienten von vornherein aus der Befragung ausschließen könne und im Falle der Dokumentation der Ausschlussgründe die unspezifizierten Beteiligungsausfälle verringert würden.[85] Allen in der Literatur berich-teten Erfahrungen zufolge muss bei persönlicher Übergabe des Fragebogens an die

---

[85] Nach Meinung von Satzinger (1998: 106), Satzinger/Raspe (2001: 52) und Seyfarth-Metzger et al. (1997: 739) spricht für eine Beteiligung des Krankenhauspersonals an der Fragebogenverteilung ferner, dass die Einbindung der Mitarbeiter in die Durchführung der Befragung die Akzeptanz der Ergebnisse erhöhen und zu einer besseren Umsetzung der Befragungsergebnisse in Verbesserungsmaßnahmen führen würde. Tscheulin/Helmig (2000: 118) gehen jedoch vom Gegenteil aus. Die generell geringe Akzeptanz von Patientenbefragungen bei Krankenhausmitarbeitern sei auf die zusätzliche Belastung durch die Fragebogenverteilung zurückzuführen. Krankenhausmitarbeiter wären häufig der Meinung, sie müssten neben dem normalen Tagesgeschäft schon genug „Verwaltungsarbeit" leisten (vgl. auch Ehnfors/Smedby 1993: 25f.; Leber/Hildebrandt 2001: 197).

Patienten jedoch davon ausgegangen werden, dass die Sorgfalt bei der Verteilung eher mangelhaft ist (vgl. Groves 1989: 135; Satzinger et al. 1995: 502; Seyfarth-Metzger et al. 1997: 741; Rais et al. 1998: 89; Adam 2001: 110; Langewitz et al. 2001: 8; Schaupeter 2001: 93f.; Trojan/Nickel 2001: 146). Häufig werden beispielsweise die Kriterien für den Ausschluss von bestimmten Patientengruppen nicht einheitlich angewendet, die Verteilung des Fragebogens wird aufgrund organisatorischer Probleme nicht durchgeführt bzw. vergessen oder es erhalten einzelne, z.b. besonders kritische Patienten, bewusst keinen Fragebogen (Greenley et al. 1985: 307; Ehnfors/Smedby 1993: 21ff.; Westbrook 1993: 80; Leber/Hildebrandt 2001: 197; Wagner et al. 2001). Eine korrekte Unterscheidung zwischen Verweigerungen, berechtigten und unberechtigten Ausschlüssen von Probanden sowie der Tatsache, dass manche Patienten aus organisatorischen Gründen keinen Fragebogen erhalten haben, ist bei Inhouse- und Kombinationsverfahren deshalb in der Regel nicht möglich. Da Ungenauigkeiten bei der Fragebogenverteilung dazu führen können, dass die realisierte Stichprobe nicht repräsentativ ist, ist die Aussagekraft von Inhouse- und Kombinationsbefragungen generell unsicher (Strasser/Davis 1992: 117; Ehnfors/Smedby 1993: 22; Picker Institute Europe 2002: 30).

Beim postalischen Versand existieren die dargestellten Anonymitäts- und Verteilungsprobleme in der Regel nicht. Wie bereits erwähnt, gilt der fehlende persönliche Kontakt zu den Patienten zwar insbesondere in der deutschsprachigen Literatur noch häufig als Hauptnachteil des postalischen Verfahrens, weil eine geringere Rücklaufquote erwartet wird (vgl. z.B. Skipper/Ellison 1966: 211; Carr-Hill 1992: 246; Lewis 1994: 658; Etter et al. 1996: 328; Seyfarth-Metzger et al. 1997: 739; Satzinger 1998: 106f.; KTQ 2000: 28; Pira 2000: 155; Neugebauer/Porst 2001: 17; Satzinger/Raspe 2001: 50ff.); eine Befragung per Post bietet den Patienten aber die größtmögliche Anonymität und Situationssegregation (vgl. Strasser/Davis 1992: 118; Ruprecht 2001: 187). Hierin liegt ein zentraler methodischer Vorteil des postalischen Verfahrens. Ferner gewährleistet der Versand per Post eine zuverlässige Fragebogendistribution (Ehnfors/Smedby 1993: 29). Bei allen verschickten Fragebögen wird mindestens ein Zustellungsversuch unternommen, und nicht zustellbare Fragebögen werden von der Post mit einem Vermerk zum Grund für die fehlgeschlagene Zustellung (z.B. „Empfänger verstorben", „Empfänger unbekannt verzogen" oder „Annahme der Sendung verweigert") an den Absender zurückgesandt. Diese Ausfälle können dann eindeutig als stichprobenneutrale oder systematische Ausfälle klassifiziert und bei der Rücklaufberechnung entsprechend berücksichtigt werden (vgl. French 1981: 15). Darüber hinaus wird mit der postalischen Befragung eine Ausfallursache, die beim Kombinationsverfahren auftreten kann, umgangen. In der Entlassungssituation sind für den Patienten wahrscheinlich andere Dinge wichtiger als ein Patientenfragebogen. Dieser wird deshalb unter Umständen verlegt oder geht verloren. Bei postalischer Zusendung nach Hause dürften die Patienten meistens mehr Ruhe und Zeit haben, um sich mit einem Fragebogen zu beschäftigen (John 1992: 49; Strasser/Davis 1992: 117).

Die fehlende Anonymität und die Unmöglichkeit, die Korrektheit der Fragebogen-verteilung ohne großen Aufwand kontrollieren zu können, sind für Strasser/Davis (1992: 116ff.) die wichtigsten Gründe, weshalb aus ihrer Sicht Inhouse- und Kombinations-verfahren nicht zur Datenerhebung bei Patientenbefragungen in Frage kommen. Nur das postalische Verfahren sei geeignet, reliable und valide Daten zu generieren (Strasser/Davis 1992: 118). Ruprecht (2001: 187), Leber/Hildebrandt (2001: 197) und Carey (1999: 23) kommen zur gleichen Einschätzung. Carey (1999: 23) äußert sich diesbezüglich sehr deutlich: „Personally distributing a questionnaire to patients either in the hospital, outpatient setting, or physician offices is the least expensive method of data collection, but results in highly inflated responses that are virtually useless for identifying improvement opportunities." Lediglich wenn aus finanziellen Gründen eine postalische Vorgehensweise ausgeschlossen sei, könnten Kombinationsverfahren ein sinnvolle Alternative sein (Strasser/Davis 1992: 118).

In der deutschsprachigen Literatur wird dagegen bislang meistens die Auffassung vertreten, dass ein Kombinationsverfahren das beste Befragungsverfahren sei (vgl. z.B. Satzinger 1998: 106f.; KTQ 2000: 26ff.; Blum 2001a: 210; Satzinger/Raspe 2001: 53f.; Seyfarth-Metzger et al. 2001: 224; Trojan/Satzinger 2001: 380). Satzinger/Raspe (2001: 50ff.) fassen die Überlegungen, die zu dieser Schlussfolgerung führen, wie folgt zusammen. Inhouse- und postalisches Verfahren hätten jeweils spezifische Vor- und Nachteile. Der wichtigste Vorteil des Inhouse-Verfahrens liege in der hohen Rücklaufquote, der wichtigste Nachteil in der vergleichsweise schlechten Qualität der Antworten. Kennzeichen des postalischen Verfahrens seien hingegen eine schlechte Rücklaufquote und eine gute Qualität der Antworten. Das Kombinationsverfahren könne als Ausweg die Vorteile beider Verfahren verbinden (Satzinger 1998: 107; Satzinger/ Raspe 2001: 53). Durch den persönlichen Kontakt bei der Fragebogenübergabe im Krankenhaus seien hohe Rücklaufquoten und durch die Beantwortung des Fragebogens zu Hause eine gute Datenqualität realisierbar.[86]

---

[86] Wie bereits erwähnt, haben Inhouse-Verfahren nur noch wenige Befürworter. Trojan/Satzinger (2001: 380) betonen, dass allenfalls die geringen Kosten bei Einsatz des vorhandenen Personals für diese Vorgehensweise sprechen. Die Forschungsgruppe-Metrik (2000; Zinn 2001) propagiert jedoch eine besondere Inhouse-Variante. Bei der sogenannten „Stichtagsbefragung" erhalten Patienten, die sich an einem bestimmten Tag im Krankenhaus befinden, einen Patientenfragebogen, der noch am selben Tag wieder eingesammelt wird. Diese Vorgehensweise ist zwar organisatorisch gut handhabbar, neben den

6.2.4 Untersuchungshypothesen

Vor dem Hintergrund des dargestellten Forschungsstands bestand das Untersuchungsziel darin, empirisch zu testen, welchen Effekt verschiedene Vorgehensweisen der
Datenerhebung auf die Rücklaufquote haben. Mittels experimentellem Forschungsdesign wurden die Rücklaufquoten von zwei Kombinationsverfahren und einem
postalischen Verfahren verglichen. Auf die Einbeziehung eines Inhouse-Verfahrens in
den experimentellen Test wurde verzichtet, da Inhouse-Verfahren – wie bereits
dargestellt – im Allgemeinen nicht mehr als geeignetes Erhebungsverfahren bei
Patientenbefragungen angesehen werden.[87]

Neben dem Hauptziel, den Effekt verschiedener Verteilungsverfahren auf den Rücklauf
zu untersuchen, wurden zusätzlich zwei Nebenziele verfolgt. Als erstes Nebenziel sollte
untersucht werden, ob unterschiedliche Verantwortlichkeiten für die Fragebogen-
weitergabe beim Kombinationsverfahren zu verschiedenen Rücklaufquoten führen (vgl.
Dirks-Wetschky/Trojan 2001: 350). Die zwei verwendeten Kombinationsverfahren
unterschieden sich daher hinsichtlich der Verantwortung für die Weitergabe des
Fragebogens an die Patienten. Beim sogenannten „Entlassungsverfahren" war der Arzt
für die Fragebogenübergabe verantwortlich, beim „Visitenverfahren" lag die Verantwortung beim Pflegepersonal (vgl. Kapitel 6.2.5). Hintergrund dieser Fragestellung war
die Vermutung, dass bei einer Verteilung der Fragebögen durch die Ärzte unter
Umständen eine höhere Rücklaufquote erzielt werden kann als bei Verteilung durch die
Pflegekräfte. Mögliche Gründe für einen solchen Effekt sind erstens, dass bei der
Übergabe des Fragebogens durch den Arzt die Bedeutung der Befragung durch die
ärztliche Autorität unterstrichen wird (vgl. French 1981: 19), und zweitens, dass durch
die Ärzte möglicherweise eine größere Sorgfalt bei der Weitergabe der Fragebögen
gewährleistet ist als bei Verteilung durch das Pflegepersonal.

Als zweites Nebenziel sollte untersucht werden, ob das beim Erstkontakt eingesetzte
Verteilungsverfahrens einen Effekt auf die Höhe des Rücklaufs nach einem postalischen
Zweitkontakt hat (vgl. Kapitel 6.2.2; Gasquet et al. 2001: 1176). Hintergrund dieses

---

bereits angeführten Nachteilen von Inhouse-Befragungen hat das Verfahren aber als weiteres Problem,
dass eine notwendige Grundvoraussetzung für eine valide Befragung nicht gegeben ist: Patienten, die nicht
am Ende ihres Krankenhausaufenthalts stehen, können den gesamten Aufenthalt noch nicht beurteilen
(vgl. Helmig 1997: 114). Ferner ist bei Patienten, die sich mitten in der Behandlung befinden, davon
auszugehen, dass die aktuelle Krankheitsbelastung ein ausgewogenes Urteil erschwert (Ruprecht 2001:
187). Mit Stichtagsbefragungen lässt sich daher das Ziel einer validen Erfassung der Meinung von Patienten
zu ihrem Krankenhausaufenthalt nicht erreichen (Ruprecht 2001: 187).
[87] Parallel zur angeführten Untersuchung wurde in einer separaten Studie ein verbessertes Inhouse-
Verfahren, bei dem geschulte Kräften die Fragebögen verteilen, auf seine Tauglichkeit für den praktischen
Einsatz hin untersucht. Die Ergebnisse dieser Untersuchung finden sich bei Wagner et al. (2001). Die
verfahrensspezifischen Probleme der Fragebogenverteilung konnten auch mit geschultem Personal nicht
gänzlich behoben werden, ferner war in Bezug auf den Rücklauf kein Vorteil der Inhouse-Vorgehensweise
gegenüber dem postalischen Verfahren festzustellen.

Untersuchungsziels war die Frage, ob über die Verknüpfung eines Kombinations-verfahrens als Vorgehensweise beim Erstkontakt und dem Einsatz eines postalischen Verfahrens bei einem zweiten Befragtenkontakt die jeweiligen verfahrensspezifischen Nachteile ausgeglichen werden können.

Ausgehend vom dargestellten empirischen und theoretischen Forschungsstand lauten die untersuchungsleitenden Hypothesen wie folgt:

Hypothese 1:   Mit den beiden Kombinationsverfahren werden deutlich höhere Rücklaufquoten erzielt als mit dem postalischen Verfahren.

Hypothese 2:   Das Kombinationsverfahren, bei welchem die Ärzte die Verantwortung für die Fragebogenübergabe tragen (Entlassungsverfahren), erbringt einen höheren Rücklauf als das Kombinationsverfahren, bei welchem die Pflegekräfte für die Fragebogenverteilung verantwortlich sind (Visitenverfahren).

Hypothese 3:   Die Höhe des Rücklaufs nach einem postalischen Zweitkontakt ist unabhängig vom Verteilungsverfahren, das beim Erstkontakt zum Einsatz gekommen ist.

6.2.5   Stichprobe und Methodik

Grundlage für den Test der Verfahren zur Fragenbogenverteilung ist die in Kapitel 5.1 beschriebene Stichprobe 1 (Tabelle 5.1).[88] Empirische Angaben zur Stichprobe 1 und zur Stichprobenausschöpfung finden sich in den Kapiteln 6.2.6.1 bis 6.2.6.3.

Die per systematischer Zufallsauswahl gezogenen Patienten wurden einem von drei Distributionsverfahren zugelost. Sie erhielten den Fragebogen auf einem der drei im Folgenden skizzierten Wegen: dem Entlassungsverfahren, dem Visitenverfahren oder dem postalischen Verfahren.[89]

-   Entlassungsverfahren: Beim Entlassungsverfahren lag die Verantwortung für die Fragebogenausgabe bei den Ärzten. Den Patienten wurde zusammen mit den Entlassungspapieren ein Umschlag mit dem Fragebogen überreicht. Die

---

[88] Eine ähnliche Vorgehensweise zur Befragtenauswahl verwendete z.B. Niemann (2001: 158).
[89] Die konkrete Vorgehensweise des Entlassungs- und des Visitenverfahrens ging aus einem intensiven Diskussions- und Optimierungsprozess mit dem Krankenhauspersonal im Rahmen eines Pretests zur Befragung hervor.

Patienten sollten den Fragebogen zu Hause ausfüllen und per Post zurückschicken. Hierzu wurde der mit dem Namen des Empfängers beschriftete Umschlag, der den Fragebogen, ein Begleitschreiben, eine Anleitung zum Ausfüllen des Fragebogens und einen Rückumschlag enthielt, mit einer Klarsichthülle in die jeweilige Patientenakte geheftet. Die Klarsichthülle enthielt neben dem Umschlag ein farbiges Hinweisblatt mit der Aufschrift „Liebe Ärzte/Ärztinnen! Bitte diesen Fragebogen mit den Entlassungspapieren dem Patienten aushändigen. Danke!".

- Visitenverfahren: Beim Visitenverfahren lag die Verantwortung für die Fragebogenausgabe beim Pflegepersonal. Der Umschlag mit dem Fragebogen wurde den Patienten bei der letzten Visite, d. h. bei der Visite, bei welcher bekannt gegeben wird, dass der Patient entlassen wird („Entlassungsvisite"), vom Pflegepersonal übergeben. Der Umschlag mit den Befragungsunterlagen sowie ein farbiges Hinweisblatt für die Pflegekräfte waren zu diesem Zweck gut sichtbar in einer Klarsichthülle in die Pflegedokumentation des Patienten eingeheftet. Für den Fall, dass die Entlassung eines Patienten nicht auf der Entlassungsvisite bekannt gegeben wurde, sondern im Rahmen des regulären Stationsbetriebs stattfand, war diejenige Pflegekraft für die Übergabe des Fragebogens zuständig, die die Pflegedokumentation abzuschließen hatte.

- Postalisches Verfahren: Beim postalischen Verfahren wurde der Fragebogen dem Patienten nach der Entlassung per Post nach Hause gesandt. Damit die Patienten bei Erhalt ausreichend Zeit und Ruhe zur Bearbeitung hatten, wurden die Befragungsunterlagen jeweils wochenweise zum Wochenende an die Patienten verschickt (vgl. Frasch 1987: 4-3).

Der Rücklauf der ausgefüllten Fragebögen erfolgte bei allen drei Verfahren per Post. Hierfür lag den Befragungsunterlagen ein kostenfreier Rückumschlag bei. Alle Patienten, die auf den ersten Kontakt nicht geantwortet hatten, wurden vier Wochen nach dem letztgültigen Entlassungszeitpunkt der Feldphase nochmals postalisch angeschrieben (11. Mai 2000). Die Sendung enthielt wie beim Erstkontakt einen Begleitbrief, den Fragebogen, eine Anleitung zum Ausfüllen des Fragebogens und ein Freikuvert für die Rücksendung. Der im Folgenden durchgeführte Vergleich der unterschiedlichen Verteilungsverfahren bezieht sich nur auf Fragebögen, die nach dem verfahrensspezifischen Erstkontakt zurückgeschickt wurden.

Zur Information des Krankenhauspersonals über den Inhalt, die Zielsetzungen und die Durchführungsmodalitäten der Patientenbefragung wurden im Vorfeld der Befragung für alle Ärzte und Pflegekräfte auf den beteiligten Stationen Informationsveranstaltungen abgehalten (vgl. KTQ 2000: 16, 30). Zusätzlich erhielten alle Ärzte und Pflegekräfte ein Informationsblatt, in dem die Organisation und der Ablauf der Befragung, insbesondere die Abläufe der Fragebogenverteilung bei den beiden Kombinationsverfahren, beschrieben waren.

6.2.6 Ergebnisse

Die Darstellung der Ergebnisse gliedert sich in mehrere Schritte. Als Vorarbeiten zur empirischen Analyse werden zunächst die Stichprobe und die Stichprobenausschöpfung, die Ausfallursachen sowie die Berechnung modifizierter Rücklaufquoten, die für einen validen Vergleich der drei Verfahren notwendig sind, beschrieben. Daran schließt sich der empirische Vergleich der drei Distributionsverfahren in Bezug auf die Rücklaufquote an. Im darauffolgenden Schritt werden die bei der postalischen Nachfassaktion erzielten Rücklaufquoten betrachtet und im letzten Abschnitt die drei Verteilungsverfahren hinsichtlich des Gesamtrücklaufs nach dem Erst- und Zweitkontakt (Final-Response-Rate) miteinander verglichen.

6.2.6.1 Stichprobe und Stichprobenausschöpfung

Die Bruttostichprobe umfasst 841 Patienten. Bei 176 zurückerhaltenen Fragebögen[90] ergibt sich somit eine Bruttoausschöpfungsquote von 20,9 Prozent über alle drei Verteilungsverfahren und nach beiden Befragtenkontakten (vgl. Tabelle 6.1).[91] Nach Abzug von 61 stichprobenneutralen Ausfällen (verstorbene Patienten, unbekannt verzogene Patienten und organisationsbedingte Ausfälle) verbleiben 780 Patienten in der bereinigten Stichprobe. Bezogen auf diese Basis lässt sich für die drei

---

[90] Bezüglich der hier genannten Anzahl von 176 Fragebögen ist Folgendes anzumerken. Im Forschungsbericht zum durchgeführten Projekt werden 177 zurückgesandte Fragebögen aus dieser Teilstudie berichtet (102 zurückgesandte Fragebögen beim Erstkontakt und 75 Fragebögen beim Zweitkontakt) (Pfaff/Freise 2001a: 102). Dieser Unterschied von einem Fragebogen erklärt sich wie folgt. Beim postalischen Zweitkontakt waren Patienten, die krankenhausintern auf eine andere Station oder extern in ein anderes Krankenhaus verlegt worden waren, aus der Stichprobe ausgeschlossen. Irrtümlicherweise wurde jedoch ein verlegter Patient beim Zweitkontakt angeschrieben. Dieser schickte den ausgefüllten Fragebogen auch zurück. Bei der korrekten Berechnung der Rücklaufquote muss dieser Fragebogen unberücksichtigt bleiben, weil der Patient nicht zur Stichprobe des Zweitkontakts gehörte. Aus der stichprobentheoretischen Perspektive beträgt der gültige Rücklauf nach der zweiten Mahnung somit 74 Fragebögen. In Bezug auf den Erstkontakt ist der Patient als Nonrespondent einzustufen. Der stichprobentheoretisch gültige Gesamtrücklauf beträgt folglich 102+74=176 Fragebögen. Die im folgenden ausgewiesenen Werte beziehen sich immer auf diesen stichprobentheoretisch korrekten Rücklauf. Die im Forschungsbericht angegebene Zahl von 177 Fragebögen ist dennoch nicht falsch. Sie bezieht sich auf die Anzahl der Fragebögen, die in die inhaltliche, faktorenanalytische Untersuchung eingegangen sind. Es gibt nämlich keinen nennenswerten Grund, der gegen eine Verwertung des zusätzlichen Fragebogens bei der Faktorenanalyse gesprochen hätte.
[91] Die Bruttoausschöpfungsquote wird in dieser Arbeit jeweils nur als zusätzliche Information für Vergleiche mit anderen Patientenbefragungen angegeben, da bei manchen Untersuchungen nur dieser Wert berichtet wird (vgl. Sitzia/Wood 1998: 313).

Distributionsverfahren eine durchschnittliche Rücklaufquote von 22,6 Prozent errechnen.[92]

Tabelle 6.1: Stichprobe und Ausschöpfung (Stichprobe 1)

Bruttostichprobe	n=841	100%
Zurückerhaltene Fragebögen	176	
Fehlende Fragebögen	665	

Bruttoausschöpfungsquote (in %)	20,9
Bruttoausfallrate (in %)	79,1

Stichprobenneutrale Ausfälle		
Verstorbene Patienten	37	
Unbekannt verzogene Patienten	17	7,3%
Organisatorisches Problem: kein Fragebogen zum Versand vorhanden	7	

Bereinigte Stichprobe	780
Zurückerhaltene Fragebögen aus der Population der bereinigten Stichprobe	176
Rücklaufquote (in %)	22,6
Ausfallquote (in %)	77,4

6.2.6.2 Ausfallursachen

Tabelle 6.2 ist zu entnehmen, dass von den 841 Patienten der Bruttostichprobe 176 Fragebögen zurückgesandt wurden. Von 665 Patienten kam kein ausgefüllter Fragebogen zurück. 292 Ausfälle konnten einem Ausfallgrund zugeordnet werden, was 34,7 Prozent der Gesamtstichprobe und 43,9 Prozent der Ausfälle entspricht. In 373 Fällen liegen keine Informationen zum Ausfallgrund vor. Dies sind 44,4 Prozent bezogen auf die Bruttostichprobe und 56,1 Prozent bezogen auf die Anzahl aller Ausfälle.

Als stichprobenneutrale Ausfälle konnten 37 verstorbene Patienten, 17 unbekannt verzogene Patienten und 7 Fälle, für die kein Fragebogen zum Versand vorhanden war, identifiziert werden. 9 der Ausfälle, die auf einen Umzug an eine unbekannte Adresse zurückgehen, entfallen auf das postalische Verfahren (PV) beim Erstkontakt, die übrigen 8 Ausfälle wegen Umzugs auf die postalische Erinnerung (Zweitkontakt) von Nichtteilnehmern des Entlassungs- (EV) oder des Visitenverfahrens (VV).[93] Als systematischer

---

[92] Die Formel zur Berechnung der Rücklaufquote ist in Kapitel 5.2 ausführlich beschrieben.
[93] In Bezug auf die zuletzt genannten 8 stichprobenneutralen Ausfälle beim postalischen Zweitkontakt (EV und VV) ist anzumerken, dass diese Patienten im Rahmen des Erstkontakts im Krankenhaus einen Fragebogen erhalten haben müssten. Bei der im Folgenden dargestellten separaten Auswertung nach Erst- und Zweitkontakt werden diese Ausfälle deshalb nur beim Zweitkontakt als stichprobenneutral berücksichtigt.

Ausfallgrund konnte bei 5 Patienten krankheitsbedingte Befragungsunfähigkeit festgestellt werden, 4 Patienten verweigerten explizit die Teilnahme.

Tabelle 6.2: Ausfälle (Stichprobe 1)

	Abs. Häufigkeiten	Rel. Häufigkeiten (in %)
Bruttostichprobe	841	100,0
Zurückgekommene Fragebögen	176	20,9
Fehlende Fragebögen	665	79,1 (100)
Stichprobenneutrale Ausfälle		
Verstorben	37	4,4
Unbekannt verzogen (PV)[1]	9	1,0
Unbekannt verzogen bei 2. Kontakt (EV, VV)[2]	8	1,0
Organisationsproblem (PV): Fragebogen zum Versand fehlt	7	0,8
Systematische Ausfälle		
Krankheitsbedingter Ausfall	5	0,6
Verweigerungen	4	0,5
Ausfälle mit Projektbezug		
Patient entlassen bevor der Fragebogen in die Patientenakte/Pflegedokumentation eingelegt werden konnte	114	13,6
Akte/Pflegedokumentation trotz mehrmaligem Verteilungsversuch nicht verfügbar	2	0,2
Patient wurde krankenhausintern verlegt (n=107)[3]	102	12,1
Patient wurde in ein anderes Krankenhaus verlegt (n=5)[4]	4	0,5
Bekannte Ausfälle insgesamt	292	34,7 (43,9)
Unbekannte Ausfälle insgesamt	373	44,4 (56,1)

[1] PV= postalisches Verteilungsverfahren
[2] EV= Entlassungsverfahren, VV= Visitenverfahren
[3] Von 107 Patienten, die krankenhausintern verlegt wurden, schickten nur 5 Patienten den Fragebogen zurück (4,7%).
[4] Von 5 Patienten, die in ein externes Krankenhaus verlegt wurden, war ein gültiger Fragebogenrücklauf zu verzeichnen.

Eine weitere Klasse von Ausfällen kann als „projektbezogene" Ausfälle bezeichnet werden. Es handelt sich dabei um systematische Ausfälle, die möglicherweise nicht allein auf das verwendete Verteilungsverfahren als solches zurückgehen, sondern – zumindest teilweise – dadurch bedingt sein könnten, dass die durchgeführte Befragung ein einmaliges Projekt war. Im Routinebetrieb wären diese Teilnahmeausfälle unter Umständen vollständig oder wenigstens teilweise vermeidbar. Da die drei Verteilungsverfahren unterschiedlich anfällig für projektbezogene Ausfälle sind, müssen diese für einen aussagekräftigen Vergleich bei der Berechnung der Rücklaufquoten gesondert berücksichtigt werden.

Insgesamt kann bei 222 Ausfällen ein Bezug zum Projektcharakter der Befragung unterstellt werden. Bei 114 Patienten der Bruttostichprobe war eine Ausgabe des Fragebogens durch das Krankenhauspersonal nicht möglich, weil die Patienten aus dem Krankenhaus entlassen worden waren, bevor der Fragebogen von den Projektmitarbeitern in die Patientenakte oder die Pflegedokumentation eingelegt werden konnte. Bei 2 weiteren Patienten konnte kein Fragebogen in die Patientenakte bzw. die Pflegedokumentation eingelegt werden, weil die Unterlagen trotz mehrfachem Aufsuchen der jeweiligen Station nicht verfügbar waren. 102 Ausfälle stehen wahrscheinlich mit einer krankenhausinternen Verlegung im Zusammenhang. Zu dieser Annahme berechtigt die Tatsache, dass von 107 Patienten, die im Krankenhaus verlegt worden waren, nur 5 Patienten einen Fragebogen zurückgesandt haben, was einer Rücklaufquote von 4,7 Prozent entspricht. Die Ursache für diesen geringen Rücklauf in der Gruppe der krankenhausintern verlegten Patienten könnte darin liegen, dass nur Stationen der inneren und der chirurgischen Medizin an der Patientenbefragung beteiligt waren. Wenn ein Patient auf eine Station verlegt wurde, die nicht an der Befragung teilnahm, hatte das dort arbeitende Personal keine Informationen über die Befragung und die Fragebogenausgabe. 4 weitere Ausfälle stehen möglicherweise im Zusammenhang mit einer Verlegung in ein anderes Krankenhaus, denn für den Fall der externen Verlegung hatte das Personal keine genauen Anweisungen, wie mit dem Fragebogen umzugehen sei.

6.2.6.3 Modifikation der Rücklaufberechnung für den Vergleich der Verteilungsverfahren

Um einen aussagekräftigen Vergleich der drei Verteilungsverfahren in Bezug auf die Rücklaufquote durchführen zu können, wird die bereinigte Stichprobe, die ansonsten als Basis zur Rücklaufberechnung dient (vgl. Kapitel 5.2), zusätzlich um projektbezogene Ausfälle bereinigt. Mit dieser Maßnahme ist soweit als möglich sichergestellt, dass Unterschiede in der Höhe des Rücklaufs zwischen den drei Verfahren auf Effekte der Verteilungsvariante zurückgehen, nicht auf Effekte der Projektsituation.

Tabelle 6.3: Modifikation der Rücklaufberechnung für den Vergleich der Verteilungsverfahren

Bereinigte Stichprobe[1]	n=780
Zurückerhaltene Fragebögen aus der Population der bereinigten Stichprobe	176
Rücklaufquote (in %)[2]	22,6
Ausfallquote (in %)[2]	77,4
Projektbezogene sichere Ausfälle	
Patient entlassen bevor der Fragebogen in die Patienten-akte/Pflegedokumentation eingelegt werden konnte	114
Akte/Pflegedokumentation trotz mehrmaligem Verteilungsversuch nicht verfügbar	2
Nettostichprobe 1	664
Zurückerhaltenen Fragebögen aus der Population der Nettostichprobe 1	176
Gesamt-Nettorücklaufquote 1 (in %)[2]	26,5
Gesamt-Nettoausfallquote 1 (in %)[2]	73,5
Fälle mit einer aus Projektgründen erhöhten Ausfallwahrscheinlichkeit	
Patient wurde krankenhausintern verlegt[3]	107[4]
Patient wurde in ein anderes Krankenhaus verlegt[3]	5[5]
Nettostichprobe 2	552
Zurückerhaltene Fragebögen aus der Population der Nettostichprobe 2	170[6]
Gesamt-Nettorücklaufquote 2 (in %)[2]	30,8
Gesamt-Nettoausfallquote 2 (in %)[2]	69,2

[1] vgl. Tabelle 6.1
[2] Durchschnittlicher Wert aller drei Verteilungsverfahren nach dem verfahrensspezifischen Erst- und dem postalischen Zweitkontakt.
[3] Verlegte Patienten erhielten kein Erinnerungsschreiben.
[4] Von 107 Patienten, die krankenhausintern verlegt wurden, schickten 5 Patienten den Fragebogen zurück (4,7%).
[5] Von den 5 Patienten, die in ein anderes Krankenhaus verlegt wurden, war ein gültiger Fragebogenrücklauf zu verzeichnen.
[6] Zurückerhaltene Fragebögen (n=176) abzüglich der von verlegten Patienten nach dem Erstkontakt zurückgesandten Fragebögen (n=6).

Wie in Tabelle 6.3 dargestellt ist, geschieht die Bereinigung der Berechungsbasis um projektbezogene Ausfälle in zwei Stufen. Auf der ersten Stufe werden von den Einheiten der bereinigten Stichprobe (n=780) diejenigen Fälle abgezogen, die mit Sicherheit keinen Fragebogen erhalten haben, weil kein Fragebogen in die Patientenakte bzw. die Pflegedokumentation eingelegt werden konnte (n=116). Dies ist die Nettostichprobe 1 (n=664). Die Nettostichprobe 2 (n=552) legt einen noch strengeren Maßstab an die Vergleichbarkeit. Sie umfasst die Einheiten der Nettostichprobe 1 abzüglich der Patienten, bei welchen eine erhöhte Wahrscheinlichkeit bestand, dass sie keinen Fragebogen erhalten, weil sie auf eine andere Station oder in ein anderes Krankenhaus verlegt worden sind (n=112). Auf der Basis dieser beiden Nettostichproben ergeben sich für den Gesamtrücklauf folgende Rücklaufquoten: eine Gesamt-Nettorücklaufquote 1 von 26,5 Prozent und eine Gesamt-Nettorücklaufquote 2 von 30,8 Prozent.

6.2.6.4 Vergleich der drei Verteilungsverfahren in Bezug auf die Höhe des Rücklaufs

Tabelle 6.4 weist für das postalische Verfahren im Vergleich zu den beiden Kombinationsverfahren einen deutlich höheren Rücklauf aus. Die Nettorücklaufquote 1 beträgt beim postalischen Verfahren 19 Prozent, beim Entlassungsverfahren hingegen lediglich 13,6 Prozent und beim Visitenverfahren 12,8 Prozent. Die Unterschiede erreichen jedoch nicht das Signifikanzniveau von 5 Prozent. Die Differenz zwischen den beiden Kombinationsverfahren (Entlassungs- und Visitenverfahren) erscheint von der Höhe her vernachlässigbar.

Tabelle 6.4: Rücklaufquoten bei den drei verschiedenen Verteilungsverfahren (nur Erstkontakt)

	Postalisches Verfahren	Entlassungs-verfahren	Visiten-verfahren	Gesamt
Nettostichprobe 1	248	213	203	664[1]
Nettorücklauf 1 (Erstkontakt)	47	29	26	102[3]
Nettorücklaufquote 1 (in %)	19,0[ns]	13,6	12,8	15,4
Nettostichprobe 2b (ohne Verlegungen)	209	180	171	560[2]
Nettorücklauf 2b (Erstkontakt)	47	25	24	96[3]
Nettorücklaufquote 2b (in %)	22,5[a]	13,9	14,0	17,1

ns: nicht signifikant; a: signifikant p<0,05; b: signifikant p<0,01; c: signifikant p<0,001

[1] Die gezogene Stichprobe umfasst 841 Patienten. Diese wurde um 177 Ausfälle bereinigt: 37 Patienten waren verstorben, 17 Patienten waren unbekannt verzogen, 7 Patienten erhielten aus organisatorischen Gründen keinen Fragebogen zugesandt, 114 Patienten wurden entlassen, bevor ein Fragebogen ausgeteilt werden konnte, und an 2 Patienten konnte auch nach mehrmaligem Versuch kein Fragebogen verteilt werden (vgl. Tabelle 6.3).

[2] Der Wert von 560 Patienten für die Nettostichprobe 2b ergibt sich aus der Nettostichprobe 2 (n=552) zuzüglich der 8 Patienten, die beim Erstkontakt über das Entlassungs- oder Visitenverfahren einen Fragebogen erhalten haben müssten und daher nur beim postalischen Zweitkontakt, der hier nicht in die Betrachtung eingeht, als stichprobenneutrale Ausfälle („unbekannt verzogen") zu berücksichtigen sind (vgl. Tabellen 6.2 und 6.3).

[3] Die bei Nettostichprobe 2b ausgewiesene, im Vergleich zu Nettostichprobe 1 um sechs Fragebögen geringere Anzahl zurückgesandter Fragebögen ergibt sich daraus, dass diese Fragebögen von verlegten Personen nach dem Erstkontakt zurückgesandt wurden. Die Gruppe der verlegten Personen zählt aber nicht zur Nettostichprobe 2 bzw. 2b.

Auf der Basis der zusätzlich um die verlegten Patienten bereinigten Nettostichprobe 2b[94] erreichen die Unterschiede für die Nettorücklaufquote 2b hingegen das geforderte Signi-

---

[94] Die Nettostichprobe 2b besteht aus der Nettostichprobe 2 (n=552) zuzüglich der 8 Patienten, die beim Erstkontakt über das Entlassungs- oder Visitenverfahren einen Fragebogen erhalten haben müssten und

fikanzniveau. Der Wert der Nettorücklaufquote 2b liegt für das postalische Verfahren bei 22,5 Prozent, für das Entlassungsverfahren bei 13,9 Prozent und für das Visitenverfahren bei 14,0 Prozent. Die Muster beider Berechnungen entsprechen sich also weitestgehend.

6.2.6.5 Höhe des Rücklaufs nach dem postalischen Zweitkontakt in Abhängigkeit vom Verteilungsverfahren des Erstkontakts

Wie aus Tabelle 6.5 ersichtlich, ist kein signifikanter Unterschied der Rücklaufquoten beim Zweitkontakt in Abhängigkeit von dem beim Erstkontakt eingesetzten Verteilungsverfahren festzustellen. In der Tendenz zeigt sich jedoch in der Patientengruppe, die den Fragebogen bereits beim Erstkontakt per Post erhalten hatte, eine geringere Umfragebeteiligung als in den beiden Gruppen mit den Kombinationsverfahren.

Tabelle 6.5: Rücklauf nach dem postalischen Zweitkontakt in Abhängigkeit vom Verteilungsverfahren beim Erstkontakt

	Postalisches Verfahren	Entlassungs-verfahren	Visiten-verfahren	Gesamt
Nettostichprobe 3	162	150	144	456[1]
Nettorücklauf 3 (nur postalischer Zweitkontakt)	22	27	25	74
Nettorücklaufquote 3 (in %; nur postalischer Zweitkontakt)	13,6[ns]	18,0	17,4	16,2

ns: nicht signifikant; a: signifikant p<0,05; b: signifikant p<0,01; c: signifikant p<0,001
[1] Die Nettostichprobe 3 (n=456) entspricht der Nettostichprobe 2b (n=560, vgl. Tabelle 6.4) abzüglich der Patienten des Entlassungs- oder Visitenverfahrens, die beim Zweitkontakt unbekannt verzogen waren (n=8; vgl. Nettostichprobe 2, Tabelle 6.3) und abzüglich der zugehörigen Untersuchungspersonen, die bereits nach dem Erstkontakt geantwortet hatten (n=96) (vgl. Tabelle 6.4).

Im Einzelnen waren beim Zweitkontakt folgende Rücklaufquoten in Abhängigkeit vom Verteilungsverfahren des Erstkontakts zu verzeichnen (vgl. Tabelle 6.5). Die postalische Erinnerung erbrachte in der Gruppe mit postalischem Erstkontakt den tendenziell niedrigsten Rücklauf von 13,6 Prozent. In der Gruppe, die den ersten Fragebogen per Entlassungsverfahren erhalten hatte, betrug der Rücklauf 18 Prozent. Fast ebenso hoch lag der Rücklauf mit 17,4 Prozent in der Gruppe, die den ersten Fragebogen mittels Visitenverfahren erhalten hatte.

Erwähnenswert sind ferner die Veränderungen der Rücklaufhöhe im Vergleich zum Erstkontakt (vgl. Tabellen 6.4 und 6.5). Beim postalischen Verfahren lag der Rücklauf nach dem Zweitkontakt 8,9 Prozentpunkte niedriger als nach dem Erstkontakt.

daher nur beim postalischen Zweitkontakt, der hier nicht in die Betrachtung eingeht, als stichprobenneutrale Ausfälle („unbekannt verzogen") zu berücksichtigen sind (vgl. Tabellen 6.2 und 6.3).

Hingegen wurde beim Entlassungsverfahren mit der Erinnerung ein 4,1 Prozentpunkte höherer Rücklauf und beim Visitenverfahren ein 3,4 Prozentpunkte höherer Rücklauf als mit dem Erstkontakt erzielt.

6.2.6.6 Gesamtrücklauf nach Erst- und Zweitkontakt bei den drei Verteilungsverfahren

Tabelle 6.6 ist zu entnehmen, dass hinsichtlich der Höhe des Gesamtrücklaufs nach dem Erst- und dem Zweitkontakt kein signifikanter Unterschied zwischen den drei Distributionsverfahren besteht. Die Gesamt-Nettorücklaufquote 2^{95}, d.h. die Nettorücklaufquote 2 nach beiden Kontakten, beträgt für das postalische Verfahren 33,0 Prozent, bei den Kombinationsverfahren liegen die Werte mit 29,7 Prozent für das Entlassungsverfahren und 29,2 Prozent für das Visitenverfahren etwas niedriger. Ein nennenswerter Unterschied zwischen den beiden Kombinationsverfahren besteht somit auch in Bezug auf den Gesamtrücklauf nicht (vgl. auch Tabellen 6.4 und 6.5).

Tabelle 6.6: Gesamtrücklauf bei den drei Verteilungsverfahren nach dem verfahrensspezifischen Erst- und dem postalischen Zweitkontakt

	Postalisches Verfahren	Entlassungs-verfahren	Visiten-verfahren	Gesamt
Nettostichprobe 2	209	175	168	552^1
Gesamt-Nettorücklauf 2	69	52	49	170^2
Gesamt-Nettorücklauf-quote 2 (in %)	$33{,}0^{ns}$	29,7	29,2	30,8

ns: nicht signifikant; a: signifikant p<0,05; b: signifikant p<0,01; c: signifikant p<0,001
[1] Zur Zusammensetzung der Nettostichprobe 2 vgl. Tabelle 6.3
[2] Insgesamt zurückgesandte Fragebögen (n=176) abzüglich der von verlegten Patienten nach dem Erstkontakt zurückgesandten Fragebögen (n=6), da verlegte Patienten nicht Teil der Nettostichprobe 2 sind.

Ferner ist anzumerken, dass die Unterschiede zwischen den Verfahren in Bezug auf den Gesamtrücklauf deutlich geringer ausfallen als die Unterschiede in Bezug auf den Rücklauf nach dem Erstkontakt (vgl. Tabelle 6.4). Beim Erstkontakt beträgt die höchste Differenz der Rücklaufquoten 8,6 Prozentpunkte zwischen dem postalischen und dem Entlassungsverfahren (8,5 Prozentpunkte zwischen dem postalischen und dem Visitenverfahren). Beim Gesamtrücklauf liegt die maximale Differenz dagegen bei 3,8 Prozentpunkten zwischen dem postalischen und dem Visitenverfahren (3,3 Prozentpunkte zwischen dem postalischen und dem Entlassungsverfahren).

---

[95] Andere Rücklaufquoten werden hier nicht berichtet, da ein sinnvoller Vergleich des Gesamtrücklaufs nur auf der Basis der Nettorücklaufquote 2 stattfinden kann. Nur die Nettorücklaufquote 2 ist um die Gruppe der verlegten Patienten bereinigt, die aus der Population für den zweiten postalischen Kontakt ausgeschlossen war.

6.2.7 Diskussion

Als Ergebnis des Verfahrenstests kann zunächst festgehalten werden, dass die empirischen Befunde darauf hindeuten, dass der Zusammenhang zwischen dem Daten-erhebungsverfahren und der Rücklaufquote bei Patientenbefragungen eine andere Form hat als bisher vor allem in der deutschsprachigen Literatur meist angenommen wurde.

Zu Hypothese 1: Vergleich der Höhe des Rücklaufs zwischen zwei Kombinations- und dem postalischen Verfahren
Der ersten Untersuchungshypothese zufolge war zu erwarten, dass mit den beiden Kombinationsverfahren aufgrund des persönlichen Kontakts zu den Befragten bei der Fragebogenübergabe höhere Rücklaufquoten erzielt werden als mit dem postalischen Verfahren. Die empirischen Ergebnisse zeigen jedoch, dass das Gegenteil der Fall ist. Die postalische Befragung erbringt einen deutlich höheren Rücklauf als die Kombi-nationsverfahren. Unter Ausschluss aller projektbezogenen Ausfälle (projektbedingt nicht verteilte Fragebögen und Verlegungen – Nettostichprobe 2 bzw. 2b) aus der Rücklaufberechnung ist der Unterschied sowohl signifikant als auch relevant (vgl. Tabelle 6.4).

Dieser Befund widerspricht der vorherrschenden Meinung in der deutschsprachigen Forschungsliteratur, dass bei Verteilungsverfahren mit persönlicher Fragebogenüber-gabe ein höherer Rücklauf erzielt würde als bei postalischem Fragebogenversand (vgl. z.B. KTQ 2000: 28; Raidl 2001: 260; Satzinger/Raspe 2001: 50ff.). Das Ergebnis stimmt jedoch mit neueren empirischen Studien in der englischsprachigen Literatur überein, die ebenfalls zeigen, dass das postalische Verteilungsverfahren dem Kombinations-verfahren in Bezug auf den Rücklauf überlegen ist (vgl. John 1992; Gasquet et al. 2001). Zur Erklärung der unterschiedlichen Rücklaufquoten beim postalischen und den Kombinationsverfahren lassen sich folgende Gründe heranziehen.

Mangelhafte Sorgfalt bei der Verteilung: Die geringere Rücklaufquote bei den Kombinationsverfahren kann Resultat einer mangelhaften Sorgfalt bei der Frage-bogenverteilung im Krankenhaus sein. Viele Probanden der Stichprobe erhalten möglicherweise aus unterschiedlichen Gründen keinen Fragebogen, z.B. wenn die Fragebogenübergabe aus organisatorischen Gründen nicht durchgeführt wird, wenn die Übergabe vergessen wird oder wenn die Verteiler die Fragebögen bewusst nicht an Patienten weitergeben, die als besonders kritisch oder als gesundheits- bzw. sprachbedingt nicht befragungsfähig eingeschätzt werden. Diese Patienten können sich dann nicht an der Befragung beteiligen (vgl. Strasser/Davis 1992: 117; Ehnfors/Smedby 1993: 21ff.; Westbrook 1993: 80; Seyfarth-Metzger et al. 1997: 741; Leber/Hildebrandt 2001: 197).

Komplexität der Entlassungssituation: Möglich erscheint ferner, dass dem Fragebogen im Rahmen der vielen Vorgänge bei der Entlassung nur ein geringer Aufmerksamkeitswert zukommt. Wegen der situativen Gegebenheiten im Entlassungsprozess geht der Fragebogen deshalb unter Umständen verloren oder er wird noch im Krankenhaus bzw. nach der Ankunft zu Hause weggeworfen (John 1992: 49; Strasser/Davis 1992: 117).

Fehlende Anonymität und mangelhafte Situationssegregation: Eine andere Erklärung könnte sein, dass der persönliche Kontakt bei der Fragebogenausgabe eine Kooperation der Probanden eher verhindert anstatt sie – wie meistens vermutet – zu stimulieren. Dies wäre wahrscheinlich, wenn bei den Patienten durch die persönliche Überreichung des Fragebogens der Eindruck entsteht, dass das Personal von den Angaben im Fragebogen erfährt, die Anonymität also möglicherweise nicht gewährleistet ist. Patienten, die Angst haben, dass eine Teilnahme an der Befragung Nachteile bei der Anschlussbehandlung oder bei einer späteren Behandlung nach sich ziehen könnte, werden in diesem Fall eher die Teilnahme verweigern (vgl. Esser 1986: 40f.; Gasquet et al. 2001: 1178). Ferner ist denkbar, dass die befragten Patienten die Befragungssituation wegen des persönlichen Kontakts zum Krankenhauspersonal aus der Perspektive der Patientenrolle anstatt der Befragtenrolle wahrnehmen (mangelhafte Situationssegregation). Wird die Teilnahme an einer potentiell kritischen Befragung dabei als möglicher Verstoß gegen die Vertrauensbeziehung zum Arzt empfunden, so verweigert ein Patient die Befragungsteilnahme unter Umständen mit der Absicht, den typischen Loyalitätserwartungen, die mit der Patientenrolle verbunden sind, zu entsprechen (vgl. Kapitel 3.2.3 und 6.2.3).

Neben den handlungstheoretischen Ursachen für das festgestellte Ergebnis erscheint auch der Unterschied zu den bisher in der Literatur berichteten Rücklaufquoten, die bei persönlicher Überreichung des Fragebogens meistens höher ausfielen, erklärungsbedürftig (vgl. z.B. French 1981; Klotz et al. 1996: 890ff.; Seyfarth-Metzger et al. 1997: 739ff.; Sitzia/Wood 1998: 315). Einen Erklärungsansatz liefern die Ausführungen von French (1981). Ihrer Literaturstudie zufolge liegen die bei Inhouse-Studien berichteten Rücklaufquoten mit durchschnittlich 90 Prozent zwar deutlich über den bei poststationären Patientenbefragungen angegebenen Rücklaufquoten mit einem Durchschnitt von 72 Prozent, der Unterschied sei jedoch auf unterschiedliche

Berechnungsgrundlagen zurückzuführen (French 1981: 12). Tatsächlich dürften allenfalls geringe Unterschiede feststellbar sein, wenn man für beide Verfahren die gleichen Berechnungsgrundlagen anwendet. Ursache für die höheren Rücklaufquoten, die bei Verfahren mit persönlicher Fragebogenübergabe berichtet werden, sei lediglich, dass bei der Fragebogenverteilung im Krankenhaus oftmals von vornherein kranke, befragungsunfähige und befragungsunwillige Patienten vom Personal ausgeschlossen werden und diese deshalb häufig nicht in die Berechnung der Rücklaufquote eingehen (vgl. z.B. Ehnfors/Smedby 1993: 30; Satzinger et al. 1995: 502f.; Sitzia/Wood 1998: 315; Gasquet et al. 2001: 1177; Satzinger/Raspe 2001: 51). Bei der poststationären Vorgehensweise findet ein solcher vorheriger Ausschluss vergleichsweise schwer befragbarer Patienten in der Regel nicht statt. Aus diesem Grund wird beim postalischen Verfahren auch bei tatsächlich gleich hoher Bruttoausschöpfung der Stichprobe eine (vermeintlich) niedrigere Rücklaufquote ausgewiesen.

Zu Hypothese 2: Zusammenhang zwischen der Verantwortung für die Weitergabe des Fragebogens (Ärzte oder Pflegekräfte) und dem Rücklauf bei den Kombinations-verfahren

Die Hypothese 2 beinhaltet die Erwartung einer höheren Rücklaufquote beim Entlassungsverfahren, bei dem die Ärzte die Verantwortung für die Übergabe des Fragebogens innehaben, im Vergleich zum Visitenverfahren, bei dem die Übergabe-verantwortung bei den Pflegekräften liegt. Die empirischen Befunde zeigen jedoch keinen Unterschied zwischen beiden Vorgehensweisen (vgl. Tabelle 6.4). Ein möglicher Effekt der ärztlichen Autorität oder einer höheren Sorgfalt der Ärzte bei der Fragebogen-verteilung konnte somit nicht nachgewiesen werden.

Die Aussagekraft dieses Ergebnisses muss jedoch eingeschränkt werden. Aufgrund der unterschiedlichen Organisationskulturen auf den Stationen erfolgte die Weitergabe des Fragebogens nicht immer durch den Arzt selbst. Auf manchen Stationen war es üblich, dass der Arzt die Übergabe der Entlassungspapiere an die Pflegekräfte delegierte, so dass der Fragebogen auch in diesen Fällen durch eine Pflegekraft übergeben werden sollte. Deshalb kann lediglich der Schluss gezogen werden, dass es auf der Basis der angeführten Ergebnisse keinen Unterschied macht, welche Berufsgruppe für die Fragebogendistribution verantwortlich ist.

Zu Hypothese 3: Zusammenhang zwischen dem Verteilungsverfahren beim Erstkontakt und dem Rücklauf nach dem postalischen Zweitkontakt

Der dritten Untersuchungshypothese zufolge war zu erwarten, dass es für den Rücklauf nach dem postalischen Zweitkontakt unerheblich ist, welches Distributionsverfahren beim Erstkontakt zum Einsatz gekommen ist (vgl. Gasquet et al. 2001: 1176). Diese Hypothese konnte nur mit Einschränkungen bestätigt werden.

Zwischen den drei Verteilungsverfahren war kein signifikanter Unterschied der Rücklaufquoten nach dem postalischen Zweitkontakt festzustellen. In der Tendenz zeigte sich jedoch ein geringerer Rücklauf in der Personengruppe, die bereits beim Erstkontakt postalisch kontaktiert worden war. Dabei lässt die Tatsache, dass bei beiden Kombinationsverfahren ein ähnlich hoher Rücklauf erreicht wurde, die Vermutung zu, dass es sich bei den höheren Zweitkontakt-Rücklaufquoten der Kombinationsverfahren möglicherweise um einen systematischen Effekt handelt. Ein solcher Unterschied zwischen den Verfahren könnte darauf zurückgehen, dass ein größerer Teil der teilnahmebereiten Patienten bei der postalischen Vorgehensweise bereits beim Erstkontakt „abgeschöpft" wurde oder dass einige teilnahmebereite Patienten bei den beiden Kombinationsverfahren keinen Fragebogen im Rahmen des Erstkontakts im Krankenhaus erhalten hatten und für diese daher erst beim Zweitkontakt die Möglichkeit bestand, sich an der Befragung zu beteiligen.

Hinsichtlich des Effekts des postalischen Zweitkontakts kann festgehalten werden, dass die Unterschiede, die nach dem Erstkontakt zwischen dem postalischen und den beiden Kombinationsverfahren in Bezug auf den Rücklauf vorhanden waren, durch den posta-lischen Erinnerungskontakt soweit verringert wurden, dass sie nicht mehr signifikant sind (vgl. Kapitel 6.2.6.4. bis 6.2.6.6). Der Effekt scheint jedoch nicht ausgeprägt genug, um eine abschließende Aussage darüber machen zu können, ob sich erstens das beim Erstkontakt eingesetzte Verteilungsverfahren systematisch auf den Rücklauf bei einem postalischen Zweitkontakt auswirkt und ob zweitens über einen postalischen Zweitkontakt die Unzulänglichkeiten eines Kombinationsverfahrens beim Erstkontakt ausgeglichen werden können.

Zusammenfassende Bewertung der verschiedenen Distributionsverfahren

Wie in diesem Kapitel bereits festgestellt wurde, hat sich in der Fachliteratur weitgehend die Überzeugung durchgesetzt, dass Inhouse-Verfahren vor allem wegen der Gefahr sozial erwünschter Antworten und der fehlenden Möglichkeit, Fragen zur Entlassungs-situation zu stellen, kein geeignetes Datenerhebungsverfahren für Patientenbefragungen sind (z.B. Strasser/Davis 1992: 116f.; Carey 1999: 23; Ruprecht 2001: 187; Trojan/Satzinger 2001: 380). Widersprüchliche Meinungen existieren jedoch hinsichtlich der Frage, ob ein Kombinations- oder ein postalisches Verfahren bei der Datenerhebung verwendet werden sollte. Das wichtigste Argument für das Kombinationsverfahren bestand bislang in der Auffassung, dass wegen der persönlichen Fragebogenübergabe ein höherer Rücklauf erzielt würde als mit dem postalischen Verfahren (z.B. KTQ 2000: 28; Satzinger/Raspe 2001: 50ff.). Wie die durchgeführte Untersuchung gezeigt hat, entspricht diese Auffassung nicht der empirischen Realität. Es lassen sich im Gegenteil mit der postalischen Vorgehensweise höhere Rücklaufquoten erreichen als mit dem Kombinationsverfahren (vgl. auch John 1992; Gasquet et al. 2001). Neben dem Vorteil einer größeren Transparenz der Fragebogenverteilung, einer größeren Anonymität und Situationssegregation (vgl. z.B. Strasser/Davis 1992: 116f.; Ehnfors/Smedby 1993: 29ff.; Carey 1999: 23; Leber/Hildebrandt 2001: 197; Ruprecht 2001: 187) spricht somit auch die Höhe des Rücklaufs für die postalische Befragungsvariante.

Aus der Perspektive des Krankenhausmanagements sind die Kosten des Datenerhebungsverfahrens in der Regel ein weiteres wichtiges Vergleichskriterium. Diesbezüglich ist zunächst festzuhalten, dass das Resultat eines Kostenvergleichs vor allem davon abhängt, welche Kosten in die Kalkulation einbezogen werden. Postalische Befragungen gelten wegen der Portokosten häufig als teuerste Vorgehensweise, denn bei Inhouse- oder Kombinationsbefragungen fallen wegen der persönlichen Fragebogenausgabe zumindest für den Fragebogenerstversand keine Portokosten an (vgl. Strasser/Davis 1992: 118; Carey 1999: 23; KTQ 2000: 28). Diesem Kostenvorteil steht jedoch bei genauer Betrachtung ein höherer Personalaufwand bei Inhouse- und Kombinationsverfahren gegenüber. Wenn man alle Personalkosten, die mit der persönlichen Fragebogenverteilung zusammenhängen, wie z.B. die Kosten für die Unterweisung des Krankenhauspersonals, die Verteilung und gegebenenfalls auch das Einsammeln der Fragebögen, in den Kostenvergleich einbezieht, so dürfte sich meistens ein klarer Kostenvorsprung der postalischen Befragungsvariante ergeben. Dieser Aspekt bleibt häufig aber unberücksichtigt (vgl. Leber/Hildebrandt 2001: 197; Picker Institute Europe 2002: 10).

Neben den Kosten für die Durchführung der Umfrage, sollte ein angemessener Kostenvergleich auch das Ziel der Befragung berücksichtigen. Wenn die Patientenbefragung zur Unterstützung des Krankenhausmanagements bei der Entscheidungsfindung durchgeführt wird, ist ein hoher Anspruch an die Validität und Reliabilität der Befragung zu stellen. Ansonsten besteht die Gefahr, dass nicht valide, irreführende Daten zu teuren Fehlentscheidungen führen (vgl. Gallagher 1989; Mangione 1995: 2;

Barkley/Furse 1996; Ford et al. 1997: 86). Gallagher (1989: 71) betont diesbezüglich: "The cheapest alternative may not only be the least satisfying, but may also be the most costly in the long run." Vor dem Hintergrund des Kriteriums der Verwertbarkeit der Befragungsergebnisse für das Krankenhausmanagement gibt es daher zur postalischen Vorgehensweise kaum eine Alternative (Strasser/Davis 1992: 118; Carey 1999: 23; Ruprecht 2001: 187; Picker Institute Europe 2002: 3, 28ff.).

6.3 Zusammenfassung

Schriftliche Patientenbefragungen sind nicht nur die übliche, sondern nach Auffassung der meisten Autoren auch die beste Methode im Vergleich mit persönlich-mündlichen und telefonischen Patientenbefragungen. Uneinigkeit herrscht bislang jedoch bezüglich der Frage, wie die Datenerhebung konkret zu gestalten ist. Zur Auswahl stehen das Inhouse-Verfahren, bei welchem die Datenerhebung vollständig im Krankenhaus stattfindet, das postalische Verfahren, bei dem die Datenerhebung vollständig poststationär auf dem Postweg durchgeführt wird, und das Kombinationsverfahren, bei welchem der Fragebogen den Patienten im Krankenhaus persönlich zur Bearbeitung nach Hause mitgegeben wird und die ausgefüllten Fragebögen per Post zurückgeschickt werden sollen.

Inhouse-Verfahren sind nach mehrheitlicher Meinung in der Literatur wegen verschiedener gravierender Nachteile kein geeignetes Datenerhebungsverfahren für Patientenbefragungen. Als beste Vorgehensweise gilt – insbesondere in der deutschsprachigen Literatur – meistens das Kombinationsverfahren, vor allem weil davon ausgegangen wird, dass es wegen des persönlichen Kontakts zu den Befragten bei der Fragebogenübergabe eine höhere Rücklaufquote als das postalische Verfahren gewährleisten könne. Der durchgeführte Verfahrenstest hat jedoch gezeigt, dass mit dem postalischen Versand von Patientenfragebögen höhere Rücklaufquoten erzielt werden als mit einem Kombinationsverfahren. Für die Rücklaufquote bei Kombinations- verfahren ist es dabei unerheblich, ob Ärzte oder Pflegekräfte für die Ausgabe des Fragebogens verantwortlich sind. Nicht eindeutig beantwortet werden konnte die Frage, ob sich das Verteilungsverfahren beim Erstkontakt auf die Höhe des Rücklaufs bei einem postalischen Zweitkontakt auswirkt. Zusammengefasst ist das postalische Verfahren dem Kombinationsverfahren bezüglich der Rücklaufquote, der Kontrolle des Datenerhebungsprozesses und der Anonymität der Befragung überlegen. Die postalische Datenerhebung stellt deshalb das beste, wenn nicht sogar das einzig mögliche Verfahren für eine valide und reliable Patientenbefragung dar.

7 Effektivität eines Erinnerungsverfahrens zur Erhöhung der Rücklaufquote bei postalischen Patientenbefragungen

7.1 Fragestellung

Rücklaufquoten in Höhe von knapp über 20 Prozent bei einem Befragtenkontakt oder etwas mehr als 30 Prozent bei zwei Befragtenkontakten, wie sie im vorhergehenden Kapitel berichtet wurden, stellen keine zufriedenstellende Basis für eine sozialwissenschaftliche Untersuchung dar. Bei derart niedrigen Rücklaufquoten steht die Aussagekraft der Studie stark im Zweifel, denn es muss davon ausgegangen werden, dass die Befragung nur bestimmte Patientengruppen erreicht hat und die Befragungsergebnisse daher kein repräsentatives Bild der Grundgesamtheit aller Patienten abgeben (vgl. Kapitel 2.4 und 7.2 sowie z.B. Gallagher 1989: 69; Dillman 1991: 229; Dull et al. 1994: 450; Porst 2000: 100ff.).

Bei Patientenbefragungen sind Rücklaufquoten von 20 Prozent keine Ausnahme. Zum Teil werden sogar noch niedrigere Rücklaufquoten erzielt. Morrison et. al. (1982: 19) berichten z.B. von einem Krankenhaus, bei dem postalische Routinebefragungen „enttäuschende" durchschnittliche Rücklaufquoten in Höhe von 10 Prozent erbrachten.[96] In der Regel werden bei postalischen Patientenbefragungen mit einem Befragtenkontakt Teilnahmequoten zwischen 25 und 40 Prozent erzielt (Press/Ganey 1989: 67; Barkley/Furse 1996: 427; Ruprecht 2001: 189). Eine Rücklaufquote von 40 Prozent stellt zwar keinen herausragend schlechten Wert dar, im Vergleich zu vielen in der sozialwissenschaftlichen Literatur dokumentierten Ausschöpfungsquoten bewegt sich dieser Wert aber eher im unteren Bereich der erreichbaren Ausschöpfungsquoten (vgl. Porst 1993: 24).[97]

Da niedrige Rücklaufquoten generell ein (latentes) Problem bei Befragungen sind, befasst sich ein großer Teil der Methodenliteratur mit der Frage, welche Maßnahmen zur Steigerung des Rücklaufs ergriffen werden können (Dillman 1991: 228). Für

---

[96] Die Spannweite der in der Literatur berichteten Rücklaufquoten bei Patientenbefragungen ist insgesamt sehr groß. Dies zeigt z.B. der Überblick von Lebow (1983: 247) über 31 Patientenbefragungen. Bei zehn Studien lag die Rücklaufquote zwischen 21 und 40 Prozent, bei acht Studien zwischen 41 und 60 Prozent, bei sieben Studien zwischen 61 und 80 Prozent und bei sechs Untersuchungen zwischen 80 und 100 Prozent. In der Literatur wird darüber hinaus auch von Patientenbefragungen mit Rücklaufquoten von unter 5 Prozent berichtet (vgl. z.B. Fleisch 1989: 154; Nelson/Niederberger 1990:419; Schmidt/Satzinger 2001: 124).
[97] Auch bei schriftlichen allgemeinen Bevölkerungsumfragen mit einem Befragtenkontakt werden gewöhnlich nur Rücklaufquoten von 20 bis 40 Prozent erreicht (vgl. Blasius/Reuband 1996: 35f.; Dillman 2000: 177).

schriftliche Befragungen, die als besonders anfällig für niedrige Rücklaufquoten gelten, existiert eine große Zahl an Vorschlägen und Untersuchungen zu methodischen Maßnahmen, die den Rücklauf steigern sollen (vgl. z.B. Linsky 1975; Dillman 1978; Heberlein/Baumgartner 1978; Eichner/Habermehl 1981; Frasch 1987: 1-6; Fox et al. 1988; Dillman 1991; Mangione 1995; Dillman 2000; Klein/Porst 2000). Als beste und durchgängig erfolgreiche Methode zur Rücklaufsteigerung hat sich dabei in einer Vielzahl von Untersuchungen die Durchführung mehrfacher Befragtenkontakte (Follow-up-Kontakte, Erinnerungs- bzw. Mahnschreiben) erwiesen (vgl. z.B. Scott 1961: 178; Linsky 1975: 85; Heberlein/Baumgartner 1978: 450ff.; Frasch 1987: 4-2; Goyder 1987: 37ff.; Hippler 1988: 245; Dillman 1991: 234; Kaase 1999: 36; Klein/Porst 2000: 19). Mittels mehrmaliger Kontaktierung der Probanden lässt sich ein Großteil der anfänglichen Nichtteilnehmer doch noch zur Teilnahme an der Befragung bewegen. Erinnerungsverfahren stellen deshalb – im Gegensatz zu vielen anderen Vorgehensweisen – mittlerweile eine etablierte Standardmaßnahme in der sozialwissenschaftlichen Umfrageforschung dar.[98]

Ein standardisiertes und in vielen thematisch unterschiedlichen Studien erprobtes Erinnerungsverfahren stammt von Dillman (1978: 180ff.). Dieses Erinnerungsverfahren ist der Kernbestandteil der von ihm entwickelten Total-Design-Methode (TDM), einem Gesamtpaket unterschiedlicher erhebungstechnischer Maßnahmen zur Optimierung postalischer und telefonischer Befragungen. Dillman (1991: 234) zufolge wurde bei keiner Studie, bei der die TDM zur Anwendung gekommen ist, eine Rücklaufquote von weniger als 50 Prozent erreicht, bei Befragungen spezieller Populationen erreichten alle Studien sogar mindestens 60 Prozent.

In der gesichteten Fachliteratur zur Patientenbefragung ist kein Einsatz des TDM-Erinnerungsverfahrens bei einer Patientenbefragung dokumentiert. In der deutschsprachigen Literatur finden sich generell nur wenige schriftliche Patientenbefragungen, bei welchen ein Erinnerungsverfahren zur Anwendung kam. Meistens wurden die Patienten nur einmal kontaktiert.[99] In der anglo-amerikanischen Literatur zur Patienten-

---

[98] Andere Maßnahmen die zur Rücklaufsteigerung erprobt wurden und zumindest teilweise Erfolge zeigten sind beispielsweise materielle Anreize verschiedenster Art (Geld, Kugelschreiber, Warenproben, Lotterielose, Verlosungen, etc.), farbige Fragebögen, Frankierung mit Sondermarken, Zustellung des Fragebogens als Einschreiben, eine spezielle Gestaltung des Anschreibens, Fristen zur Rücksendung des Fragebogens, verschiedene Institutionen als Auftraggeber sowie die schriftliche Vorankündigung der Befragung (vgl. z.B. Linsky 1975; Dillman 1978; Heberlein/Baumgartner 1978; Eichner/Habermehl 1981; Fox et al. 1988; Schmalen 1989; Dillman 1991; Church 1993; Mangione 1995; Reuband 1999; Klein/Porst 2000).
[99] Der Mangel an Patientenbefragungen mit Erinnerungsverfahren in der deutschsprachigen Literatur geht wahrscheinlich unter anderem darauf zurück, dass die meisten Patientenbefragungen in Deutschland nicht rein postalisch durchgeführt wurden. Bei einer Datenerhebung mittels Kombinationsverfahren, d.h. mittels

befragung ist dagegen bei vergleichsweise vielen Studien der erfolgreiche Einsatz mehrfacher Kontakte zur Steigerung der Rücklaufquote beschrieben (vgl. z.B. Osterweis/Howell 1979: 72; Meterko et al. 1990: S 16; Carey/Seibert 1993: 837; Etter et al. 1996: 329; Lasek et al. 1997:646ff.; Gasquet et al. 2001: 1175). Ein einheitliches Verfahren gibt es jedoch nicht. In der Regel orientiert sich die Vorgehensweise an den jeweiligen Möglichkeiten im konkreten Einzelfall, was einen Vergleich oder die Verallgemeinerung der Ergebnisse schwierig macht (Lebow 1982: 249; Frasch 1987: 1-13).

Das Ziel der im Folgenden dargestellten Teilstudie bestand vor diesem Hintergrund darin zu untersuchen, wie sich die Anwendung des anderweitig bewährten TDM-Erinnerungsverfahrens auf die Rücklaufquote bei einer Patientenbefragung auswirkt. Insbesondere galt es zu klären, ob mit einem Erinnerungsverfahren das Problem niedriger Rücklaufquoten wirkungsvoll behoben werden kann und wie viele Erinnerungs-kontakte bei Patientenbefragungen sinnvoll sind. Bevor sich dieses Kapitel mit der Betrachtung der durchgeführten TDM-Patientenbefragung der Frage widmet, wie eine hohe Rücklaufquote erreicht werden kann, wird zunächst als methodische Hintergrund-information ausführlich dargestellt, warum die Höhe der Rücklaufquote ein Kriterium für die Qualität einer Befragung ist und welche Werte bei Rücklaufquoten in der Literatur als ausreichend angesehen werden.

7.2   Methodischer Hintergrund

7.2.1   Warum ist die Höhe der Rücklaufquote ein Kriterium für die Güte einer Befragung?

Wie bereits in Kapitel 2.4 angesprochen, gilt die Rücklaufquote als ein, wenn nicht sogar als das zentrale Kriterium für die Qualität einer Befragung. Es wird angenommen, dass

---

Fragebogenausgabe im Krankenhaus und Rücksendung per Post (vgl. Kapitel 6), liegt die Durchführung von Erinnerungskontakten möglicherweise aus organisatorischen Gründen weniger nahe als bei posta-lischen Befragungen. Wie die Patientenbefragung von Blum (2001a: 210f.) jedoch zeigt, lässt sich prinzipiell auch ein Kombinationsverfahren erfolgreich mit Erinnerungskontakten kombinieren. Weitere Gründe für die fehlende Anwendung eines Erinnerungsverfahrens bei Patientenbefragungen im deutschsprachigen Raum könnten darin liegen, dass diejenigen Personen, die Patientenbefragungen durchführen (in vielen Fällen Personal mit medizinischer Ausbildung) oftmals nicht über vertiefte sozialwissenschaftliche Methoden-kenntnisse verfügen oder dass die Kosten gescheut werden, die mit den mehrmaligen Kontakten und dem damit verbundenen erhöhten Aufwand bei der Datenpflege einhergehen (vgl. Press/Ganey 1989; Dull et al. 1994: 446; Blonski 2001: 301; Blum 2001b: 344). Dem Kostenargument dürfte dabei deshalb ein hohes Gewicht zukommen, weil in der deutschsprachigen Literatur bisher kaum systematische Untersuchungen zu einem möglichen Nutzen von Erinnerungsverfahren und speziell zum Nutzen des TDM-Erinnerungs-verfahrens bei Patientenbefragungen vorliegen. So fallen lediglich die Mehrkosten eines Erinnerungs-verfahrens insbesondere bei krankenhausextern und kommerziell durchgeführten Befragungen negativ ins Gewicht, ein potentieller Nutzen für die Aussagekraft der Befragung bleibt mangels empirischer Fakten oftmals außerhalb der Betrachtung.

eine Befragung umso repräsentativer ist, je höher der Rücklauf ausfällt (vgl. z.B. Donald 1960: 99; Skipper/Ellison 1966: 211; Wren et al. 1971: 80; Eichner/Habermehl 1982: 120; Frasch 1987: 2-17f.; Gallagher 1989: 69ff.; Groves 1989: 209; Dillman 1991: 229; Van der Zouwen/De Leeuw 1991: 52; Carr-Hill 1992: 248; Landgrebe 1992: 20; Carey/Seibert 1993: 836; Dull et al. 1994: 450; Mangione 1995: 60ff.; Ford et al. 1997: 82; Rodehgier 1997: 49; Eaker et al. 1998: 74; Sitzia/Wood 1998: 311; Carey 1999: 23; Schnell et al. 1999: 290; Dillman 2000: 209; Porst 2000: 97ff.). Diese Auffassung ist aus der methodischen Perspektive jedoch nur in der Tendenz zutreffend. Die Höhe der Ausschöpfung einer Stichprobe lässt keine direkte Aussage über die Repräsentativität der erhobenen Daten zu, da zwischen der Höhe der Ausfälle und der Repräsentativität einer Befragung kein notwendiger Zusammenhang besteht. Nicht die Höhe der Ausfälle ist für die Repräsentativität von Bedeutung, sondern deren Systematik (Porst 2000: 97ff.).

Bei unvollständig ausgeschöpften Stichproben wären keine Probleme bezüglich der Repräsentativität vorhanden, wenn alle Ausfälle statistisch zufällig wären. In diesem Fall stellen die Nichtteilnehmer eine Zufallsstichprobe aus der Ausgangsstichprobe dar, wodurch die realisierte Stichprobe zwar kleiner als die Ausgangsstichprobe wird, die Auswahl aber unverzerrt bleibt. Bei einer auf diese Weise verkleinerten Stichprobe würde sich „lediglich" der Standardfehler erhöhen und die Schätzung der Merkmalsverteilungen in der Zielpopulation in einem statistisch berechenbaren Maße ungenauer (Frasch 1987: 2-10; Schnell et al. 1999: 289; Porst 2000: 98).[100] Bei den meisten Teilnahmeausfällen muss jedoch davon ausgegangen werden, dass die Ausfälle nicht zufälliger, sondern systematischer Art sind (Porst 2000: 98). Bestimmte Befragtengruppen fallen in höherem Maße aus als andere Gruppen, und realistischerweise ist anzunehmen, dass zwischen den Ausfallmechanismen und den Untersuchungsvariablen ein Zusammenhang besteht. Systematische Ausfälle führen deshalb in der Regel dazu, dass die realisierte Stichprobe sowohl in Bezug auf die Untersuchungspersonen als auch die Untersuchungsvariablen verzerrt wird. Die Verteilungen bestimmter Merkmale in der realisierten Stichprobe stimmen nicht mehr mit den Verteilungen der Merkmale in der Grundgesamtheit überein, kurz: die Stichprobe ist nicht mehr repräsentativ. Dies hat zur Folge, dass Schlussfolgerungen, die aus den erhobenen Daten bzw. den Auswertungsergebnissen in Bezug auf die Grundgesamtheit gezogen werden, mit steigendem Grad der Verzerrung unzutreffender werden (vgl. Kapitel 5.2; Schnell et al. 1999: 284ff.; Porst 2000: 97ff.).

---

[100] Durch zufällige Ausfälle wird die Repräsentativität somit nicht gefährdet. Wie Schnell (1997: 13) betont, besteht deshalb prinzipiell keine Notwendigkeit einer 100-prozentigen Ausschöpfung zur Rechtfertigung der Repräsentativität einer Befragung.

Es besteht nun das Problem, dass die genauen Ausfallursachen in der Regel unbekannt sind und die Repräsentativität einer Befragung daher nicht abschließend beurteilt werden kann. Bei manchen Untersuchungen werden zwar Nonresponse-Analysen, d.h. Vergleiche der realisierten Stichprobe mit der Grundgesamtheit als „Beweis" für die Repräsentativität einer Befragung angeführt, Nonresponse-Analysen sind jedoch auf einige wenige, in der Grundgesamtheit bekannte Merkmalsverteilungen beschränkt. Der Nachweis, dass in Bezug auf die verwendeten Vergleichsmerkmale eine Überein-stimmung zwischen den Verteilungen in der Stichprobe und in der Grundgesamtheit vorhanden ist, ist jedoch kein Beweis dafür, dass dies für alle Merkmale, insbesondere die unbekannten Untersuchungsvariablen, gilt (vgl. Kapitel 9; Schnell et al. 1999: 289f.). Vor diesem Hintergrund behilft man sich zusätzlich mit der Höhe des Rücklaufs als annäherndem Indikator für die Repräsentativität. Unter der Annahme, dass Ausfälle generell sowohl zufällig als auch systematisch sind, verringert sich mit steigender Ausschöpfung das Risiko für die Qualität der Daten (Dillman 1991: 229; Porst 2000: 98ff.).

7.2.2 Wie hoch sollte die Rücklaufquote sein?

Bei Verwendung der Rücklaufquote als Indikator für die Qualität einer Befragung, stellt sich natürlich die Frage, ab welcher Höhe des Rücklaufs man von aussagekräftigen Ergebnissen ausgehen kann. Wie im Folgenden zu sehen sein wird, gibt es dazu in der Literatur unterschiedliche Auffassungen.

In der allgemeinen Methodenliteratur findet sich z.B. die Forderung des „ZAW-Rahmenschemas für Werbeträgeranalysen" nach einer Mindestausschöpfung von 70 Prozent (vgl. Hansen 1988: 398; Landgrebe 1992: 20; Porst 2000: 101). Landgrebe (1992: 20) erklärt diese Festlegung als Resultat eines Kompromisses zwischen maximal erreichten 80 Prozent Rücklauf bei Media-Analysen in den Jahren 1980 bis 1982 und damals üblicherweise erzielten 60 Prozent bei schriftlichen Befragungen. Nach Auffassung von Hansen (1988) stellt die Forderung nach mindestens 70 Prozent Rücklauf jedoch einen zu hohen Mindeststandard dar. Eichner/Habermehl (1982: 125) setzen die kritische Schwelle für die Repräsentativität postalischer Befragungen bei 77 Prozent an. Der Wert wird damit begründet, dass dies die mit einem TDM-Design im Durchschnitt erzielte Rücklaufquote sei. Porst (1996: 38ff.) fragte bei sieben namhaften deutschen Umfrageinstituten nach, bei welchem Wert die unterste Grenze für noch akzeptable Ausschöpfungen liege. Drei Institute wollten sich nicht auf einen unteren Grenzwert festlegen, zwei hielten 50 Prozent für die unterste Grenze, zwei andere Institute gaben 50 bis 65 Prozent – je nach zeitlichen und finanziellen Rahmenbedingungen – als untere Grenze an. Mangione (1995: 61) hat hingegen relativ genaue Vorstellungen zur Qualität von Befragungen in Abhängigkeit von der Rücklaufquote. Eine Rücklaufquote von 85 Prozent stelle einen exzellenten Wert dar, Rücklaufquoten zwischen 70 und 80 Prozent seien sehr gut, da bei Werten in dieser Höhe die Nichtteilnehmer sehr verschieden von den Teilnehmern sein müssten, damit die Schätzungen für die Grundgesamtheit bedeutsam verzerrt würden (Mangione 1995: 5). Rücklaufquoten zwischen 60 und 70 Prozent seien akzeptabel, man müsse jedoch beginnen, sich Gedanken um die Charakteristika der Nonrespondenten zu machen. Teilnahmequoten von 50 bis 60 Prozent seien mit zusätzlichen Informationen über die Nonrespondenten noch zu vertreten. Rücklaufquoten unter 50 Prozent wären dagegen wissenschaftlich nicht akzeptabel, weil in diesen Fällen die Mehrheit der Stichprobe nicht durch die Ergebnisse repräsentiert sei (Mangione 1995: 61).

Zur Frage der Mindestausschöpfung bei Patientenbefragungen ist z.B. eine Kontroverse zwischen Press/Ganey (1989) und Gallagher (1989) dokumentiert. Press/Ganey (1989: 67) behaupten, dass bei Patientenbefragungen, die auf einer 50-prozentigen Zufalls-auswahl der Krankenhauspatienten basieren, bereits ein 30-prozentiger Rücklauf valide Resultate erbringe. Gallagher (1989: 69) entgegnet darauf, dass man kein „statistisches Genie" sein müsse, um zu bemerken, dass bei 70 Prozent Nonresponse keine repräsentativen Daten vorhanden sein könnten. Die Behauptung von Press/Ganey (1989) habe allenfalls psychologisch unterstützenden Wert.
Carey/Seibert (1993: 837) halten in Anlehnung an Babbie (1989) eine Rücklaufquote von 50 Prozent für akzeptabel und bei methodisch angemessenem Vorgehen auch für erreichbar (vgl. auch Carey 1999: 23). Denselben Wert nennen Barkley/Furse (1996: 428) als Mindestausschöpfung. Sie verglichen Ergebnisse einer Patientenbefragung unter Heranziehung der ersten 30 Prozent Rücklauf mit Ergebnissen unter Heran-ziehung aller Teilnehmer (58 Prozent Rücklauf) und stellten signifikante Unterschiede bei 9 von 13 Skalen fest (vgl. auch Kapitel 2.4). Das Picker Institute Europe (2002: 3) hält eine Rücklaufquote von 60 Prozent für die unterste Grenze, hingegen nennt Ruprecht (2001: 189), Leiter der Zweigstelle Deutschland des Picker Instituts Europe, 50 Prozent als ausreichend. Trojan/Nickel (2001: 147) gehen ebenfalls davon aus, dass Rücklaufquoten oberhalb von 50 Prozent zu aussagekräftigen Ergebnissen führen. Zinn (2001: 169) ist offenbar derselben Meinung. Für postalische Befragungen empfiehlt er, bei Teilnahmequoten unter 50 Prozent eine Erinnerungspostkarte an die Nonrespon-denten zu senden. Kohlmann (1998: 60) ist dagegen der Auffassung, dass die Rücklauf-

quote nicht unter 60 Prozent liegen sollte, andernfalls seien die Ergebnisse der Befragung nur mit „entsprechender Vorsicht" zu interpretieren.[101]

Angesichts der unterschiedlichen Ansichten zur Höhe einer Mindestausschöpfungs-quote ist Porst (2000: 101) der Meinung, dass lediglich die „relative Beliebigkeit" bei der Festlegung der Mindesthöhe eine Tatsache sei. Die Uneinheitlichkeit der Empfehlungen dürfte sich aber vielmehr dadurch erklären, dass eine stichhaltige Begründung eines bestimmten Wertes als Mindestgrenze prinzipiell nicht möglich ist, weil die Rück-laufquote – wie im Vorangegangenen beschrieben wurde – nur einen tendenziellen Indikator für die Qualität einer Befragung darstellt. Trotz dieses Umstand scheint ein genereller Verzicht auf eine Bewertung der Rücklaufquote kaum sinnvoll. Als angemes-sener Bewertungsmaßstab bieten sich z.B. die im Rahmen anderer, ähnlicher Untersuchungen erreichten Teilnahmequoten oder die mit dem vorhandenen Methoden-instrumentarium potenziell erzielbaren Rücklaufquoten an. Eine unterste Grenze für den Rücklauf könnte dabei auf 50 Prozent festgesetzt werden, da laut Dillman (1991: 234) alle Studien, bei welchen die TDM zur Anwendung kam, mindestens diesen Wert erreicht haben. Für Patientenbefragungen ist auch ein Mindestwert von 60 Prozent denkbar, da Dillman (1991: 234) zufolge mit der TDM bei speziellen Populationen in der Regel 60 bis 80 Prozent Rücklauf erreicht werden.[102]

---

[101] Uneinheitliche Bewertungen der Höhe des Rücklaufs finden sich auch bei den in der Literatur dokumentierten Patientenbefragungen. Seyfahrt-Metzer et al. (1997: 739ff.) bewerten beispielsweise eine Rücklaufquote von 40 Prozent, die sie bei einer postalischen Patientenbefragung mit einem einzelnen Anschreiben erzielen konnten, als zu niedrig. Schaupeter (2001: 99) hält eine Rücklaufquote von 48 Prozent bei einer postalischen Patientenbefragung mit einmaliger Erinnerung für „durchaus zufriedenstellend". Bei der DAK-Versichertenbefragung zur Patientenzufriedenheit 1996 betrug der Rücklauf 54 Prozent (bzw. 50,2 Prozent nach Bereinigung um unausgefüllte und doppelt digitalisierte Fragebögen; Schupeta/Hildebrandt 1999: 71). Diese Rücklaufquote schätzen Hillebrandt et al. (1996: 904) als „hoch" ein und betonen, dass zu diesem guten Ergebnis die Zusammenarbeit mit der Presse geführt hätte. Klotz et al. (1996: 890, 892) erreichten bei einem Pretest zu ihrer Patientenbefragung mit einem Kombinationsverfahren ebenfalls 54 Prozent Rücklauf, erachteten diesen Wert jedoch als zu niedrig. Derselbe Wert von 54 Prozent erschien auch Sorenson et. al. (1979) – selbst bei einer Population psychisch kranker Patienten – zu gering (Sorenson et al. 1979; zitiert in Lebow 1982: 246). Lebow (1983: 246) relativiert diese Einschätzung jedoch dahingehend, dass es sich bei einem Rücklauf von 54 Prozent keineswegs um eine schlechte Quote handle, wenngleich dennoch die Möglichkeit bestünde, dass ein unterschiedliches Teilnahmeverhalten der Patienten die Umfrageergebnisse beeinflusst.
[102] Als oberer Vergleichswert kann ein Wert von 80 Prozent dienen, denn selbst bei sorgfältigster Erhebungsarbeit ist laut Schnell et al. (1999: 294) bei allgemeinen Bevölkerungsumfragen mit 20 bis 25 Prozent Ausfällen zu rechnen (vgl. auch Frasch 1987: 0-1; Dillman 1991: 234; Porst 1996: 39). Dies schließt natürlich nicht aus, dass in Einzelfällen auch höhere Rücklaufquoten möglich sind. Teilnahmequoten über 80 Prozent können generell als außergewöhnlich hoch eingestuft werden.

7.3 Empirischer Forschungsstand

7.3.1 Der Ablauf des TDM-Erinnerungsverfahrens nach Dillman (1978)

Das TDM-Erinnerungsverfahren von Dillman (1978: 183) besteht im Original aus folgender Follow-up-Sequenz. Eine Woche nachdem die Probanden den Fragebogen per Post erhalten haben, wird an alle Untersuchungspersonen eine Erinnerungspostkarte verschickt, die den bisherigen Teilnehmern Dank ausdrückt und die Nichtteilnehmer an die Befragung erinnert.[103] Drei Wochen nach dem ersten Anschreiben erhalten die Nichtteilnehmer nochmals den Fragebogen zugesandt mit der Bitte, diesen auszufüllen und zurückzusenden. In der siebten Woche wird der Fragebogen ein weiteres Mal an die verbliebenen Nonrespondenten geschickt. Um die Wichtigkeit der Befragung zu unterstreichen geschieht dies mit besonderer Zustellung (per Einschreiben).[104]

7.3.2 Der Effekt von Erinnerungsverfahren in Bezug auf den Rücklauf bei bisherigen Befragungen

Wie bereits erwähnt, wird in der gesichteten Literatur bei keiner Patientenbefragung die Anwendung des TDM-Erinnerungsverfahrens berichtet. Es finden sich jedoch eine Reihe von Patientenbefragungen, bei welchen unterschiedliche Follow-up-Prozeduren verwendet wurden. Als Hintergrund für die eigene Untersuchung werden in diesem Teilkapitel zunächst Ergebnisse von Befragungen mit TDM-Erinnerungsverfahren aus anderen Themenbereichen dargestellt, anschließend wird der Effekt von unterschiedlichen Erinnerungsverfahren bei Patientenbefragungen beschrieben. Die Darstellung

---

[103] Der Grund dafür, dass die Postkarte (erste Erinnerung) nicht nur an Nonrespondenten, sondern an alle Befragten geschickt wird, ist rein praktischer Natur. Erstens ist der Zeitraum bis zur ersten Erinnerung meistens zu kurz, um die bis dahin eingetroffenen Rückläufe aufnehmen zu können, und zweitens kann auf diese Weise gleich nach dem Erstkontakt damit begonnen werden, die Erinnerungspostkarten mit Adressen zu versehen (Dillman 2000: 181).

[104] Zur hier beschriebenen, von Dillman (1978: 183) empfohlenen Vorgehensweise ist Folgendes anzumerken. Der Versand der letzten Erinnerung als Einschreiben wurde sowohl von Seiten der Forscher als auch von Seiten der Befragten häufig als kritisch angesehen (Hippler 1988: 247). Einschreiben werden in Deutschland vor allem von Behörden verwendet und sind deshalb möglicherweise mit negativen Assoziationen verbunden (Thoma/Zimmermann 1996: 148). Bei vielen Untersuchungen wurde daher darauf verzichtet, den Viertkontakt per Einschreiben zu versenden (vgl. z.B. Hippler/Seidel 1985: 47; Hippler 1988: 247; Brune et al. 1991: 81; Thoma/Zimmermann 1996: 149). In einer neuen Publikation, die nach Beginn des durchgeführten Patientenbefragungsprojektes veröffentlicht wurde, hat Dillman (2000) die „Total-Design-Method" überarbeitet und umbenannt. Sie heißt nun „Tailored-Design-Method". Hinsichtlich des Erinnerungsverfahrens schlägt Dillman (2000) folgende Änderungen vor. A) Anstatt von vier Kontakten werden fünf durchgeführt. Der zusätzliche Kontakt besteht aus einem Ankündigungsschreiben vor der Zusendung des Fragebogens. B) Die Abstände der Erinnerungsschreiben sind flexibler. Der Dankesbrief soll innerhalb von vier Tagen bis zu einer Woche nach dem Fragebogen verschickt werden, zwischen den beiden weiteren Kontakten können jeweils 2 bis 4 Wochen liegen (Dillman 2000: 151). C) Anstelle des Einschreibens, das die Befragten unter Umständen zu einem Gang zur Post zwingt und dadurch möglicherweise verärgert, können andere spezielle Versandformen (besondere Zustellungs- oder Verpackungsformen) verwendet oder die Befragten telefonisch kontaktiert werden (Dillman 2000: 154, 186). Hinsichtlich des telefonischen Kontakts bestünde jedoch die Gefahr, dass das Antwortverhalten beeinflusst werde (Dillman 2000: 225ff.; vgl. auch Kapitel 6.1 und 7.8).

richtet sich dabei erstens auf die Gesamthöhe des Rücklaufs nach allen Befragtenkontakten und zweitens auf Regelmäßigkeiten (Muster) des Rücklaufs in Abhängigkeit von den Befragungswellen.

Für das Interesse an Regelmäßigkeiten bei der Ausschöpfung gibt es zwei Gründe. Zum einen geht es um das rein (sozial-)wissenschaftliche Ziel, stabile Muster auf der Kollektivebene zu „entdecken" (vgl. Durkheim 1984; Frasch 1987: 0-1, 7-3; Esser 1993: 20ff.). Diesbezüglich vermutet beispielsweise Frasch (1987: 0-1, 3-3), dass die Teilnehmerzahlen bei den meisten Befragungen über die Erhebungswellen kontinuierlich abnehmen und – unabhängig vom Niveau des erreichten Rücklaufs – gegen Null gehen (vgl. auch French 1981: 16). Zum anderen besteht wegen der Kosten jeder Erinnerungswelle ein praktisches Interesse daran, den Nutzen einer zusätzlichen Erinnerung im Voraus abschätzen zu können (vgl. z.B. Donald 1960: 113; Gallagher 1989; Press/Ganey 1989; Emberton/Black 1995: 53; Blasius/Reuband 1996: 36; Etter et al. 1996: 334; Vehovar/Lozar 1998). Dies ist in der Regel nur anhand von Erfahrungswerten aus ähnlichen Befragungen möglich (Vehovar/Lozar 1998: 148).

7.3.2.1 Das TDM-Erinnerungsverfahren bei Befragungen aus anderen Themenbereichen

Rücklaufhöhe bei Befragungen mit TDM-Erinnerungsverfahren

Tabelle 7.1 gibt einen Überblick über den Effekt des TDM-Erinnerungsverfahrens auf den Rücklauf bei drei beispielhaft ausgewählten deutschen (postalischen) Umfragen zu unterschiedlichen Themen. Blasius/Reuband (1996: 36) konnten mit einem 12-seitigen Fragebogen zu allgemeinen Verhaltens- und Einstellungsfragen, der an 500 zufällig ausgewählte Personen einer Einwohnermeldeamtsstichprobe in Köln gesandt wurde, einen Gesamtrücklauf von 71,3 Prozent realisieren.[105] Anders als bei der Originalvorgehensweise der TDM bestand die erste Erinnerung aus einem Brief anstatt einer Postkarte und beim vierten Befragtenkontakt wurde auf den besonderen Versand der Befragungsunterlagen als Einschreiben verzichtet. Diese Modifikationen finden sich auch bei den beiden anderen angeführten Studien. Thoma/Zimmermann (1996: 149) erreichten bei einer Befragung von ehemaligen Hochschulabsolventen mit einem 20-

---

[105] Hinsichtlich des Fragebogeninhalts ist anzumerken, dass zum Teil äußerst sensible Fragen gestellt wurden, z.B. nach bisherigem Haschischkonsum, nach begangenem Ladendiebstahl oder der Bereitschaft zur Steuerhinterziehung (Blasius/Reuband 1996: 38). Vor dem Hintergrund, dass bei derartigen Fragen eine erhöhte Gefahr von Teilnahmeverweigerungen besteht (vgl. Kapitel 3.3; Bradburn 1978: 38; Frasch 1987: 2-14; Groves 1989: 220), kann die erzielte Rücklaufquote als überraschend hoch eingestuft werden.

bzw. 24-seitigen (220 bzw. 250 Items langen) Fragebogen[106] „überaus zufrieden-stellende" 82,4 Prozent Rücklauf.[107] Die Intervalle zwischen den Erinnerungsschreiben betrugen abweichend von den TDM-Originalvorgaben zwei Wochen bis zum Versand eines ersten Erinnerungsbriefs, weitere zweieinhalb Wochen bis zum erneuten Versand eines Fragebogens[108] und nochmals zwei Wochen bis zum letzten Erinnerungs-schreiben, welchem zudem kein Fragebogen beigelegt wurde. Brune et. al. (1991) erzielten bei einer Befragung unter 60 bis 70jährigen Personen zum Thema „Tätigkeits-formen im Vorruhestand" eine Rücklaufquote von 65,1 Prozent. Der letzte Befragten-kontakt wurde bei dieser Umfrage bereits in der fünften – anstatt wie von Dillman (1978: 183) vorgesehen – in der siebten Woche nach dem Erstkontakt durchgeführt.

Alle drei Befragungen erreichten somit in Übereinstimmung mit der Bewertung der Effektivität der TDM bei Dillman (1991: 234) eine Rücklaufquote von über 60 Prozent. Das TDM-Erinnerungsverfahren scheint dabei in Bezug auf kleinere Änderungen relativ robust zu sein.

Tabelle 7.1: Rücklaufmuster bei Befragungen mit TDM-Erinnerungsverfahren

	Blasius/Reuband (1996: 36)[1]	Thoma/Zimmermann (1996: 150)[1]	Brune et al. (1991: 82)[1]
1. Anschreiben (1. Kontakt, in %)	37,0	24,2	21,8
1. Erinnerung (2. Kontakt, in %)	16,7	40,1	28,6
2. Erinnerung (3. Kontakt, in %)	13,7	13,9	11,1
3. Erinnerung (4. Kontakt, in %)	3,9	4,2	3,6
Gesamt (in %)	71,3	82,4	65,1

[1] Prozentuierung auf die bereinigte (Brutto-)Stichprobe

Rücklaufmuster bei Befragungen mit TDM-Erinnerungsverfahren

In Tabelle 7.1 sind für die drei besprochenen TDM-Befragungen auch die Teilrückläufe nach den einzelnen Erinnerungswellen ausgewiesen. In Bezug auf die ersten beiden Kontakte zeigen sich zwischen den Studien größere Unterschiede. Bei Blasius/Reuband

---

[106] Die Länge des Fragebogens variierte je nach Absolventenjahrgang (Thoma/Zimmermann 1996: 146).
[107] Die hohe Teilnahmequote ist dabei zusätzlich vor dem Hintergrund zu sehen, dass der Fragebogen deutlich länger war als die von Dillman (1978: 54f.) empfohlene Höchstgrenze von 11 Seiten oder 125 Items, bei deren Überschreitung mit einem stetig sinkenden Rücklauf zu rechnen sei (vgl. auch Kapitel 10).
[108] Bei der zweiten Nachfasswelle wurden experimentell drei unterschiedliche Vorgehensweisen getestet. Eine Gruppe bekam einen Ersatzfragebogen, eine andere Gruppe einen gekürzten Fragebogen mit 11 Seiten (ca. 100 Items) und eine dritte Gruppe erhielt lediglich ein Erinnerungsschreiben. Hinsichtlich des Rücklaufs waren keine Unterschiede zwischen dem Originalfragebogen und dem Erinnerungsschreiben festzustellen. Der gekürzte Fragebogen hatte dagegen eine erhöhte Rücklaufquote zum Ergebnis (Thoma/Zimmermann 1996: 152).

(1996) erbringt der Erstkontakt einen deutlich höheren Beitrag zum Gesamtrücklauf als der Zweitkontakt. Bei Thoma/Zimmermann (1996) und Brune et al. (1991) ist das Verhältnis umgekehrt. Auf den Erstkontakt hin nahmen weniger Untersuchungspersonen an der Befragung teil als nach dem Zweitkontakt.[109] Gemeinsamkeiten bestehen bei den drei Befragungen dagegen hinsichtlich des Rücklaufs nach der zweiten und dritten Erinnerung (Dritt- und Viertkontakt). Der Teilrücklauf nach dem Drittkontakt liegt jeweils unter den Teilrückläufen der Vorkontakte und mit Werten zwischen 11,1 und 13,9 Prozent bei allen drei Befragungen in ähnlicher Höhe. Darüber hinaus ist der Beitrag des Viertkontakts zum Gesamtrücklauf mit Werten zwischen 3,6 und 4,2 Prozent durchgängig auf ausgesprochen niedrigem Niveau. Somit lassen sich zwar die Befunde bezüglich der letzten beiden Kontakte als Bestätigung der allgemeinen Vermutung einer Existenz von Regelmäßigkeiten bei der Ausschöpfung werten, die Annahme von Frasch (1987: 0-1, 7-4), dass die Teilnehmerzahlen grundsätzlich mit jeder Welle abnehmen würden, findet insgesamt jedoch keine Unterstützung.

7.3.2.2 Erfahrungen mit der Durchführung von Erinnerungsverfahren bei Patientenbefragungen

Rücklaufhöhe bei Patientenbefragungen mit Erinnerungsverfahren

Wie eingangs bereits erwähnt, sind in der deutschsprachigen Literatur nur wenige postalische Patientenbefragungen mit Erinnerungsverfahren, insbesondere mit mehrstufigem Erinnerungsverfahren, dokumentiert. Bei der Patientenbefragung von Schaupeter (2001: 96) wurde ein Nachfasskontakt durchgeführt und eine Rücklaufquote von insgesamt 48 Prozent erreicht. Siebeneick et al. (2001: 328) verschickten ebenfalls ein Erinnerungsschreiben und erzielten eine Bruttoausschöpfungsquote von insgesamt 57,9 Prozent.[110] Bei den Patientenbefragungen des Picker Instituts Europe (Zweigstelle Deutschland) beträgt der Rücklauf mit zwei Erinnerungsschreiben durchschnittlich über 70 Prozent (Ruprecht 2001: 189)[111] und Kosinski/Raspe (1998: 76f.) erreichten bei einer Befragung von Rehabilitationspatienten mit zwei Erinnerungen sogar eine Rücklaufquote von 90 Prozent.

---

[109] Dillman (1978: 185) weist diesbezüglich auf ein mögliches Problem bei der Zuordnung der Rückläufe hin. Da die ersten beiden Kontakte sehr nahe aufeinander folgen, sind die Einzeleffekte unter Umständen nicht eindeutig trennbar. Dieser Umstand könnte für die uneinheitlichen Rücklaufmuster verantwortlich sein (vgl. auch Frasch 1987: 4-13, 6-27).

[110] Blum (2001a: 211) kombinierte bei einer Befragung ambulant operierter Patienten einen persönlichen Erstkontakt, d.h. die persönliche Übergabe des Fragebogens im Krankenhaus (Kombinationsverfahren), mit einer postalischen Erinnerung (ohne weiteren Fragebogen) drei Wochen nach der Entlassung. Auf diese Weise wurde eine Rücklaufquote von 69,2 Prozent erzielt.

[111] Das Picker Institute Europe (Oxford) sieht drei Erinnerungsschreiben vor (Picker Institute Europe 2002: 3). Weshalb bei Ruprecht (2001: 189), der Leiter der Zweigstelle Deutschland ist, lediglich zwei Erinnerungskontakte angegeben werden, geht aus der Literatur nicht hervor.

In der englischsprachigen Literatur findet sich eine größere Anzahl an postalischen Patientenbefragungen mit Erinnerungsverfahren. Patientenbefragungen, die hinsichtlich der Erhebungsmethodik mit dem TDM-Erinnerungsverfahren verglichen werden könnten, sind dennoch kaum vorhanden. Häufig wurde nur eine Erinnerung durchgeführt oder es ist im Fall mehrmaliger Erinnerungskontakte meistens lediglich die Gesamtrücklaufquote ohne nähere Angaben zu den Teilrückläufen nach den einzelnen Befragungswellen angegeben. Beispiele für Patientenbefragungen mit einem Follow-up sind die Befragung von Osterweis/Howell (1979: 74) mit einem Gesamtrücklauf von 50,9 Prozent, die Patientenbefragung von Lasek et al. (1997: 648) in 29 Krankenhäusern mit einer durchschnittlichen Gesamtrücklaufquote von 54 Prozent und die Befragung von Doering (1983: 292) in zwei Krankenhäusern mit einem durchschnittlichen Gesamtrücklauf von 60,6 Prozent. Mit zwei Erinnerungskontakten, einer Erinnerungspostkarte und der erneuten Zusendung des Fragebogens, erreichten Barkley/Furse (1996: 428) bei einer Befragung in 76 Krankenhäusern einen durchschnittlichen Gesamtrücklauf von 58 Prozent. Emberton/Black (1995: 48f.) führten vier Erinnerungskontakte durch, wobei nach den ersten beiden Follow-up-Kontakten, einem Erinnerungsbrief und einem zweiten Fragebogen, der Rücklauf bereits 82,4 Prozent betrug. Die dritte Erinnerungssendung mit einem veränderten Fragebogen zusammen mit einem vierten telefonischen Erinnerungskontakt, der jedoch nur bei einer Zufallsauswahl aus den verbliebenen Nonrespondenten zur Anwendung kam, zeigten ein weiteres Rekrutierungspotential von 8 Prozent. Etter et al. (1996: 329) unternahmen sechs postalische Erinnerungskontakte (insgesamt sieben Kontakte) und erzielten eine Rücklaufquote von 80,5 Prozent. Die Nonrespondenten erhielten vier Mal im Abstand von jeweils zehn Tagen die gesamten Befragungsunterlagen zugesandt und jeweils zwei Tage nach dem ersten und dem zweiten Kontakt wurde per Postkarte an das Ausfüllen des Fragebogens erinnert. Für zwei weitere, TDM-ähnliche Patientenbefragungen sind in Tabelle 7.2 der Gesamtrücklauf und die Teilrücklaufquoten je Befragungswelle ausgewiesen. Die Erhebungsmethodik der beiden Befragungen unterscheidet sich vom Design des TDM-Erinnerungsverfahrens nach Dillman (1978: 183) vor allem durch einen telefonischen vierten Kontakt anstelle eines postalischen. Mit den drei postalischen und dem telefonischen Viertkontakt erreichten Meterko et al. (1990: S21) eine Bruttoausschöpfungsquote von 67 Prozent (vgl. auch Kapitel 6.1.2), bei Gasquet et al. (2001: 1175ff.) betrug die Bruttoausschöpfungsquote insgesamt 78 Prozent.

Zusammengefasst scheint ein Rücklauf von 50 Prozent bei Patientenbefragungen schon mit einer Erinnerung erreichbar. Wie die angeführten Beispiele zeigen, sind mit mehreren Erinnerungen auch deutlich höhere Rücklaufquoten möglich.

Tabelle 7.2: Rücklaufmuster bei zwei Patientenbefragungen mit TDM-ähnlichem Erinnerungs-verfahren

	Meterko et al. (1990: S21)		Gasquet et al. (2001: 1175ff.)	
	Rücklauf (in %)[1]	Timing[2]/ Kontaktart	Rücklauf (in %)[1]	Timing[2]/ Kontaktart
1. Anschreiben (1. Kontakt, in %)	26,0	- Brief+Fragebogen	45,0	- Brief+Fragebogen
1. Erinnerung (2. Kontakt, in %)	17,0	11. Tag Postkarte	16,0	1. Woche Brief+Fragebogen
2. Erinnerung (3. Kontakt, in %)	14,0	18. Tag Brief+Fragebogen	5,3	2. Woche Brief+Fragebogen
3. Erinnerung (4. Kontakt, in %)	10,0	k. A. Telefonkontakt	11,7	3. Woche Telefonkontakt
Gesamt (in %)	67,0[3]		78,0	

k.A.= keine Angabe
[1] Prozentuierung auf Bruttostichprobe
[2] Timing = Zeitlicher Abstand zum Erstkontakt (1. Anschreiben)
[3] Nach Abzug der stichprobenneutralen Ausfälle erhöht sich der Rücklauf auf insgesamt 72 Prozent (Meterko et al. 1990: S19).

Rücklaufmuster bei Patientenbefragungen mit TDM-ähnlichem Erinnerungsverfahren

Die zwei in Tabelle 7.2 angeführten Patientenbefragungen unterscheiden sich vor allem in Bezug auf die Höhe der Ausschöpfung beim Erstkontakt. Mit einem Teilrücklauf von 45 Prozent konnten Gasquet et al. (2001: 1176) deutlich mehr Patienten beim ersten Kontakt zur Befragungsteilnahme bewegen als Meterko et al. (1990: S21) mit einen Teil-rücklauf von 26 Prozent. Sieht man vom TDM-untypischen telefonischen Viertkontakt ab, so haben beide Befragungen gemeinsam, dass die Rücklaufquoten bei jeder weiteren Erinnerungswelle kontinuierlich geringer werden. Dieser Befund widerspricht dem Rücklaufmuster bei zwei der drei oben angeführten allgemeinen TDM-Befragungen, stimmt aber mit der Annahme stetig abnehmender Teilnehmerzahlen bei Frasch (1987: 0-1, 3-3) und French (1981: 16) überein. Beim vierten, telefonischen Kontakt fallen die relativ hohen Ausschöpfungen im Vergleich zu den TDM-Befragungen mit postalischem Viertkontakt auf. Dieser Unterschied geht wahrscheinlich auf die Umstellung der Erhebungsmethode zurück (vgl. Dillman 2000: 186ff.; Salim Silva/Smith 2002).

7.3.2.3 Fazit

Zusammenfassend kann davon ausgegangen werden, dass bei Patientenbefragungen mit mindestens einem Erinnerungskontakt ein Rücklauf von 50 Prozent erreichbar ist. Bei Befragungen mit mehreren Erinnerungskontakten kann mit höheren Teilnahme-quoten gerechnet werden. Die drei beispielhaft angeführten Befragungen mit TDM-Erinnerungsverfahren erreichten Rücklaufquoten zwischen 65 und 82 Prozent.

Ein einheitliches Muster der Ausschöpfungen über die Erhebungskontakte hinweg ist bei den angeführten Befragungen nicht festzustellen. Die von Frasch (1987: 0-1, 3-3) und French (1981: 16) vermutete Tendenz einer stetig sinkenden Teilnehmerzahl kann lediglich mit Einschränkungen bei den beiden angeführten Patientenbefragungen und bei einer der drei TDM-Befragungen unterstellt werden.

7.4 Theoretischer Forschungsstand

In Kapitel 3 wurde das r-c-theoretische Modell der Befragungsteilnahme dargestellt, das Teilnahmen und Verweigerungen als Resultat der Abwägung von (subjektiv-wahrgenommenen) Kosten- und Nutzenaspekten durch die Befragten erklärt. Im Rahmen dieses Modells wird die rücklauferhöhende Wirkung von Follow-up-Kontakten hauptsächlich auf zwei Effekte zurückgeführt.

Erstens wird angenommen, dass Erinnerungskontakte die Wichtigkeit der Befragung bzw. die Wichtigkeit der Teilnahme an der Befragung in den Augen der Befragten erhöhen (vgl. z.B. Heberlein/Baumgartner 1978: 458; Heberlein/Baumgartner 1981: 102ff.).[112] Durch die höhere (subjektive) Relevanz der Befragung verändert sich das Nutzenkalkül bezüglich der Befragungsteilnahme bei einigen bisherigen Nicht-teilnehmern dahingehend, dass der bisher negative Gesamtnutzen positiv wird. Follow-up-Kontakte führen dem Ansatz zufolge also zu einer höheren Teilnahmewilligkeit. Als Ursache für diese Wirkung werden einerseits veränderte Erhebungsunterlagen, insbesondere veränderte verbale Stimuli in den Begleitschreiben der verschiedenen Erinnerungswellen, genannt. Durch die Variation der Teilnahmeappelle würden bei Nachfassaktionen Personen zur Teilnahme bewegt, bei welchen vorherige Appelle nicht wirksam waren (vgl. Dillman 1978: 180ff.; Dillman 2000: 151ff.).[113] Andererseits wird vermutet, dass allein die Tatsache der mehrfachen Kontaktierung die Wichtigkeit der Befragung unterstreicht (Scott 1961: 179; Heberlein/Baumgartner 1978: 458). Die Befragten würden den hohen Aufwand, der mit mehrmaligen Kontakten verbunden ist, als Zeichen für die Wichtigkeit der Umfrage bzw. die Wichtigkeit ihrer Befragungs-teilnahme deuten (vgl. auch Kapitel 11 sowie z.B. Gallegos 1974: 12, zitiert in Goyder 1987: 163).

---

[112] Eine detaillierte r-c-theoretische Betrachtung des Sachverhalts „Wichtigkeit der Befragung" findet sich in Kapitel 11.
[113] Dillman (1978: 180ff.; 2000: 155ff.) macht detaillierte Vorschläge, wie die unterschiedlichen Erinnerungs-schreiben formuliert und gestaltet werden können. Er weist ferner explizit darauf hin, dass die Variation der Teilnahmeunterlagen für die Wirksamkeit der Erinnerungsverfahren von zentraler Bedeutung ist (Dillman 2000: 151).

Die zweite Erklärung für den Erfolg von Erinnerungsverfahren besteht darin, dass mit mehrfachen Kontakten in erster Linie Untersuchungspersonen zur Teilnahme bewegt werden, die bereits von Anfang an teilnahmewillig waren, jedoch aufgrund situativer Umstände den Fragebogen nicht zurückgesandt haben (vgl. Eichner/Habermehl 1982: 124ff.; Frasch 1987: 2-15, 4-3, 5-31, 6-25). In der Regel gebe es eine ganze Reihe von Befragten, die prinzipiell gewillt sind, einen Fragebogen auszufüllen, nur nicht zu jedem beliebigen Zeitpunkt. Dies lässt sich darauf zurückführen, dass die freie Disposition von Zeit im alltäglichen Leben meist durch berufliche Zwänge, familiäre Rollenverpflichtungen oder ähnliche Anforderungen stark eingeschränkt ist. Befragte werden deshalb erst dann einen unaufgefordert zugesandten Fragebogen ausfüllen (können), wenn es keine anderen Aufgaben gibt, die höher in ihrer Präferenzhierarchie stehen. Ein Fragebogen wird daher unter Umständen zunächst beiseite gelegt, mit der Absicht ihn später auszufüllen (Frasch 1987: 4-3).[114] Die Priorität des Fragebogens nimmt dann jedoch in der Regel mit jedem Tag ab, bis er schließlich in vielen Fällen vergessen, verloren oder weggeworfen wird (vgl. Dillman 2000: 179).[115] Konkret können folgende situative Ausfallursachen angenommen werden (vgl. Sosdian/Sharp 1980: 396, wiedergegeben nach Frasch 1987: 2-15ff.; Dillman 2000: 155): der Befragte ist zum Zeitpunkt der Erhebung zu beschäftigt, um den Fragebogen auszufüllen; der Befragte ist zu müde oder hat keine Lust diesen auszufüllen; der Befragte nimmt sich zwar fest vor, den Fragebogen auszufüllen, dieser geht jedoch verloren oder wird verlegt; der Befragte füllt den Fragebogen teilweise aus, kommt aber nicht dazu, das Ausfüllen zu beenden; der Befragte vergisst, den ausgefüllten Fragebogen abzuschicken; der Befragte ist zum Zeitpunkt des Eintreffens des Fragebogens krank oder er ist verreist.

Die Konvertierung von anfänglichen Nichtteilnehmern durch das Erinnerungsverfahren wird im Rahmen dieses Ansatzes somit auf eine Veränderung von extern gegebenen, situativen Opportunitätskosten zurückgeführt, d.h. auf eine geringere Attraktivität einer alternativen Zeitverwendung (vgl. Esser 1986: 39), und nicht auf eine Steigerung der grundsätzlichen Nutzenaspekte einer Befragungsteilnahme (Teilnahmewilligkeit). Dem Erinnerungsverfahren kommt folglich vor allem eine wörtlich zu nehmende „erinnernde" Wirkung zu. Die Postkarte, die kurz nach dem Fragebogen an die Befragten geschickt

---

[114] Dem Umstand geringer zeitlicher Freiräume im alltäglichen Leben kann beim Fragebogenversand dadurch Rechnung getragen werden, dass die Fragebögen zum Wochenende hin (an die Adresse des Wohnortes) versandt werden. Am Wochenende ist die Wahrscheinlichkeit größer, dass Spielräume bei der Wahl der Tätigkeiten vorhanden sind (Hafermalz 1976; zitiert in Frasch 1987: 4-3).

[115] Ein psychologischer Faktor, der das „Vergessen" des Fragebogens möglicherweise begünstigt, ist der „Teleskoping"-Effekt. Beim Teleskoping-Effekt handelt es sich um das psychologische Phänomen, dass Personen den Zeitraum zwischen einem zurückliegenden Ereignis und der Gegenwart häufig unterschätzen. Für die Teilnahme an der Befragung kann dies bedeuten, dass Befragte den Zeitraum, der seit Erhalt des Fragebogens vergangen ist, möglicherweise zu gering einschätzen und daher der Auffassung sind, sich mit der Beantwortung noch etwas Zeit lassen zu können (vgl. Bradburn 1983: 308; Frasch 1987: 4-3f.).

wird, erinnert an das Ausfüllen, wenn die Befragten den Fragebogen wahrscheinlich noch zur Hand haben (Dillman 2000: 152). Mit der erneuten Zusendung eines Frage-bogens nach einem längeren Zeitintervall soll zusätzlich sichergestellt werden, dass ein Fragebogen auch verfügbar ist (Thoma/Zimmermann 1996: 148).

Neben den beiden angeführten Erklärungsansätzen findet sich ferner bei Gallegos (1974: 13, zitiert in Goyder 1987: 177) die Hypothese, dass die Teilnahme nach einer Erinnerung eine Handlung zur Vermeidung gestiegener psychologischer Kosten einer Nichtteilnahme darstellt. Es wird vermutet, dass Befragte mit jedem zusätzlichen Kontakt zunehmend das Gefühl bekommen, sie würden sich dem Forscher gegenüber unfair verhalten. Durch die Teilnahme vermeiden die Befragten weitere Erinnerungs-schreiben und das wiederholte Auftreten des (Schuld-) Gefühls.

7.5 Untersuchungshypothesen

Vor dem Hintergrund des dargestellten Forschungsstands werden folgende Hypothesen für die Untersuchung des Erinnerungsverfahrens aufgestellt.

Hypothese 1: Mit einem Erinnerungsverfahren nach der Dillman'schen Total-Design-Methode (TDM) lässt sich der Rücklauf bei einer postalischen Patientenbefragung deutlich erhöhen.[116]

Hypothese 2: Mit jedem zusätzlichen Kontakt nimmt die Rücklaufquote kontinuierlich ab und konvergiert gegen Null.[117]

7.6 Stichprobe und Methodik

Die Untersuchungen im Folgenden basieren auf der in Kapitel 5.1 ausführlich dargestellten Stichprobe 2 (Tabelle 5.2). Weitere Angaben zur Stichprobe 2 finden sich in den Kapiteln 7.7.1 und 8 bis 11.

Die ausgewählten Patienten erhielten nach dem Zufallsprinzip einen von drei unter-schiedlich langen Fragebögen zugeschickt. 400 Patienten bekamen einen Fragebogen mit zwölf Seiten (303 Items), 100 Patienten erhielten einen Fragebogen mit acht Seiten (238 Items) und 200 Patienten einen Fragebogen mit vier Seiten (96 Items). Die Länge

---

[116] Dillman (1991: 234) prognostiziert bei Einsatz der TDM für spezielle Populationen einen Rücklauf von mindestens 60 Prozent.
[117] Vergleiche zu dieser Hypothese Frasch (1987: 0-1, 3-3; Kapitel 7.3.2).

des Fragebogens war für die einzelnen Patienten über alle Befragtenkontakte konstant (vgl. auch Kapitel 10).

Das Erinnerungsverfahren wurde in enger Anlehnung an die Originalvorgaben der Total-Design-Methode durchgeführt (vgl. Kapitel 7.3; Dillman 1978: 180ff.). Es gab lediglich zwei Änderungen, die sich bereits bei den im Vorangegangenen berichteten TDM-Befragungen als sinnvoll erwiesen haben. Als erste Erinnerung/Dankesschreiben wurde keine Postkarte, sondern ein Brief, verschickt und bei der dritten Erinnerung wurde auf den Versand als Einschreiben verzichtet (vgl. Kapitel 7.3.2.1; Brune et al. 1991; Blasius/Reuband 1996; Thoma/Zimmermann 1996).

Das durchgeführte vierstufige Kontaktverfahren hatte folgenden Ablauf. Das erste Anschreiben (Erstkontakt) an die Befragten bestand aus einem Fragebogen, einem Begleitbrief, einem Rückumschlag und einer Anleitung zum Ausfüllen des Fragebogens. Eine Woche nach dem Erstkontakt wurde allen Befragten ein Brief zugesandt, der zum einen den bisherigen Teilnehmern Dank ausdrückte und zum anderen an die Nicht-teilnehmer die Bitte richtete, ihren ausgefüllten Fragebogen möglichst bald zurück zu senden (Zweitkontakt). Drei Wochen nach dem ersten Anschreiben erhielten die Nichtteilnehmer nochmals alle Befragungsunterlagen (siehe Erstkontakt) mit verän-dertem Anschreiben per Post (Drittkontakt). Dieser Schritt wurde für die Patienten, die bis zur Mitte der sechsten Woche nach dem Erstkontakt den Fragebogen noch immer nicht zurückgeschickt hatten, in der siebten Woche wiederholt (Viertkontakt).

7.7 Ergebnisse

7.7.1 Stichprobe und Stichprobenausschöpfung

Von 700 Patienten, die angeschrieben worden waren, sandten nach insgesamt vier Kontakten (dem Erstkontakt und drei Erinnerungskontakten) 437 Patienten einen Fragebogen zurück (vgl. Tabelle 7.2). Dies entspricht einer Bruttoausschöpfungsquote von 62,4 Prozent. 54 Ausfälle können als stichprobenneutral kategorisiert werden, das sind 7,7 Prozent aller ausgewählten Patienten (vgl. auch Kapitel 5.2). Es handelt sich um 18 verstorbene, 18 unbekannt verzogene und 18 minderjährige Patienten[118] (detaillierte Angaben zu den Ausfallursachen finden sich in Kapitel 9). Nach Bereinigung der Bruttostichprobe um die stichprobenneutralen Ausfälle ergibt sich eine bereinigte Stichprobengesamtheit von 646 Untersuchungseinheiten. Von den Untersuchungs-

---

[118] Patienten unter 18 Jahren gehörten nicht zur Zielpopulation. Die irrtümlicherweise angeschriebenen minderjährigen Patienten wurden deshalb im Nachhinein aus der Stichprobe ausgeschlossen; die von ihnen zurückgesandten Fragebögen wurden vernichtet (vgl. Kapitel 4.1.2 und 5.2.2).

einheiten der bereinigten Stichprobe wurden 429 Fragebögen zurückgesandt.[119] Auf der Basis dieser Werte ergibt sich eine Rücklaufquote von 66,4 Prozent und analog eine Ausfallquote von 33,6 Prozent.[120]

Tabelle 7.3: Stichprobe und Ausschöpfung (Stichprobe 2)

Bruttostichprobe	n=700	100%
Zurückerhaltene Fragebögen	437[1]	
Fehlende Fragebögen	263	
Bruttoausschöpfungsquote (in %)[2]	62,4	
Bruttoausfallquote (in %)	37,6	
Stichprobenneutrale Ausfälle		
Verstorbene Patienten	18	
Unbekannt verzogene Patienten	18	7,7%
Patienten unter 18 Jahren	18	
Bereinigte Stichprobe	646	
Zurückerhaltene Fragebögen aus der Population der bereinigten Stichprobe	429[1]	
Rücklaufquote (in %)	66,4	
Ausfallquote (in %)	33,6	

[1] Insgesamt wurden 440 Fragebögen zurückgeschickt. Von drei Patienten lagen jedoch zwei ausgefüllte Fragebögen vor. Wahrscheinlich hat sich bei diesen Patienten die Rücksendung des ausgefüllten Fragebogens mit der erneuten Verschickung eines Fragebogens (Erinnerungskontakt) überschnitten. Die drei Patienten waren sich möglicherweise nicht sicher, ob der Fragebogen angekommen ist, und haben deshalb auch den zweiten Fragebogen ausgefüllt und zurückgesandt. Der zweite, zuletzt eingesandte Fragebogen wird als nicht eingegangen (ungültig) behandelt.
Acht Fragebögen wurden von Patienten unter 18 Jahren zurückgesandt. Da minderjährige Patienten nicht zur Zielpopulation gehörten, werden diese Personen und die von ihnen zurückgesandten Fragebögen aus der bereinigten Stichprobe ausgeschlossen.
[2] Die Bruttoausschöpfungsquote wird hier zum Vergleich mit Patienten-befragungen ausgewiesen, die keinen anderen Wert nennen. Würde man die irrtümlicherweise angeschriebenen Patienten unter 18 Jahren (n=18) und die von ihnen zurückgeschickten acht Fragebögen aus der Berechnung der Bruttoaus-schöpfungsquote ausschließen, so würde sich ein Wert von 62,9 Prozent (429 Teilnehmer/682 Untersuchungseinheiten) ergeben.

7.7.2 Rücklaufquoten nach Erinnerungszeitpunkten

Tabelle 7.3 zeigt den Fragebogenrücklauf in Abhängigkeit von den verschiedenen Erinnerungszeitpunkten. Der Erst- und der Zweitkontakt erbrachten jeweils einen Rücklauf in ähnlicher Höhe von 21,1 bzw. 21,2 Prozent. Beim Drittkontakt mit der nochmaligen Zusendung des Fragebogens beteiligte sich ein geringfügig niedrigerer

---

[119] Die übrigen acht Fragebögen stammen von Patienten unter 18 Jahren, die irrtümlicherweise ange-schrieben worden waren, und sind deshalb ungültig.
[120] Die Formel zur Berechnung der Rücklaufquote ist in Kapitel 5.2 ausführlich beschrieben.

Anteil von 18,7 Prozent der ausgewählten Patienten. Mit dem vierten und letzten Kontakt, bei dem sieben Wochen nach dem ersten Anschreiben nochmals ein Fragebogen verschickt wurde, konnte dagegen nur ein deutlich geringerer Rücklauf von 5,4 Prozent erzielt werden. Insgesamt beträgt die Rücklaufquote nach allen vier Befragtenkontakten 66,4 Prozent.

Hinsichtlich des Beitrags der einzelnen Befragungswellen lässt sich feststellen, dass die ersten drei Kontakte jeweils ungefähr 30 Prozent der Endausschöpfung erbringen. Die beiden ersten Kontakte liegen mit 31,7 und 31,9 Prozent etwas über diesem Wert, der dritte Kontakt mit 28,2 Prozent etwas darunter. Deutlich weniger steuert der Viertkontakt zum Endergebnis bei. Lediglich 8,2 Prozent der zurückgesandten Fragebögen gehen auf das letzte Erinnerungsschreiben zurück.

Tabelle 7.4: Rücklauf nach Erinnerungszeitpunkten

Rücksendezeitpunkt	Abs. Häufigkeiten	Rel. Häufigkeiten (in %; Basis: bereinigte Stichprobe)	Rel. Häufigkeiten (in %; Basis: zurückgesandte Fragebögen aus der bereinigten Stichprobe)	Rel. Häufigkeiten (in %; Basis jeweils in Klammern: verbleibende Probanden je Erinnerungszeitpunkt)
Nach dem Erstkontakt	136	21,1	31,7	21,1 (n=646)
Nach dem Zweitkontakt (1. Woche)	137	21,2	31,9	26,9 (n=510)
Nach dem Drittkontakt (3. Woche)	121	18,7	28,2	32,6 (n=373)
Nach dem Viertkontakt (7. Woche)	35	5,4	8,2	13,9 (n=252)
Teilnehmer	429	66,4		
Nichtteilnehmer	217	33,6		
Gesamt	646[1]	100	100 (n=429)	

[1] Angeschrieben wurde eine Bruttostichprobe von 700 Patienten. Diese wurde um 54 stichprobenneutrale Ausfälle bereinigt: 18 Patienten waren verstorben, 18 waren unbekannt verzogen und bei weiteren 18 Patienten stellte sich im Nachhinein heraus, dass sie minderjährig waren und deshalb nicht zur Zielpopulation gehörten.

Betrachtet man jede Befragungswelle als eigene Erhebung, so zeigt sich, dass die Rücklaufquoten vom ersten bis zum dritten Befragtenkontakt steigen. Auf den Erstkontakt hin nahmen 21,1 Prozent der angeschriebenen Patienten an der Befragung teil. Mit dem Zweitkontakt konnte unter den verbliebenen Nonrespondenten ein Rücklauf von 26,9 Prozent erzielt werden, und der Drittkontakt bewegte 32,6 Prozent der bisherigen Nichtteilnehmer zur Teilnahme. Der Viertkontakt erzielte mit 13,9 Prozent die geringste Ausschöpfung.

7.8 Diskussion

Als zentrales Ergebnis der durchgeführten Untersuchung kann festgehalten werden, dass unter Anwendung des TDM-Erinnerungsverfahrens auch bei postalischen Patientenbefragungen eine Teilnahmequote von über 60 Prozent erreicht werden kann. Bei der durchgeführten Patientenbefragung wurde nach vier Befragtenkontakten ein Rücklauf von 66,4 Prozent erzielt.

Eine Rücklaufquote in dieser Größenordnung steht im Widerspruch zur dominierenden Meinung in der aktuellen deutschsprachigen Forschungsliteratur zur Patientenbefragung, die besagt, dass Rücklaufquoten in dieser Höhe nur selten und allenfalls mittels Inhouse- oder Kombinationsverfahren zu erreichen seien (vgl. Kapitel 6 sowie z.b. Seyfarth-Metzger et al. 1997: 739; Satzinger 1998: 106; KTQ 2000: 28; Satzinger/Raspe 2001: 50ff.; Trojan/Satzinger 2001: 380). Wie hier gezeigt werden konnte, ist diese weit verbreitete Auffassung empirisch nicht haltbar. Der Befund stimmt darüber hinaus mit Ergebnissen von Patientenbefragungen in der englischsprachigen Literatur überein, die mit Erinnerungsverfahren zum Teil sogar noch höhere Rücklaufquoten erreicht haben (vgl. z.b. Walker/Restuccia 1984: 305; Meterko et al. 1990: S40; Strasser/Davis 1992: 122; Gasquet et al. 2001: 1175ff.).

Ohne Follow-up-Kontakte hätte sich die Höhe der Rücklaufquote im üblichen Rahmen für postalische Patientenbefragungen mit einmaligem Kontakt bewegt (vgl. Press/Ganey 1989: 67; Barkley/Furse 1996: 427; Ruprecht 2001: 189). Nach dem ersten Kontakt betrug der Rücklauf lediglich 21,1 Prozent; wenn man zusätzlich unterstellt, dass der Rücklauf nach dem Zweitkontakt wegen der zeitlichen Nähe zumindest teilweise dem Erstkontakt zuzurechnen ist (vgl. Dillman 1978: 185; Frasch 1987: 4-13, 6-27), hätte sich maximal eine Rücklaufquote von 42,3 Prozent ergeben. Ein TDM-Erinnerungsverfahren führt somit auch bei Patientenbefragungen zu einer deutlichen Erhöhung der Rücklaufquote. Die erste Untersuchungshypothese wird damit bestätigt.

Die zweite Hypothese, die bei jeder zusätzlichen Befragungswelle einen kontinuierlichen Rückgang der Teilnehmer mit einer Tendenz gegen Null erwarten ließ, muss auf der Basis der Untersuchungsergebnisse verworfen werden. Bei den ersten drei Kontakten zeigen sich ähnlich hohe Teilnehmerzahlen. Mit jedem der ersten drei Kontakte werden etwa 20 Prozent der Untersuchungspersonen zur Teilnahme bewegt, was jeweils etwa 30 Prozent des Gesamtrücklaufs entspricht. Betrachtet man jede Welle als Einzelerhebung, so zeigt sich bei den ersten drei Kontakten sogar die Tendenz, dass mit jeder zusätzlichen Erinnerung die Ausschöpfung (bezogen auf die jeweils angeschriebene Gesamtheit) steigt. Somit zeichnet sich bei der durchgeführten Untersuchung kein

Muster kontinuierlich sinkender Teilrückläufe wie von Frasch (1987: 0-1, 3-3, 7-4) und French (1981: 16) vermutet ab.

Auf den Viertkontakt hin war ein starker Einbruch der Anzahl neu hinzugewonnener Teilnehmer zu beobachten. Dieser Befund entspricht den eingangs angeführten, rein postalischen TDM-Vergleichsbefragungen (vgl. Kapitel 7.3). Es lässt sich daher vermuten, dass bei einem TDM-Erinnerungsverfahren möglicherweise ab dem vierten Kontakt generell eine starke Tendenz der Teilrückläufe gegen Null vorhanden ist. Zur Absicherung dieser Vermutung wären jedoch Befragungen mit mehr als drei Erinnerungskontakten notwendig.

7.8.1 Schlussfolgerungen hinsichtlich der handlungstheoretischen Erklärungs- ansätze

Der Befund, dass bei den ersten drei Befragtenkontakten keine Tendenz zu einer kontinuierlich sinkenden Ausschöpfung festzustellen war, spricht ganz allgemein für den gewählten theoretischen Ansatz, der die Teilnahme und Nichtteilnahme an einer Befragung als situative Handlungsentscheidung erklärt. Das Teilnahmeverhalten der meisten Befragten scheint nicht durch stabile Persönlichkeits- oder Verhaltensmerkmale bedingt, wie an einigen Stellen in der Literatur vermutet wird (vgl. Kapitel 3 sowie z.B. Schnell 1997: 190ff.). Wären Verweigerungen zu einem großen Teil auf stabile Persönlichkeitsmerkmale oder stabile Verhaltensmuster zurückzuführen, so müsste mit fortgeschrittenem Erinnerungsverfahren der Anteil von Verweigerern in der Rest- population stark zunehmen und der Anteil der neu konvertierten Teilnehmer folglich deutlich zurückgehen. Dies ist jedoch nicht der Fall.[121]

Eine genaue Erklärung des Erfolges mehrfacher Befragtenkontakte ist anhand der durchgeführten Untersuchung nicht möglich. Das verwendete Untersuchungsdesign lässt eine Unterscheidung der beiden theoretisch wahrscheinlichsten Ursachen, einerseits die Beeinflussung der Teilnahmewilligkeit durch die Steigerung der sub- jektiven Wichtigkeit der Befragung und andererseits veränderte situative Umstände, nicht zu (vgl. Frasch 1987: 5-31). Prinzipiell sind beide Erklärungsansätze plausibel. Es kann daher angenommen werden, dass jedes Erinnerungsschreiben neue Teilnehmer sowohl aus bisher situativ teilnahmeverhinderten, aber grundsätzlich teilnahmewilligen

---

[121] Es ist dennoch nicht auszuschließen, dass möglicherweise eine kleine Gruppe von prinzipiellen Befragungsverweigerern existiert (vgl. Esser 1986: 40; Schnell 1997: 192f.).

Personen der letzten Welle(n) rekrutiert, als auch bisher nicht teilnahmewillige Personen zu einer Teilnahme bewegt (vgl. auch Kapitel 11.8.2).[122,123]

7.8.2 Schlussfolgerungen für die Durchführung von Patientenbefragungen

Die durchgeführte Untersuchung hat gezeigt, dass mit einem TDM-Erinnerungs-verfahren auch bei postalischen Patientenbefragungen relativ hohe Rücklaufquoten erreichbar sind. Aus methodischer Sicht gibt es deshalb keinen Grund, sich mit Rücklaufquoten unter 50 bzw. 60 Prozent zufrieden zu geben (vgl. Dillman 1991: 238).

Die Befunde der eigenen Untersuchung und die angeführten TDM-Befragungen legen nahe, dass von einer dritten postalischen Erinnerung generell nur vergleichsweise geringe zusätzliche Rückläufe zu erwarten sind (vgl. auch Frasch 1987: 6-13; Sutherland et al. 1996: 168; Vehovar/Lozar 1998; Reuband 2001: 319). Angesichts der erheblichen Kosten, die mit jeder Erinnerungswelle verbunden sind, stellt sich deshalb die Frage, wie die Effizienz des TDM-Erinnerungsverfahrens verbessert werden kann (vgl. z.B. Donald 1960: 113; Vehovar/Lozar 1998; Reuband 2001: 319). In der Literatur finden sich diesbezüglich folgende Ansatzpunkte.

- *Kein Viertkontakt*: Durch einen Verzicht auf den vierten Kontakt dürften die Gesamtkosten der Befragung und insbesondere die Kosten je zurückgesandtem

---

[122] Bezüglich des letztgenannten Aspekts ist anzumerken, dass genau betrachtet teilnahmeunwillige Personen in teilnahmewillige Personen transformiert werden, von welchen wahrscheinlich wiederum aufgrund ungünstiger situativer Umstände nur ein Teil an der Befragung teilnimmt.

[123] Folgende Überlegungen lassen es plausibel erscheinen, dass beide Effekte von Bedeutung sind. Erstens ist es in modernen Gesellschaften prinzipiell wahrscheinlich, dass viele Personen nicht sofort bei Erhalt eines unaufgefordert zugesandten Fragebogens diesen ausfüllen und zurücksenden, weil andere Tätigkeiten zunächst häufig wichtiger sind (Frasch 1987: 2-15, 4-3). Bestünde hierin der alleinige Ausfallgrund, so wären bei der durchgeführten Untersuchung zwei Drittel aller teilnahmewilligen Personen aufgrund situativer Umstände zunächst an der Teilnahme gehindert gewesen. Bei dieser Annahme erscheint es jedoch nur schwer vorstellbar, dass – wie zu beobachten war – zwei Kontakte ausreichen, damit der größte Teil dieser Personen Zeit findet, den Fragebogen auszufüllen und zurückzusenden. Zweitens spricht die gestiegene Ausschöpfung bei separater Betrachtung der Befragungswellen für eine zunehmende Relevanz der Umfrage. Im günstigsten Fall kann angenommen werden, dass teilnahme-verhindernde situative Umstände in der Population der teilnahmewilligen Patienten zufallsverteilt sind. Realistischerweise dürfte eher davon auszugehen sein, dass situative Teilnahmehemmnisse bei Patienten, die erst zu einem späteren Erinnerungszeitpunkt teilnehmen, im Durchschnitt häufiger vorhanden sind. Wären alle Ausfälle allein durch widrige Umstände bedingt, so müsste – bei einer Gleichverteilung teilnahmeverhindernder Situationen über die Befragungswellen – die Ausschöpfung je Befragungswelle gleich hoch sein. Geht man von einem steigenden Anteil an Personen aus, die im Durchschnitt häufiger teilnahmeverhindernden situativen Umständen ausgesetzt sind, so müsste die Ausschöpfung je Befragungswelle sinken. Unter der konservativen Annahme einer gleichen Verteilung ungünstiger Situa-tionen über die Befragungswellen (und auch sonst gleichen Bedingungen), bleibt als Erklärung für die bei der durchgeführten Befragung beobachtete Steigerung der Ausschöpfung über die ersten drei Befragungs-wellen folglich nur die zunehmende Relevanz der Befragung (vorausgesetzt es gibt keine anderen bislang unbekannten Effekte). Drittens legen eine Reihe von empirischen Untersuchungen nahe, dass sich Früh- und Spätantworter (bzw. Früh– und Spätteilnehmer) dahingehend unterscheiden, dass frühe Teilnehmer ein höheres Interesse an der Befragung haben (eine ausführliche Darstellung dieses Aspekts findet sich in Kapitel 11). Der Umstand, dass Personen mit niedrigerem Interesse zunächst nicht teilnehmen, aber per Nachfassverfahren doch noch zur Teilnahme bewegt werden können, spricht dafür, dass sich die Relevanz der Umfrage mit zunehmender Kontaktzahl erhöht.

Fragebogen in nicht unerheblichem Maße sinken (vgl. Vehovar/Lozar 1998; Reuband 2001: 319). Ein Verzicht auf den vierten Kontakt erscheint jedoch allenfalls vertretbar, wenn bereits nach den ersten drei Kontakten ein relativ hoher Rücklauf vorliegt.

- *Erinnerungsschreiben ohne neuen Fragebogen:* Die Befragungskosten (Druck-, Porto- und Personalkosten) für den letzten Kontakt können dadurch gesenkt werden, dass bei der dritten Erinnerung lediglich ein Erinnerungsschreiben anstatt der gesamten Befragungsunterlagen versandt wird.[124] Der Viertkontakt müsste dann jedoch sinnvoller Weise früher, zwischen einer und zwei Wochen, und nicht erst vier Wochen nach dem Drittkontakt durchgeführt werden (vgl. Mangione 1995: 67f.; Thoma/Zimmermann 1996: 149).[125]

- *Telefonische statt postalische Erinnerung:* In der Literatur ist an verschiedenen Stellen die Vorgehensweise dokumentiert, dass die dritte Erinnerung per Telefon durchgeführt wird. Mit dieser Maßnahme lässt sich anscheinend ein etwas höherer Rücklauf erzielen als mit einer postalischen dritten Erinnerung (vgl. z.B. Meterko et al. 1990; Dillman 2000: 154, 186; Gasquet et al. 2001; Salim Silva/Smith 2002). Dillman (2000: 225ff.) weist jedoch darauf hin, dass Antworten aus den postalischen Befragungswellen wegen Effekten der Erhebungsmethode häufig nicht mit Antworten aus der telefonischen Welle vergleichbar sein dürften (vgl. auch die Ausführungen in Kapitel 6.1 zu den Problemen der Antwortqualität bei telefonischen Patientenbefragungen). Eine gemischt-methodische Datenerhebung (Mixed-Mode-Survey) scheint daher nach aktuellem Forschungsstand keine sinnvolle Vorgehensweise bei Patientenbefragungen zu sein (vgl. Carey 1999: 23; Burroughs et al. 2001: 350).

- *Follow-up einer Zufallsauswahl aus den Nichtteilnehmern:* Die Effizienz des Erinnerungsverfahrens lässt sich ferner dadurch steigern, dass nach dem Drittkontakt eine Zufallsstichprobe aus den verbliebenen Nichtteilnehmern gezogen und diese mit mehreren zusätzlichen Erinnerungskontakten möglichst weit ausgeschöpft wird (vgl. Emberton/Black 1995: 48ff.; Mangione 1995: 71ff.; Klein/Porst 2000: 19). Auf diese Weise kann getestet werden, ob und wie sich unterschiedliche Rücklaufquoten auf die inhaltlichen Ergebnisse auswirken, ohne dass alle Nonrespondenten angeschrieben werden müssen (Mangione 1995: 71).

---

[124] Bedenken, dass ein großer Teil der Befragten den Fragebogen weggeworfen oder unauffindbar verlegt haben könnte, scheinen einigen empirischen Studien zufolge unbegründet zu sein. Thoma/Zimmermann (1996: 152ff.) konnten keinen nennenswerten Unterschied der Teilnahmequote zwischen einem Erinnerungsschreiben ohne Fragebogen und einem Erinnerungsschreiben mit Fragebogen beim Dritt-kontakt beobachten (vgl. Fußnote 108). Heberlein/Baumgartner (1981) stellten im Rahmen einer Metaanalyse fest, dass die Rücklaufquote bei Befragungen mit Erinnerungsschreiben und Fragebogen im Mittel nur 2 Prozent höher lag als die Rücklaufquote bei Befragungen mit Erinnerungen ohne Fragebogen.
[125] Mangione (1995: 67f.) empfiehlt ein Zeitintervall von 14 Tagen zwischen allen Kontakten.

7.9 Zusammenfassung

Unter Anwendung eines mehrstufigen Erinnerungsverfahrens nach der Total-Design-Methode (Dillman 1978: 180ff.) können postalische Patientenbefragungen hohe Rücklaufquoten erzielen. Die Durchführung von wenigstens zwei Erinnerungswellen scheint dabei effizient und sinnvoll zu sein. Bei der dritten postalischen Erinnerungswelle ist zu erwarten, dass diese nur vergleichsweise wenige neue Teilnehmer zur Folge hat. Ob eine dritte Erinnerungswelle angebracht ist, muss daher im Einzelfall unter Abwägung der zusätzlichen Kosten und des zu erwartenden Nutzens entschieden werden. Als Alternative zu einem Verzicht auf die dritte TDM-Erinnerung finden sich in der Literatur verschiedene Vorschläge, wie die Effizienz des Erinnerungsverfahrens verbessert werden kann. Die systematische Erprobung von modifizierten TDM-Erinnerungsverfahren bei Patientenbefragungen könnte daher eine fruchtbare Aufgabe für zukünftige Forschungsvorhaben sein.

8 Die Höhe des Rücklaufs in Abhängigkeit vom Befragungszeitpunkt

8.1 Fragestellung

Eine zentrale Frage bei der Konzeption einer postalischen Patientenbefragung ist, ob der Zeitraum zwischen Entlassung und Befragung („Timing") für alle Patienten gleich groß sein muss. Von diesem Aspekt hängt es größtenteils ab, wie hoch der Aufwand für die Datenerhebung ausfällt. Im Folgenden soll als Beitrag zur Optimierung des Forschungsdesigns von postalischen Patientenbefragungen untersucht werden, ob sich unterschiedlich große Zeiträume zwischen Entlassung und Befragung auf die Rücklaufquote auswirken.

Hinsichtlich des Timings einer postalischen Patientenbefragung können im Wesentlichen zwei Forschungsdesigns unterschieden werden. Mit einem prospektiv-temporalen Design lassen sich für alle Befragten konstante Zeitintervalle zwischen Entlassung und Befragung erreichen (vgl. Satzinger/Raspe 2001: 44). Die Probanden werden aus den jeweils aktuell entlassenen Patienten ausgewählt und nach einem bestimmten, in der Regel möglichst kurzen Zeitintervall, das für alle Befragten (ungefähr) gleich groß ist, angeschrieben (vgl. z.B. die Untersuchungen von Ehlers-Gaugner et al. 2001: 102; Langewitz et al. 2001: 8ff.; Schaupeter 2001: 95).[126] Die Datenerhebungsphase dauert dabei so lange, bis eine ausreichende Teilnehmerzahl vorhanden ist (Ruprecht 2001: 190). Da kontinuierlich während der gesamten Feldphase Befragte neu ausgewählt und angeschrieben werden müssen, ist diese Vorgehensweise sehr aufwändig (vgl. Strasser/Davis 1992: 119). Der organisatorische Aufwand erhöht sich ferner stark, wenn ein Erinnerungsverfahren durchgeführt wird.[127]

Ein deutlich geringerer Aufwand ist mit einer einmaligen, retrospektiven Auswahl der Befragten verbunden. Bei diesem Forschungsdesign werden die Befragten einmalig aus Patienten ausgewählt, die im zurückliegenden Zeitraum entlassen worden sind (vgl. z.B. die Untersuchungen von Meterko et al. 1990: S16; Barkley/Furse 1996: 428; Schupeta/ Hildebrandt 1999: 71). Die organisatorischen Vorteile dieser Vorgehensweise sind

---

[126] Aus organisatorischen und ökonomischen Gründen gibt es meistens auch bei prospektiv-temporalen Befragungen (geringfügige) Unterschiede bezüglich des Zeitintervalls zwischen Entlassung und Befragung (Strasser/Davis 1992: 119; Trojan/Nickel 2001: 147). Häufig werden die Entlassungslisten nicht immer sofort auf den neuesten Stand gebracht (z.B. bei Entlassungen am Wochenende) und der tägliche Versand von Fragebögen dürfte in der Regel zu ineffizient und zu teuer sein, so dass meistens allenfalls ein wöchentlicher Versand der Fragebögen durchführbar ist. Strasser/Davis (1992: 119) empfehlen deshalb ein Zeitfenster für den Fragebogenversand von vier bis vierzehn Tagen nach der Entlassung.
[127] Bei konsequenter Einhaltung der Zeitintervalle des Erinnerungsverfahrens müssten neben dem täglichen Versand von Befragungsunterlagen an neu ausgewählte Befragte auch täglich Erinnerungskontakte an Nichtteilnehmer versandt werden. Der Aufwand für ein solches Versandmanagement wäre erheblich.

erstens eine gute Handhabbarkeit der Stichprobe und zweitens, dass sich ein Erinnerungsverfahren relativ einfach durchführen lässt, weil alle Befragten jeweils zum gleichen Zeitpunkt angeschrieben werden. Der Zeitraum zwischen Entlassung und Befragung ist in der Befragtenpopulation jedoch auswahlbedingt unterschiedlich groß.

Im Folgenden werden zuerst der empirische Forschungsstand und der theoretische Hintergrund zum Zusammenhang von Rücklaufquote und Befragungstiming beschrieben. Daran schließt sich eine Darstellung der empirischen Ergebnisse aus der eigenen retrospektiven Patientenbefragung zu dieser Frage an. Aufbauend auf einer Diskussion der empirischen Ergebnisse wird abschließend eine Empfehlung für das Design der Datenerhebung bei Patientenbefragungen gegeben.

8.2 Empirischer Forschungsstand

8.2.1 Unterschiede hinsichtlich des Befragungstimings bei bisherigen Patienten-befragungen

Wie die folgenden Beispiele zeigen, sind die Zeitintervalle zwischen der Entlassung aus dem Krankenhaus und der Zusendung des Fragebogens bei den in der Literatur berichteten Patientenbefragungen sehr unterschiedlich. In der englischsprachigen Literatur finden sich z.B. die Untersuchungen von Doering (1983: 292) und Walker/ Restuccia (1984: 297), bei welchen die Patientenfragebögen eine Woche nach der Entlassung versandt wurden. Bei Parker/Kroboth (1991: 431) variierte der Zeitraum von der Entlassung bis zur Befragung zwischen vier und einundzwanzig Tagen. Im Rahmen der Untersuchung von Carey/Seibert (1993: 836) wurden die Fragebögen ein bis vier Wochen nach der Entlassung an die Patienten versandt. LeVois et al. (1981: 141) verschickten ihre Fragebögen vier Wochen nach der Entlassung. Bei der Untersuchung von Lasek et al. (1997: 646) erhielten die Patienten den Fragebogen acht bis zwölf Wochen nach der Entlassung, bei Barkley/Furse (1996: 428) betrug der Zeitraum zwischen Entlassung und Befragung sechs bis vierzehn Wochen und bei Emberton/ Black (1995: 48) lagen drei Monate zwischen Entlassung und Fragebogenversand. French (1981: 9ff.) sichtete 35 englischsprachige Patientenbefragungen und stellte Intervalle von einem Tag bis zu dreizehn Monaten zwischen Entlassung und Befragung fest.

Große Unterschiede in Bezug auf das Timing sind auch bei deutschsprachigen Patientenbefragungen festzustellen. Schaupeter (2001: 95) versandte die Patienten-fragebögen für seine Untersuchung etwa sieben Tage nach der Entlassung der Patienten. Bei der Umfrage von Seyfarth-Metzger et. al. (1997: 739) erhielten die

Patienten ihren Fragebogen etwa zehn Tage nach der Entlassung. Bei der Untersuchung von Ehlers-Gaugner et al. (2001: 102) lagen zwischen Entlassung und Befragung fünf bis zwölf Tage. Langewitz et al. (2001: 3) verschickten ihren Fragebogen zwei Wochen nach der Entlassung. Das Befragungskonzept der Forschungsgruppe-Metrik sieht zwei bis vier Wochen nach dem Krankenhausaufenthalt eine postalische Teilbefragung zur Kontrolle der vorherigen Inhouse-Befragung vor (Zinn 2001: 167). Nickel/Trojan (1995: 4) befragten die Patienten ihrer Studie zwei bis sechs Wochen nach der Entlassung (vgl. auch Sturm et al. 1997: 98). Das Reha-Qualitätssicherungs-programm der Rentenversicherungen sieht Patientenbefragungen im Abstand von zehn Wochen nach der Entlassung vor (Dorenburg et al. 2001: 361) und bei der DAK-Patientenbefragung lagen zwischen Entlassung und Befragung zwei bis fünfzehn Monate (Schupeta/Hildebrandt 1999: 71).

8.2.2 Studien zum Zusammenhang zwischen Befragungszeitpunkt und Rücklaufhöhe bei poststationär-postalischen Patientenbefragungen

Der Zusammenhang zwischen dem Befragungstiming und dem Rücklauf wurde nur bei wenigen Patientenbefragungen untersucht. Petersen (1988: 30) erwähnt in einem Nebensatz, dass sich bei ihrer Studie unter Patienten, die den Fragebogen nicht zwei bis drei Tage, sondern erst eine Woche nach der Entlassung erhalten hatten, die Rücklaufquote halbiert hätte. Genauere Angaben macht die Autorin nicht. Wren et al. (1971) berichten, dass die Rücklaufquote bei ihrer Patientenbefragung umso geringer war, je länger die Entlassung aus dem Krankenhaus zurücklag. Bei einer durch-schnittlichen Teilnahmerate von 45,5 Prozent war die höchste Rücklaufquote mit 57 Prozent in der Patientengruppe zu verzeichnen, die ein bis fünf Tage nach dem Aufenthalt befragt wurde. Von den Patienten, deren Entlassung drei bis fünf Monate zurücklag, sandten 38 Prozent den Fragebogen zurück und am geringsten war die Rücklaufquote mit 33 Prozent bei Patienten, die elf bis maximal dreizehn Monate vor der Befragung entlassen worden waren. Brédart et al. (2002) erzielten bei einer Befragung von Frauen, die aufgrund von Brustkrebs operiert worden waren, eine extrem hohe Rücklaufquote von 87 Prozent unter Patientinnen, die zwei Wochen nach ihrer Entlassung befragt worden waren (n=55). In der Vergleichsgruppe, die den Fragebogen erst drei Monate nach der Entlassung zugesandt bekommen hatte (n=50), betrug der Rücklauf dagegen nur 66 Prozent. Die Patientinnen beider Gruppen wurden jeweils eine Woche nach dem Fragebogenversand telefonisch an das Ausfüllen des Fragebogens erinnert. Kosinski/Raspe (1998: 77) kommen im Rahmen einer Befragung von Rehabilitationspatienten in Deutschland ebenfalls zum Ergebnis, dass mit zunehmendem Abstand zur Entlassung die Rücklaufquote sinkt. Die von ihnen untersuchten Zeitintervalle lagen zwischen einer und zwölf Wochen. Durch Anwendung von zwei Erinnerungsschreiben konnte eine Rücklaufquote von durchschnittlich 90 Prozent erreicht werden (Kosinski/Raspe 1998: 77). Unter den Patienten, die eine Woche nach ihrer Entlassung angeschrieben worden waren, war die Rücklaufquote mit 97 Prozent am höchsten. Aus der Gruppe der Patienten, die den Fragebogen vier Wochen nach ihrem Aufenthalt zugesandt bekam, sandten 90 Prozent den Fragebogen zurück. Von den Patienten, die acht Wochen nach ihrer Entlassung befragt wurden, schickten 89 Prozent den Fragebogen zurück und von den Patienten, bei welchen seit der Entlassung zwölf Wochen vergangen waren, nahmen 83 Prozent an der Befragung teil. Zu einem anderen Ergebnis kommen Meterko et al. (1990: S20, S41). Bei ihrer Patientenbefragung war kein Zusammenhang zwischen der Höhe des Rücklaufs und dem Zeitpunkt der Befragung in Bezug auf ein Befragungsintervall von zwei bis zwölf Wochen nach der Entlassung festzustellen. Die Rücklaufquote der Studie betrug nach insgesamt vier Befragtenkontakten 70 Prozent (Meterko et al. 1990: S19).

Zusammenfassend ist somit der Mehrheit der angeführten Patientenstudien zufolge davon auszugehen, dass zwischen dem zeitlichen Abstand der Befragung von der Entlassung und dem Teilnahmeverhalten ein negativer Zusammenhang besteht.

8.3 Theoretischer Hintergrund

Petersen (1988), Wren et. al. (1971) und Kosinski/Raspe (1998) geben keine Erklärung für ihren Befund eines negativen Zusammenhangs zwischen dem Abstand der Befragung von der Entlassung und dem Rücklauf. French (1981: 14) vermutet als Ursache für den negativen Timingeffekt, dass die Patientenadressen mit zunehmendem zeitlichen Abstand von der Entlassung an Aktualität verlieren. Als alleinige Erklärung für den negativen Effekt erscheint diese Erklärung jedoch nicht ausreichend. Es ist unwahrscheinlich, dass der bei Wren et al. (1971) festgestellte Abfall der Rücklaufquote um 25 Prozentpunkte über einen Zeitraum von dreizehn Monaten und der bei Kosinski/Raspe (1998) festgestellte Abfall der Rücklaufquote um 14 Prozentpunkte innerhalb von zwölf Wochen alleine durch einen Wohnortwechsel dieses Anteils der Befragten an eine unbekannte Adresse bedingt ist.[128,129]

---

[128] Insbesondere bei der Studie von Kosinski/Raspe (1998) ist es eher unwahrscheinlich, dass schlechtes Adressenmaterial die alleinige Ursache für den Rückgang der Teilnahmequote darstellt. In Deutschland werden Sendungen an verzogene Personen in der Regel nachgesandt oder mit dem Vermerk „Empfänger unbekannt verzogen" an den Absender zurückgeschickt. Eine Häufung unzustellbarer Sendungen wäre unter diesen Bedingungen sicherlich aufgefallen.

[129] Zu der von French (1981: 14) vorgeschlagenen Erklärung der Verschlechterung des Adressmaterials ist folgende Anmerkung notwendig. Der Erklärungsansatz ist grundsätzlich nur dann sinnvoll, wenn unzustellbare Sendungen in die Berechnung der Rücklaufquote eingehen. Dies ist bei der Rücklaufberechnung nach der in den Sozialwissenschaften gängigen Formel nicht der Fall. Unzustellbare Sendungen werden üblicherweise als stichprobenneutrale Ausfälle aus der Berechnungsgrundlage

Brédart et al. (2002: 132) äußern in Bezug auf die von ihnen befragten Brustkrebs-patientinnen die Vermutung, dass die mit zunehmendem Abstand zur Entlassung sinkende Rücklaufquote auf eine nachlassende Bedeutung der Krankheitsbehandlung zurückgeht. Nach drei Monaten seien die Patientinnen in der Regel wieder in besserer gesundheitlicher Verfassung und weniger abhängig vom behandelnden Personal im Krankenhaus als zwei Wochen nach der Entlassung, wenn häufig noch ambulante, chemotherapeutische Nachbehandlungen durchgeführt würden. Ein ähnlicher Er-klärungsansatz findet sich z.B. auch bei Thoma/Zimmermann (1996: 147ff.), die bei einer Befragung von Absolventen einer Berufsakademie feststellten, dass die Ausschöpfung umso niedriger war, je länger der Studienabschluss zurücklag (der Zeitraum zwischen Studienabschluss und Befragung variierte in diesem Fall zwischen einem und zehn Jahren). Als Ursache für den Rückgang der Ausschöpfung vermuten die Autoren einen sinkenden Aufmerksamkeitswert des Themas. Je länger der Abschluss zurückliege, desto geringer sei bei den Absolventen die Identifikation mit der Ausbildungssituation und die persönliche Betroffenheit von studienspezifischen Problemlagen.[130] Auf eine allgemeine Patientenpopulation lässt sich dieser Erklärungs-ansatz eines sinkenden Aufmerksamkeitswertes des Themas − unabhängig von der möglicherweise sehr speziellen Behandlungssituation krebskranker Patienten − wie folgt übertragen. Patientenbefragungen, die mit dem Ziel der Verbesserung der Gesundheits-versorgung durchgeführt werden, dürften umso bedeutsamer für Befragte sein, je mehr diese in ihrer aktuellen Lebenssituation selbst an einer Verbesserung der Gesundheits-versorgung interessiert sind. Eine geringe Teilnahmequote ist folglich unter Befragten zu erwarten, die aktuell kein besonderes (Eigen-)Interesse an einer verbesserten Gesundheitsversorgung haben. Dabei kann aus zwei Gründen angenommen werden, dass das Interesse an einer Patientenbefragung umso geringer ist, je länger der Krankenhausaufenthalt zurückliegt. Erstens steigt mit zunehmendem zeitlichen Abstand zur Entlassung die Wahrscheinlichkeit, dass sich der Gesundheitszustand verbessert bzw. stabilisiert hat und die ambulante Nachsorge abgeschlossen ist (vgl. z.B. Blum

---

ausgeschlossen (vgl. Kapitel 5.2). Bei Wren et al. (1971) ist die Berechnungsweise der Rücklaufquoten nicht nachvollziehbar. Bei den bei Brédart et al. (2002) ausgewiesenen Quoten handelt es sich um Bruttoausschöpfungsquoten. Bei Kosinski/Raspe (1998: 77) kann aufgrund der angegebenen Werte ebenfalls davon ausgegangen werden, dass es sich bei den berichteten Quoten um Bruttoausschöpfungs-quoten handelt und unzustellbare Sendungen, die an die Forscher zurückgeschickt wurden, daher wahrscheinlich in den Rücklaufquoten enthalten sind. Bei Meterko et al. (1990: S20) findet sich lediglich die Feststellung, dass kein Unterschied bezüglich der Rücklaufquoten in Abhängigkeit vom Timing vorhanden war. Dem Kontext zufolge handelt es sich hier um „bereinigte" Rücklaufquoten, bei welchen Ausfälle aufgrund von fehlerhaften Adressen nicht in die Berechnungsgrundlage eingehen.
[130] Der Gesamtrücklauf der Befragung lag bei 82,4 Prozent nach vier Kontakten (vgl. Kapitel 7.3). Von den Absolventen, die ein Jahr zuvor ihr Studium abgeschlossen hatten, nahmen 88,4 Prozent an der Befragung teil. Unter Absolventen, deren Abschluss zwei Jahre zurücklag, betrug die Rücklaufquote 82,3 Prozent. Von den Absolventen, deren Abschluss fünf Jahre zurücklag, sandten 79,9 Prozent den Fragebogen zurück. Und von den Absolventen, deren Abschluss zehn Jahre zurücklag, beteiligten sich 76,6 Prozent (Thoma/ Zimmermann 1996: 151).

2001a: 211; Brédart et al. 2002: 132). Bei Patienten, die erst kürzlich aus dem Krankenhaus entlassen wurden, dürfte deshalb der Alltag – unabhängig von der Diagnose – stärker durch die Krankheit bzw. den Krankenhausaufenthalt geprägt sein als bei bereits länger entlassenen Patienten und aus diesem Grund auch ein höheres Interesse an einer Patientenbefragung vorhanden sein (vgl. auch Cannell 1977: 8; Cannell et al. 1981: 397; Küchler 1984: 6). Zweitens führen möglicherweise kognitive Prozesse der Krankheitsverarbeitung dazu, dass die Bedeutung einer Patienten-befragung bzw. die Bedeutung des Befragungsziels „Verbesserung der Krankenhaus-versorgung" für die Patienten mit dem Abstand zur Entlassung sinkt. Geyer (1992: 34ff.) beobachtete beispielsweise bei einer Population junger Erwachsener zwischen 20 und 29 Jahren, dass eine schwere Erkrankung in der Vergangenheit umso seltener als lebensveränderndes Ereignis eingestuft wurde, je länger die Erkrankung zurücklag; (anzumerken ist jedoch, dass die Untersuchung von Geyer (1992) sich auf einen Zeitraum zwischen sechs Monaten und zehn Jahren nach der Erkrankung bezieht).[131,132]

Weitere mögliche Erklärungen für eine mit dem Abstand zur Entlassung sinkende Rücklaufquote lassen sich aus der in Kapitel 3 dargestellten r-c-Theorie der Befragungs-teilnahme, der Methodenliteratur und Ergebnissen der Lebensereignis- und Gedächtnis-forschung ableiten.

Eine sinkende Teilnahmequote könnte darauf zurückgehen, dass mit dem zeitlichen Abstand zum Krankenhausaufenthalt die „Erinnerungskosten" steigen (vgl. Bradburn 1978: 37). Mit zunehmendem Zeitabstand zu einem Ereignis sind Details des Ereignisses im Gedächtnis weniger präsent (vgl. Cannell 1977:8ff.; Elbeik 1985: 189; Groves 1989: 422ff.; Geyer 1992: 37). Je länger der Krankenhausaufenthalt zurückliegt, umso größer dürften deshalb die notwendigen Anstrengungen für einen Befragten sein, sich die Einzelheiten des Aufenthalts für die Beantwortung des Fragebogens wieder ins Gedächtnis zu rufen (vgl. Kluwe 1992: 175). Diese steigenden „Kosten des Nach-denkens" führen – unter sonst gleichen Bedingungen – dazu, dass sich im Durchschnitt die Wahrscheinlichkeit eines negativen Gesamtnutzens der Befragungsteilnahme erhöht (vgl. Kapitel 3; Bradburn 1978: 37f.). Infolgedessen steigt die Verweigerungsrate, je weiter die Befragung vom Entlassungszeitpunkt entfernt liegt.

Eine weitere Erklärung für sinkende Teilnahmequoten könnte sein, dass „(...) patients often do not like to think back and mentally relive those times of personal trouble"

---

[131] Cannell et al. (1977: 9) konnten bei Gesundheitsbefragungen einen ähnlichen Effekt, konkret eine größere Genauigkeit der Antworten bei höherer subjektiver Bedeutung des Sachverhalts, feststellen. Krankheiten wurden seltener vergessen, wenn der Patient noch Schmerzen hatte, es ihm schlecht ging, er in seinen Aktivitäten eingeschränkt war, er Medizin nehmen musste bzw. weiterhin behandelt wurde oder wenn er in Bezug auf seine Gesundheit Bedenken hatte.
[132] Eine ausführliche Diskussion des Aspekts „subjektive Wichtigkeit einer Patientenbefragung" findet sich in Kapitel 11.

(Greenley et al. 1985: 304). In den meisten Fällen dürfte es sich bei einer Krankheit, die einen Krankenhausaufenthalt erforderlich macht, um ein sehr unangenehmes und potenziell bedrohliches Ereignis handeln. Die Erinnerung an den Krankenhausaufenthalt und die Krankheit kann deshalb einen Stressor für die befragten Patienten darstellen (vgl. Bodenmann 1997: 75). Je länger der Aufenthalt zurückliegt, umso größer ist jedoch die Wahrscheinlichkeit, dass die Verarbeitung des negativen Erlebnisses „Krankenhausaufenthalt" weit vorangeschritten oder bereits abgeschlossen ist (vgl. Geyer 1992: 37). In einem späten Verarbeitungsstadium stellt die erneute Erinnerung an Einzelheiten des Krankenhausaufenthalts für den Patienten daher möglicherweise eine erneute Belastung dar und/oder wirft den bisherigen Krankheitsverarbeitungsprozess zurück.[133] Eine häufigere Teilnahmeverweigerung bei Befragten, deren Entlassung längere Zeit zurückliegt, lässt sich vor diesem Hintergrund dadurch erklären, dass durch die Verweigerung (neue) psychische Kosten vermieden werden, die mit einer Erinnerung an den Krankenhausaufenthalt einhergehen würden (vgl. auch Bradburn 1978: 38).[134]

Darüber hinaus könnte eine sinkende Rücklaufquote darauf zurückgehen, dass Befragte den Wert ihres Beitrags zur Erreichung des Befragungsziels mit zunehmendem Abstand der Befragung von der Entlassung geringer einschätzen (vgl. z.B. Donald 1960: 110ff.). Eine solche Einschätzung geht möglicherweise auf Probleme bei der Erinnerung an Einzelheiten des Aufenthalts zurück. Für die Befragten verringert sich damit der erwartete Nutzen einer Befragungsteilnahme.

---

[133] An dieser Stelle wird bewusst der Begriff „Krankheitsverarbeitung" anstelle des Begriffs „Krankheitsbewältigung" verwendet, da der Begriff „Bewältigung" eine erfolgreiche Krankheitsverarbeitung impliziert (vgl. Salewski 1997: 45). Strategien zum Umgang mit belastenden Ereignissen können jedoch auch „Vergessen" oder „Ignorieren" sein (vgl. Naumann et al. 2001: 250). Eine Übersicht über Formen der Krankheitsverarbeitung findet sich bei Salewski (1997: 49ff.). Eine Belastung des Patienten durch ein erneutes Erinnern an den Krankenhausaufenthalt scheint insbesondere bei Verarbeitungsstrategien wie z.B. „Haltung bewahren", „Ablenkung und Selbstaufwertung" oder „Optimismus" wahrscheinlich.

[134] Cannell et al. (1977 : 10) konnten bezüglich der Erinnerung an einen Krankenhausaufenthalt feststellen, dass der Anteil berichteter Aufenthalte bei ihrer Befragung nicht nur umso niedriger war, je größer der zeitliche Abstand zwischen Befragung und Entlassung ausfiel, sondern auch je bedrohlicher die Diagnose der befragten Patienten war. Nach 41 bis 53 Wochen lag der Anteil nicht berichteter Krankenhausaufenthalte in der Gruppe der Patienten mit einer Aufenthaltsdauer von 1 bis 4 Tagen und einer wenig bedrohlichen Diagnose bei 27 Prozent, unter Patienten mit einer stark bedrohlichen Diagnose betrug die Rate der nicht berichteten Krankenhausaufenthalte hingegen 56 Prozent. Bei Patienten mit einer Aufenthaltsdauer von 5 und mehr Tagen zeigte sich das gleiche Muster. Nach 41 bis 53 Wochen wurden in der Gruppe der Patienten mit einer wenig bedrohlichen Diagnose 17 Prozent der Aufenthalte „vergessen", in der Gruppe der Patienten mit einer stark bedrohlichen Diagnose hingegen 33 Prozent.

8.4 Untersuchungshypothese

Die Hypothese für die Untersuchung lautet vor dem dargestellten empirischen und theoretischen Hintergrund wie folgt.

Hypothese 1: Je größer der Zeitraum zwischen Entlassung und Befragung, umso niedriger ist der Fragebogenrücklauf.

8.5 Stichprobe und Methodik

Die folgende Untersuchung basiert auf der in Kapitel 5.1 ausführlich beschriebenen Stichprobe 2 (Tabelle 5.2). Weitere Angaben zur Stichprobe 2 finden sich in den Kapiteln 7 und 9 bis 11.

Drei Aspekte der verwendeten Methodik sind für die durchgeführte Untersuchung von besonderer Bedeutung. Erstens variiert in der Befragungspopulation der Zeitpunkt, zu dem die Befragten das erste Mal die Befragungsunterlagen erhalten haben, zwischen 2,5 und 16,5 Wochen nach der Entlassung. Aus organisatorischen Gründen war ein Fragebogenversand in größerer Zeitnähe zum letzten Entlassungstermin nicht möglich (vgl. z.B. auch Strasser/Davis 1992: 119). Zweitens wurden bei der Befragung in Anlehnung an Dillman (1978: 183) vier Befragtenkontakte durchgeführt (vgl. Kapitel 7). Und drittens erhielten die Befragten Fragebögen in drei unterschiedlichen Längen (vgl. Kapitel 10). Um eine gleichmäßige Verteilung der drei Fragebogenlängen über die unterschiedlichen Zeitintervalle zwischen Entlassung und Befragung zu gewährleisten, wurden die unterschiedlichen Fragebogenlängen den Befragten wie folgt zugeordnet. In einem ersten Schritt wurde die Stichprobe nach dem Entlassungsdatum sortiert und in aufeinanderfolgende Gruppen zu je sieben Patienten aufgeteilt. In einem zweiten Schritt erhielten dann innerhalb dieser Gruppen jeweils zwei Personen einen kurzen, eine Person einen mittellangen und vier Personen einen langen Fragebogen zugelost.

8.6 Ergebnisse

8.6.1 Rücklaufquoten in Abhängigkeit von der Größe des Zeitraums zwischen Entlassung und Befragung

Tabelle 8.1 zeigt keine signifikant unterschiedlichen Rücklaufquoten in Abhängigkeit von der Größe des Zeitraums zwischen Entlassung und dem ersten Befragtenkontakt. Die Ergebnisse weisen ferner keine erkennbaren Regelmäßigkeiten auf.

Tabelle 8.1: Rücklaufquoten in Abhängigkeit vom Zeitraum zwischen Entlassung und Befragung (erster Befragtenkontakt)

Zeitraum zwischen Entlassung und Befragung	Rücklauf abs. Häufigkeiten	Rücklauf rel. Häufigkeiten (in %)	Untersuchungseinheiten gesamt
2,5-4,5 Wochen	66	62,9[ns]	105
über 4,5-6,5 Wochen	66	68,8	96
über 6,5-8,5 Wochen	55	64,7	85
über 8,5-10,5 Wochen	49	65,3	75
über 10,5-12,5 Wochen	62	70,5	88
über 12,5-14,5 Wochen	55	60,4	91
über 14,5-16,5 Wochen[1]	76	71,7	106
Gesamt	429	66,4	646
2,5-10,5 Wochen	236	65,4[ns]	361
über 10,5-16,5 Wochen	193	67,7	285

ns: nicht signifikant; a: signifikant p<0,05; b: signifikant p<0,01; c: signifikant p<0,001

[1] Die „halben" Wochen kommen dadurch zustande, dass jeweils ganze Wochen rückwärts ausgehend vom letzten Entlassungstag gezählt wurden, jedoch zu diesen immer zweieinhalb Wochen hinzuaddiert werden müssen, die zwischen dem letztgültigen Entlassungstag und der ersten Befragungswelle lagen. Der letzte Entlassungstag ist der Tag vor dem Stichtag, weil Entlassene am Stichtag nicht gewertet wurden. Die „halbe" Woche kommt dadurch zustande, dass der Stichtag ein Montag war, die Unterlagen jedoch – zweieinhalb Wochen später – zum Ende der Woche verschickt wurden.

Wie dem oberen Tabellenteil zu entnehmen ist, war die höchste Rücklaufquote unter Patienten festzustellen, die 14,5 bis 16,5 Wochen, also mehr als drei Monate vor der Befragung, entlassen worden waren. Sie beträgt 71,7 Prozent. Am niedrigsten fiel die Rücklaufquote mit 60,4 Prozent unter Patienten aus, bei welchen der Zeitraum zwischen Entlassung und Befragung mit 12,5 bis 14,5 Wochen nur geringfügig kürzer war. Die Rücklaufquoten der übrigen Patientengruppen bewegen sich zwischen diesen beiden Werten. Besonders erwähnenswert erscheint lediglich, dass die Rücklaufquote unter den Patienten mit dem kürzesten Zeitraum zwischen Entlassung und Befragung (2,5 bis 4,5 Wochen) mit einem Wert von 62,9 Prozent eher im unteren Bereich liegt.

Der untere Teil der Tabelle 8.1 zeigt den Rücklauf für die kürzeren Zeiträume von 2,5 bis 10,5 Wochen und für die längeren Zeiträume von 10,5 bis 16,5 Wochen zwischen Entlassung und Befragung. Von den Patienten, die 2,5 bis 10,5 Wochen nach ihrer Entlassung befragt wurden, nahmen 65,4 Prozent an der Befragung teil. In der Patientengruppe, die 10,5 bis 16,5 Wochen nach ihrem Krankenhausaufenthalt befragt wurde, lag die Rücklaufquote mit 67,7 Prozent geringfügig höher. Die Differenz ist nicht signifikant und erscheint vom Betrag her unbedeutend.

8.6.2 Exkurs zur Qualität des Adressenmaterials

Wie in Tabelle 8.2 ausgewiesen, konnten insgesamt 18 Fragebögen aufgrund einer falschen Adresse nicht zugestellt werden (vgl. auch Kapitel 7.7.1). Ein nennenswerter Zusammenhang zwischen der Größe des Zeitintervalls von der Entlassung bis zur Befragung und dem Anteil an falschen Adressen zeigt sich nicht. Neun Ausfälle entfallen auf einen Befragungszeitpunkt von 2,5 bis 10,5 Wochen nach der Entlassung (entsprechend 2,4 Prozent, n=370)[135] und die übrigen neun Fälle auf einen Befragungszeitpunkt von 10,5 bis 16,5 Wochen nach der Entlassung (entsprechend 3,1 Prozent, n=294).

Tabelle 8.2: Fragebogenrückläufe wegen falscher Adresse in Abhängigkeit von der Größe des Zeitraums zwischen Entlassung und Befragung[1]

Befragungszeitpunkt	Fragebogenrückläufe wegen falscher Adresse		Gesamt (Basis: bereinigte Stichprobe zuzüglich der Ausfälle wegen falscher Adresse)
	Abs. Häufigkeiten	Rel. Häufigkeiten (in %)	
2,5-10,5 Wochen	9	2,4	370
über 10,5-16,5 Wochen	9	3,1	294
Gesamt	18	2,7	664

[1] nähere Angaben zu den Ausfallursachen finden sich in den Kapiteln 7 und 9.

8.7 Diskussion

Entgegen der Untersuchungshypothese, die einen negativen Zusammenhang zwischen dem Abstand der Befragung von der Entlassung und der Rücklaufquote postuliert, zeigen die Ergebnisse keinen Zusammenhang zwischen dem Befragungstiming und der Höhe des Rücklaufs. Die aufgestellte Hypothese ist somit zu verwerfen.

Dieser Befund widerspricht den Ergebnissen der meisten bisherigen Untersuchungen. Wren et al. (1971), Petersen (1988), Brédart et al. (2002) und Kosinski/Raspe (1998) berichten bei ihren Patientenbefragungen sinkende Rücklaufquoten mit zunehmendem Abstand der Befragung von der Entlassung. Das Ergebnis der durchgeführten Analyse stimmt lediglich mit dem Befund von Meterko et al. (1990: S20, S41) überein, bei deren Patientenbefragung ebenfalls kein Zusammenhang zwischen dem Timing der Befragung und dem Rücklauf zu beobachten war. Das Abweichen des Ergebnisses der eigenen Untersuchung vom Befund der erstgenannten Studien und die Übereinstimmung mit der postalischen Untersuchung von Meterko et al. (1990) könnte damit im Zusammenhang stehen, dass das Forschungsdesign der eigenen Patientenbefragung dem Design der

---

[135] Die angegebene Berechnungsgrundlage von n=370 setzt sich wie folgt zusammen: Berechnungsgrundlage für die Rücklaufquote ist die durch das (frühe) Zeitintervall eingegrenzte Teilgesamtheit der bereinigten Stichprobe (n=361) plus die Probanden des (frühen) Zeitintervalls, die wegen falscher Adresse ausgefallen sind (n=9). Die selbe Formel gilt beim späten Zeitintervall.

Befragung von Meterko et al. (1990) sehr ähnlich ist. Die Studien entsprechen sich in Bezug auf die Befragtenpopulation, die Anzahl der Erinnerungskontakte und das Zeitintervall zwischen Entlassung und Befragung weitgehend.[136] Hingegen führten Wren et al. (1971) kein Follow-up-Verfahren durch und das Zeitintervall zwischen Entlassung und Befragung war mit bis zu 13 Monaten deutlich größer; Brédart et al. (2002) verwendeten einen telefonischen Erinnerungskontakt und untersuchten ausschließlich Brustkrebspatientinnen; und die bei Kosinski/Raspe (1998) befragten Rehabilitations-patienten stellen eine Spezialpopulation dar, die sich von der Population der Kranken-hauspatienten deutlich unterscheiden dürfte (vgl. Tscheulin/Helmig 2000: 110).[137]

8.7.1 Erklärung des Ergebnisses

Die in Tabelle 8.1 ausgewiesenen Rücklaufquoten klammern Ausfälle aufgrund falscher Adressen als stichprobenneutrale Ausfälle aus der Berechnungsgrundlage aus (vgl. Kapitel 5.2). Die Daten sind somit um die mögliche Ursache der sinkenden Aktualität der Adressen, die French (1981: 14) hinter abnehmenden Rücklaufquoten vermutet, bereinigt. Wie aus Tabelle 8.2 hervorgeht, existiert bei der durchgeführten Befragung kein Unterschied bezüglich des Anteils falscher Adressen in Abhängigkeit davon, wie lange die Entlassung zurücklag. Bedenken wegen einer möglicherweise nachlassenden Qualität des Adressenmaterials scheinen daher bei Patientenbefragungen, deren Probanden im Zeitraum der letzten 17 Wochen entlassen wurden, unbegründet.[138]

Da bei der durchgeführten Untersuchung kein Zusammenhang zwischen der Rück-laufquote und der Größe des Zeitraums zwischen Entlassung und Befragung festgestellt werden konnte, greifen die eingangs angeführten handlungstheoretischen Ansätze, die zur Erklärung des in der Literatur berichteten negativen Zusammenhangs herangezogen wurden, nicht. Sie können jedoch als theoretischer Hintergrund dienen, um die hier festgestellte Unabhängigkeit von Rücklaufquote und Timing besser zu verstehen. Für

---

[136] Bei beiden Untersuchungen wurden ehemalige stationäre Krankenhauspatienten ohne Fokussierung auf eine spezielle Erkrankung befragt, es kamen jeweils drei Erinnerungskontakte zur Anwendung und das Zeitintervall von 2,5 bis 16,5 Wochen zwischen Entlassung und Befragung war bei der durchgeführten Patientenbefragung nicht wesentlich länger als das Intervall von 2 bis 12 Wochen bei der Befragung von Meterko et al. (vgl. Meterko et al. 1990: S16f., S41).

[137] Nähere Angaben zur Methodik der Untersuchung von Petersen (1988), bei der wie erwähnt ebenfalls ein negativer Zusammenhang zwischen Befragungstiming und Rücklauf berichtet wird, sind nicht verfügbar.

[138] Diese Schlussfolgerung kann zunächst lediglich für Patientenbefragungen in Deutschland eine allgemeinere Gültigkeit beanspruchen. Wie bereits erwähnt, werden in Deutschland postalische Sendungen an die neue Adresse nachgesandt, weshalb die Wahrscheinlichkeit von Ausfällen wegen fehlerhafter Adressen prinzipiell gering ist. Ferner muss das Zeitintervall relativ groß sein, damit die Zahl der in der Zwischenzeit umgezogenen Patienten überhaupt groß genug ist, um sich deutlich wahrnehmbar in der Rücklaufstatistik niederschlagen zu können. Zusammenfassend kommt die sinkende Aktualität der Patientenadressen als eine mögliche Erklärung für sinkende Rücklaufquoten deshalb nur dann in Frage, wenn der Abstand zwischen Befragung und Entlassung stark variiert, wie z.B. bei Wren et al. (1971) der Fall ist.

den in der Literatur dokumentierten Befund, dass mit zunehmendem Abstand der Befragung von der Entlassung der Befragten die Rücklaufquote sinkt, wurden eingangs folgende mögliche Erklärungen genannt: erstens eine sinkende subjektive Bedeutung bzw. ein abnehmender Aufmerksamkeitswert der Befragung, zweitens zunehmende Schwierigkeiten bei der Erinnerung an den Krankenhausaufenthalt, drittens eine sinkende Wertschätzung des eigenen Beitrags zur Befragung von Seiten der Befragten und viertens eine zunehmende Vermeidung von erneutem Stress durch die Erinnerung an den Krankenhausaufenthalt.

Aus der festgestellten Unabhängigkeit von Befragungstiming und Teilnahmequote lässt sich die Schlussfolgerung ziehen, dass der Aufmerksamkeitswert der durchgeführten Patientenbefragung für alle befragten Patienten ähnlich hoch gewesen sein muss. Dies kann jedoch aus zwei Gründen nicht uneingeschränkt auch bei anderen Patienten-befragungen erwartet werden. Erstens handelt es sich beim negativen Zusammenhang zwischen der subjektiven Bedeutsamkeit eines Ereignisses und dem zeitlichen Abstand zu diesem um eine allgemeine Regelmäßigkeit, die sowohl theoretisch plausibel als auch empirisch in verschiedenen Kontexten belegt ist (vgl. Kapitel 8.2 und 8.3; sowie z.B. Cannell 1977; Geyer 1992; Thoma/Zimmermann 1996); und zweitens hat sich der erwartete negative Zusammenhang zwischen der Teilnahmequote und dem Befra-gungstiming bei den meisten der eingangs angeführten Patientenbefragungen tatsächlich gezeigt (vgl. Kapitel 8.2; Wren et al. 1971; Petersen 1988; Kosinski/Raspe 1998; Brédart et al. 2002). Die Abweichung des eigenen Ergebnisses von den meisten bisherigen Befunden bedarf daher einer besonderen Erklärung. Ursache für die festgestellte Unabhängigkeit von Timing und Rücklaufquote könnte sein, dass der Aufenthalt in einem Akut-Krankenhaus – möglicherweise im Gegensatz zum Aufenthalt in einem Rehabilitationskrankenhaus (vgl. die Ergebnisse von Kosinski/Raspe 1998) – in der Regel ein so bedeutsames Ereignis darstellt, dass ein Zeitintervall von 2,5 bis maximal 16,5 Wochen zu klein ist, um sich in teilnahmerelevanten Unterschieden des Aufmerksamkeitswertes einer allgemeinen Patientenbefragung niederzuschlagen. Damit sei nicht ausgeschlossen, dass sich dasselbe Zeitintervall bei speziellen Patienten-populationen eines (Akut-)Krankenhauses aufgrund besonderer Randbedingungen, z.B. einer aus medizinischen Gründen auch nach der Entlassung zunächst noch fort-bestehenden Abhängigkeit der Patienten vom Klinikpersonal, in teilnahmerelevanter Weise auf den Aufmerksamkeitswert der Befragung auswirken kann (vgl. Brédart et al. 2002).[139]

---

[139] Bei Brédart et al. (2002: 132) wird folgende populationsbezogene Erklärung für die bei ihrer Studie gefundenen timingbedingten Teilnahmeunterschiede angedeutet. Die außergewöhnlich hohe Rücklaufquote

Eine andere mögliche Erklärung für das Untersuchungsergebnis ist, dass der Aufmerksamkeitswert der Befragung über den Zeitraum von 2,5 bis maximal 16,5 Wochen zwar in einem teilnahmerelevanten Maß abgenommen hat, dies jedoch durch den wichtigkeitssteigernden Effekt des verwendeten dreistufigen Erinnerungsverfahrens ausgeglichen wurde. In diesem Fall würde bei Befragungen ohne oder mit weniger als drei Erinnerungskontakten ein timingbedingt sinkender Aufmerksamkeitswert der Befragung folglich nicht bzw. nicht vollständig ausgeglichen werden und sich daher negativ im Teilnahmeverhalten niederschlagen (vgl. Kapitel 7 und 11).

Bezüglich des Aspekts steigender Erinnerungskosten kann ähnlich wie im Vorangegangenen argumentiert werden. Die sozialpsychologische Gesetzmäßigkeit, dass die Erinnerung an ein Ereignis in der Regel mit zunehmendem zeitlichen Abstand zu diesem schwerer wird, lässt sich kaum anzweifeln. Dieser Sachverhalt ist empirisch gesichert (vgl. z.B. Cannell 1977: 8f.; Geyer 1992: 37; Kluwe 1992: 175; Mangione 1995: 34ff.; Geyer 1999). Der Umstand, dass Erinnerungskosten bei der durchgeführten Untersuchung offensichtlich nicht in einem teilnahmerelevanten Maße zugenommen haben, hängt möglicherweise wiederum mit der Größe des Zeitintervalls zwischen Entlassung und Befragung zusammen. Bei einem so bedeutsamen Ereignis wie einem Aufenthalt in einem (Akut-)Krankenhaus treten wahrscheinlich auch nach 17 Wochen noch keine größeren Erinnerungsprobleme auf. Ergebnisse aus der Gedächtnisforschung stützen diese Erklärung. Sie zeigen, dass die „Vergessensrate" umso geringer ausfällt, je bedeutsamer ein Ereignis ist (vgl. Funch/Marshall 1984: 455ff.; Groves 1989: 431; Glickmann et al. 1990: 35; Geyer 1992: 28; Geyer 1999: 87).[140]

Durch die bisher angeführten Erklärungen wird ferner der Sachverhalt nachvollziehbar, dass die Befragten ihrer Teilnahme offensichtlich keinen geringeren Wert bei zunehmendem Abstand der Befragung von der Entlassung zugemessen haben. Vor dem

---

unter Brustkrebspatientinnen, die zwei Wochen nach ihrer Entlassung befragt wurden, ist unter Umständen durch eine hohe Abhängigkeit dieser Patientinnen vom Krankenhauspersonal mitbedingt. Die hohe Abhängigkeit dieser Patientinnengruppe geht darauf zurück, dass sie in der Regel noch zur ambulanten Nachbehandlung ins Krankenhaus kommen muss. Angesichts der nicht anonymen Methode eines telefonischen Erinnerungskontakts ist es unter diesen Patientinnen möglicherweise vermehrt zu „sozial erwünschten" Teilnahmen gekommen, mit der Absicht, eventuelle Nachteile bei der ambulanten Nachbehandlung, die mit einer Verweigerung verbunden sein könnten, zu vermeiden. Für diese Vermutung spricht insbesondere der Befund, dass die höhere Rücklaufquote in der Patientinnengruppe auch mit einer etwas höheren Verweigerungsrate bei Fragen zur allgemeinen Zufriedenheit und zur Bewertung der Ärzte und Pflegekräfte einherging (Brédart et al. 2002: 133; vgl. auch Kapitel 3.3, Fußnote 37). Patientinnen, deren Entlassung bereits drei Monate zurücklag und deren Nachbehandlung deshalb häufig bereits abgeschlossen gewesen sein dürfte, hatten wegen der geringeren Abhängigkeit auch seltener Grund zu sozial erwünschten Teilnahmen, worin die Ursache für die niedrigere Rücklaufquote liegen könnte, und zu einer strategischen Verweigerung der Beantwortung potentiell kritischer Fragen (vgl. Brédart et al. 2002: 132).
[140] Laut Locker/Dunt (1978: 286) können Erinnerungsprobleme auch durch ein gutes Fragebogen-Layout verringert werden. Es ist daher denkbar, dass die aufwändige Entwicklung des eingesetzten Kölner Patientenfragebogens mittels mehrfacher qualitativer Pretests zum festgestellten Untersuchungsergebnis beigetragen hat. Eine Beschreibung der qualitativen Pretest-Phase zur Entwicklung des Kölner Patientenfragebogens findet sich bei Pfaff/Freise (2001b) und Land et al. (2001). Einen Überblick über qualitative Pretest-Techniken zur Optimierung von Fragebögen geben Prüfer/Rexroth (1996).

Hintergrund einer im Vergleich zu anderen Lebensereignissen relativ hohen Bedeutung eines Aufenthalts in einem (Akut-)Krankenhaus (vgl. Kapitel 10.8.2; Heberlein/ Baumgartner 1978: 451ff.; Statistisches Bundesamt 2000: 444f.) und allenfalls geringfügigen Erinnerungsproblemen erscheint eine teilnahmerelevant sinkende Wertschätzung des eigenen Beitrags zur Befragung innerhalb eines Zeitraums von „nur" 14,5 Wochen prinzipiell eher unwahrscheinlich. Darüber hinaus hat das verwendete Erinnerungsverfahren den Patienten, die ihren Beitrag zunächst unter Umständen als weniger wichtig eingeschätzt haben, möglicherweise deutlich gemacht, dass auch ihre Meinung für die Umfrage wertvoll ist (vgl. Kapitel 11.8.2).

Als weitere mögliche Erklärung für eine mit zeitlichem Abstand zur Entlassung sinkende Teilnahmequote wurden steigende psychische Kosten („respondent stress", Bradburn 1978: 38) einer erneuten Erinnerung an den Krankenhausaufenthalt genannt (vgl. z.B. Cannell 1977: 10; Greenley et al. 1985: 304). Die hier festgestellte Unabhängigkeit der Befragungsteilnahme vom Befragungstiming spricht gegen die Existenz eines solchen Zusammenhangs.

Zusammengefasst legt die Diskussion der handlungstheoretischen Erklärungsansätze, die eingangs für einen negativen Zusammenhang von Befragungstiming und Rücklaufquote formuliert wurden, folgende Erklärung für die hier festgestellte Unabhängigkeit von Rücklaufquote und Befragungstiming nahe. Bei der Befragung allgemeiner Patientenpopulationen aus Akut-Krankenhäusern sind – möglicherweise im Gegensatz zur Befragung von speziellen Patientenpopulationen (vgl. Kosinski/Raspe 1998; Brédart et al. 2002) – Unterschiede des Befragungszeitpunkts im Rahmen von 2,5 bis 16,5 Wochen zwischen Entlassung und Befragung wahrscheinlich zu gering, um die Teilnahmeentscheidung der Befragten negativ zu beeinflussen. Dabei ist in Betracht zu ziehen, dass dieser Befund möglicherweise nur unter Anwendung eines dreistufigen Erinnerungsverfahrens Bestand hat.

8.7.2 Anmerkungen zum Zusammenhang zwischen Befragungstiming und Antwortverhalten

Der Frage möglicher Einflüsse des Befragungstimings bei Patientenbefragungen auf das Antwortverhalten wurde in der bisherigen Forschung etwas größere Aufmerksamkeit zuteil als dem Zusammenhang zwischen Befragungstiming und Teilnahmeverhalten.[141] Zu diesem Problem sind verschiedene Untersuchungen vorhanden, die

---

[141] Einen Überblick über Forschungsergebnisse der allgemeinen sozialwissenschaftlichen Methodenforschung zur Abhängigkeit des Antwortverhaltens von zeitlichen und anderen Befragungsaspekten geben beispielsweise Sudman/Schwarz (1989), Hippler et al. (1987) und Bradburn (1983: 308ff.). Der Forschungs-

jedoch wegen unterschiedlicher Forschungsansätze, vor allem in Bezug auf die jeweils betrachtete Art der Fragen (Zufriedenheits-, Bewertungs-, Beobachtungs- oder Erinnerungsfragen), keine abschließenden Aussagen zu Antworteffekten des Befragungstimings zulassen. Entgegen der häufig geäußerten Erwartung eines deutlichen Einflusses der Länge des Zeitintervall zwischen Entlassung und Befragung auf die Patientenantworten (vgl. z.B. French 1981: 29; Lebow 1982: 243; Elbeik 1985: 189; Cleary/McNeil 1988: 32; Carr-Hill 1992: 243; Ford et al. 1997: 14; Lasek et al. 1997: 651; Trojan 1998: 27; KTQ 2000: 27; Pira 2000) kommen die in der Literatur berichteten Studien mehrheitlich zum Ergebnis, dass der Abstand der Befragung von der Entlassung keinen nennenswerten Einfluss auf das Antwortverhalten bei Patientenbefragungen hat (z.B. Wren et al. 1971; Walker/Restuccia 1984; Meterko et al. 1990; Kosinski/Raspe 1998; Brédart et al. 2002).[142]

8.7.3 Bedeutung der Ergebnisse für die Praxis der Datenerhebung bei Patientenbefragungen

In der Literatur wird bisher meistens die Auffassung vertreten, bei postalischen Befragungen müsse darauf geachtet werden, dass die Fragebögen für alle Patienten im gleichen zeitlichen Abstand zum Entlassungstag verschickt werden. Ansonsten sei mit einer ungleichen Ausschöpfung in Abhängigkeit vom Befragungstiming, d. h. einer Verzerrung der realisierten Stichprobe, und unterschiedlichem Antwortverhalten zu rechnen (vgl. z.B. Strasser/Davis 1992: 119; Wüthrich-Schneider 2000: 118; Satzinger/

---

stand zu zeitbezogenen Einflüssen auf die Bewertung von Ereignissen ist insgesamt aber eher dürftig (vgl. Geyer 1992: 37).

[142] Walker/Restuccia (1984: 301) verglichen Antworten von befragten Patienten in Abhängigkeit von vier unterschiedlichen Zeitintervallen zwischen Entlassung und der Befragung. Die untersuchten Zeitintervalle betrugen 2 bis 11 Tage, 12 und 13 Tage, 14 bis 19 Tage sowie 20 Tage und länger. Nur bei 5 von 42 getesteten Fragen waren die Antworten signifikant unterschiedlich. Eine bestimmte Tendenz der Unterschiede war jedoch nicht zu erkennen. Die Autoren ziehen daraus die Schlussfolgerung, dass das Intervall zwischen Entlassung und Befragung keinen relevanten Effekt auf die Antworten hatte. Wren et al. (1971: 80) und Kosinski/Raspe (1998: 78ff.), die – wie erwähnt – jeweils einen negativen Zusammenhang zwischen Befragungszeitpunkt und Rücklaufquote festgestellt hatten, konnten in Bezug auf das Antwortverhalten keine Abhängigkeit vom Befragungszeitpunkt nachweisen. Brédart et al. (2002: 133), die einen deutlich negativen Zusammenhang zwischen Timing und Teilnahmequote festgestellt hatten, beobachteten gleichzeitig eine etwas geringere durchschnittliche Anzahl fehlender Werte (Antwortverweigerungen) bei späterer Befragung; bezüglich der Verteilungen der Antworten waren keine Unterschiede feststellbar. Die Untersuchung von Meterko et al. (1990: S38), die keinen Zusammenhang zwischen Timing und Befragungsteilnahme erbrachte, zeigt lediglich eine sehr geringe Korrelation zwischen dem Timing und der Bewertung der medizinischen bzw. pflegerischen Behandlung sowie der Bewertung der Information. Die Patientenbewertungen fielen geringfügig besser aus, je kürzer der Zeitraum zwischen Entlassung und der Befragung war. Der Unterschied ist den Autoren zufolge jedoch ohne praktische Relevanz. Die Studie von Ley et al. (1976: 408) konnte als einzige der gesichteten Untersuchungen einen signifikanten Zusammenhang zwischen dem zeitlichen Abstand der Befragung von der Entlassung und den Antworten der Befragten belegen. Patienten, die eine oder acht Wochen nach ihrem Aufenthalt befragt worden waren, gaben eine höhere Zufriedenheit mit der Kommunikation im Krankenhaus an als Patienten, deren Befragung zwei oder vier Wochen nach ihrem Aufenthalt stattgefunden hatte. Die Erklärung für diesen u-förmigen Zusammenhang ist den Autoren zufolge schwer. Als mögliche Ursache nennen sie die allgemeine Stimmung der Befragten in Abhängigkeit von ihrer Wiedereingliederung in das alltägliche Leben zu Hause (Ley et al. 1976: 412).

Raspe 2001: 52ff.). Wegen dieser methodischen Bedenken wird bei postalischen Patientenbefragungen häufig ein prospektiv-temporales Forschungsdesign gewählt (vgl. Satzinger/Raspe 2001: 44). Dabei werden – wie bereits zu Anfang des Kapitels erläutert – jeweils aktuell entlassene Patienten angeschrieben, wobei die Datenerhebung solange dauert, bis eine ausreichende Fallzahl erreicht ist. Der hauptsächliche Nachteil dieser Vorgehensweise liegt darin, dass die Feldphase in der Regel relativ lang ist. Sie beträgt nach den Erfahrungen von Ruprecht (2001: 190) je nach Patientenaufkommen des Krankenhauses zwischen zwei und drei Monaten (vgl. auch Schaupeter 2001). In dieser Zeit müssen kontinuierlich, am besten täglich, Probanden aus den neu entlassenen Patienten ausgewählt und angeschrieben werden. Dies ist ineffizient, teuer und organisatorisch in der Regel kaum zu bewältigen (vgl. Strasser/Davis 1992: 119).[143] In der Praxis kann deshalb meistens kein täglicher Versand mit exakt gleichen Befragungszeitpunkten, sondern allenfalls ein wöchentlicher Fragebogenversand mit ähnlichen Befragungszeitpunkten realisiert werden (vgl. z.B. Ehlers-Gaugner et al. 2001: 102; Schaupeter 2001: 95; Siebeneick et al. 2001: 328). Der organisatorische und personelle Aufwand ist jedoch auch bei einem wöchentlichen Versand noch sehr hoch. Er steigt zudem um ein Vielfaches, wenn ein Erinnerungsverfahren mit zugehöriger Rücklaufkontrolle durchgeführt wird. In diesem Fall müssen neben dem kontinuierlichen Erstversand der Befragungsunterlagen an neu ausgewählte Untersuchungspersonen auch die unterschiedlichen Erinnerungssendungen kontinuierlich im jeweils richtigen Zeitabstand verschickt und für jeden Teilnehmer der Rücksendezeitpunkt mit Bezug zum jeweiligen Stand des Erinnerungsverfahrens protokolliert werden.[144]

Die hier festgestellte Unabhängigkeit von Rücklaufquote und Befragungstiming sowie der Umstand, dass die in der Forschungsliteratur dokumentierten Untersuchungen gegen einen nennenswerten Zusammenhang des (poststationären) Befragungszeitpunkts mit dem Antwortverhalten sprechen, legen nahe, dass grundsätzliche methodische Bedenken gegenüber ungleichen Befragungszeitpunkten empirisch unbegründet sind. Aus diesem Grund kann zur Vereinfachung der Datenerhebung eine retrospektive Befragtenauswahl in Verbindung mit einem für alle Befragten zeitgleichen Versand der Befragungsunterlagen gewählt werden. Die zu befragenden Patienten

---

[143] Ein häufiges organisatorisches Problem tritt im Zusammenhang mit der Auswahl der Untersuchungs-einheiten auf. In manchen Krankenhäusern steht nicht täglich eine Liste der neu entlassenen Patienten zur Verfügung und normalerweise dauert die Aufbereitung der Patientendaten eine gewisse Zeit (Strasser/Davis 1992: 119; Ehlers-Gaugner et al. 2001: 102; Schaupeter 2001: 95).
[144] Unabhängig von den organisatorischen Schwierigkeiten, einen einheitlichen Befragungszeitpunkt für alle Patienten herzustellen, ist es bei einer postalischen Befragung generell nicht möglich, einen einheitlichen Beantwortungszeitpunkt zu gewährleisten. Auch wenn alle Probanden den Fragebogen zum selben Zeitpunkt nach der Entlassung erhalten, füllen sie ihn normalerweise zu unterschiedlichen Zeitpunkten aus (vgl. Walker/Restuccia 1984: 301; Strasser/Davis 1992: 119).

werden – wie bei der durchgeführten Patientenbefragung – einmalig zu einem Stichtag aus den kürzlich entlassenen Patienten ausgewählt. Die ausgewählten Probanden werden dann alle zum gleichen Termin per Post angeschrieben und erhalten auch jeweils zum gleichen Termin die (drei) Erinnerungsschreiben. Durch diese Vorgehensweise verkürzt sich die Auswahl der Befragungspersonen auf einige Tage, die für die Stichprobenziehung aus einem vorhandenen Datenpool notwendig sind, und der Versand der Befragungsunterlagen wird deutlich besser handhabbar. Insgesamt gesehen ist diese Form der Datenerhebung im Vergleich zu einer prospektiv-temporalen Befragung einfacher, effizienter und kostengünstiger.

8.7.4 Anmerkungen zur Generalisierbarkeit des Ergebnisses und zu weiterem Forschungsbedarf

Im Vorangegangenen wurde bereits festgehalten, dass das Ergebnis der durchgeführten Untersuchung wahrscheinlich zu einem großen Teil vom gewählten Zeitintervall, der Befragtenpopulation und der Methodik der Befragung abhängig ist. Der Befund, dass die Rücklaufquote unabhängig vom Befragungszeitpunkt ist, kann deshalb zunächst nur bei Patientenbefragungen erwartet werden, die in ihrem Forschungsdesign im Großen und Ganzen der durchgeführten Untersuchung entsprechen. Die aus dem Ergebnis abgeleiteten Schlussfolgerungen in Bezug auf die Vorgehensweise bei der Datenerhebung sind somit nicht ohne weiteres auf poststationär-postalische Patientenbefragungen übertragbar, bei welchen der Zeitraum zwischen Entlassung und Befragung deutlich größer als 17 Wochen ist, bei welchen kein mehrstufiges Erinnerungsverfahren zur Anwendung kommt oder bei welchen keine allgemeine Patientenpopulation eines Akut-Krankenhauses, sondern eine spezielle Patientenpopulation, z.B. Rehabilitationspatienten, befragt wird.

Aus dem Ergebnis der durchgeführten Untersuchung ergeben sich eine Reihe interessanter Fragen für zukünftige Forschungsvorhaben. Offene Fragen sind beispielsweise, ab welcher Größe des Zeitraums zwischen Entlassung und Befragung mit sinkenden Rücklaufquoten gerechnet werden muss, wie groß der Einfluss eines Erinnerungsverfahrens auf diesen Zusammenhang ist sowie ob und wie sich der Timingeffekt zwischen unterschiedlichen Patientenpopulationen unterscheidet. Systematische Forschung ist ferner bezüglich des Zusammenhangs zeitlicher Aspekte der Datenerhebung mit dem Antwortverhalten bei verschiedenen Arten von Fragen – Zufriedenheits-, Bewertungs-, Beobachtungs- und Erinnerungsfragen – notwendig.

8.8 Zusammenfassung

Bei der durchgeführten Patientenbefragung waren keine systematischen Unterschiede der Rücklaufquote in Abhängigkeit vom Zeitabstand zwischen Befragung und Entlassung festzustellen. Der Vergleich mit anderslautenden Ergebnissen aus der Literatur legt nahe, dass dieser Befund wahrscheinlich mit dem gewählten Zeitintervall von maximal 16,5 Wochen zwischen Entlassung und Befragung, der Patienten-population (allgemeine Patientenpopulation eines Akut-Krankenhauses) und der Methodik der Befragung, insbesondere der Verwendung eines dreistufigen Erinnerungs-verfahrens, zusammenhängt.

Aus dem festgestellten Ergebnis sowie Untersuchungen in der Literatur, die zeigen, dass auch zwischen Befragungstiming und dem Antwortverhalten kein nennenswerter Zusammenhang zu erwarten ist, kann für die Konzeption der Datenerhebung bei Patientenbefragungen folgende Schlussfolgerung gezogen werden. Bei Patienten-befragungen ist es nicht notwendig, den Zeitabstand zwischen Befragung und Entlassung für alle Probanden konstant zu halten. Anstatt der häufig verwendeten Vorgehensweise, täglich oder wöchentlich jeweils aktuell entlassene Patienten anzuschreiben, um so für alle Untersuchungspersonen den Abstand zwischen Befragung und Entlassung ungefähr gleich groß zu halten, kann eine einfachere und kostengünstigere Variante gewählt werden. Diese besteht darin, einmalig eine Stichprobe aus kürzlich entlassenen Patienten zu ziehen und dann alle Probanden zum jeweils gleichen Termin anzuschreiben und zu erinnern. Liegt die Entlassung der ausgewählten Patienten wie bei der durchgeführten Patientenbefragung nicht wesentlich länger als 17 Wochen zurück und kommt ein mehrstufiges Erinnerungsverfahren zum Einsatz, so sind – den dargestellten Ergebnissen zufolge – bei dieser einfacheren Vorgehensweise keine besonderen methodischen Probleme, insbesondere keine timingbedingt unterschiedlichen Rücklaufquoten, zu erwarten.

9 Teilnahme bzw. Nonresponse in Abhängigkeit von sozio-demographischen Merkmalen sowie Merkmalen des Krankenhausaufenthalts

9.1 Fragestellung

Neben der Höhe der Rücklaufquote als indirektem Kriterium für die Repräsentativität einer Befragung (vgl. Kapitel 2.4 und 7.2) kann als weiterer Indikator für die Güte der realisierten Stichprobe eine Nonresponse-Analyse durchgeführt werden. Diese vermittelt einen konkreten Eindruck über die Repräsentativität der Befragung (vgl. Strasser/Davis 1992: 123f.; Trojan/Satzinger 2001: 380). Bei einer Nonresponse-Analyse wird untersucht, ob sich bestimmte Befragtengruppen über- oder unterdurchschnittlich an der Befragung beteiligt haben, d.h. ob die realisierte Stichprobe verzerrt ist. Die beiden wichtigsten Vorgehensweisen zur Untersuchung von Nonresponse sind erstens der Vergleich der Teilnahme- oder Ausfallquoten[145] unterschiedlicher Subpopulationen der Stichprobe auf der Basis von Individualdaten und zweitens der Vergleich von Merkmalsverteilungen in der realisierten Stichprobe mit entsprechenden Aggregatdaten einer Vergleichsgesamtheit.[146] Treten in Bezug auf die Rücklaufquoten der untersuchten Teilpopulationen bzw. die Verteilungen der Vergleichsmerkmale keine oder lediglich geringfügige Unterschiede auf, so wird dies als Indikator für die Repräsentativität der Befragung gewertet (vgl. Erbslöh/Koch 1988: 29ff.; Hartmann/Schimpl-Neimanns 1993: 359; Koch 1997: 98ff.; Schnell et al. 1999: 285; eine Diskussion dieser Annahme findet sich in Kapitel 9.2).

Voraussetzung für eine Nonresponse-Analyse ist, dass einige Merkmale nicht nur für die Teilnehmer, sondern auch für die Nichtteilnehmer zugänglich sind (Individualdaten), oder dass für einige Merkmale der Teilnehmer die entsprechenden Verteilungen in einer geeigneten Vergleichsgesamtheit bekannt sind (Aggregatdaten). Da solche Daten

---

[145] Es macht keinen Unterschied, ob Teilnahme- oder Ausfallquoten untersucht werden, da sich beide Quoten komplementär zueinander verhalten.

[146] Eine detaillierte Übersicht über unterschiedliche Vorgehensweisen für Nonresponse-Analysen geben Groves (1989: 186ff.) und Schnell (1997: 134ff.). Hinsichtlich der Vorgehensweise, Merkmalsverteilungen auf der Aggregatebene zu vergleichen, ist anzumerken, dass mit dieser Methode ebenfalls indirekt subpopulationsspezifische Teilnahmequoten verglichen werden. Beobachtete Differenzen bei Merkmalsverteilungen werden als Resultat unterschiedlichen Teilnahmeverhaltens der untersuchten Teilpopulationen angesehen.

Das validere der beiden angeführten Verfahren ist die Analyse auf der Basis von Individualdaten. Häufig sind die erforderlichen Individualdaten jedoch nicht für alle Untersuchungseinheiten der Stichprobe vorhanden. Der Vergleich von Merkmalsverteilungen der realisierten Stichprobe mit den entsprechenden Merkmalsverteilungen einer Vergleichsstichprobe stellt dann in der Regel die bestmögliche Alternative dar. Der zentrale Nachteil dieses Verfahrens ist jedoch, dass die Grundgesamtheiten, auf die sich die verglichenen Merkmalsverteilungen beziehen, oftmals nicht übereinstimmen (vgl. Schnell 1997: 135f.).

meistens jedoch fehlen, besteht im Allgemeinen eher selten die Möglichkeit einer Nonresponse-Analyse (vgl. Koch 1997: 99). Eine Ausnahme bilden lediglich allgemeine Bevölkerungsumfragen für die häufig der Mikrozensus als Vergleichsbasis herangezogen wird (vgl. z.b. Hartmann/Schimpl-Neimanns 1993; Koch 1997; Koch 1998; Schräpler 2000).[147] Für allgemeine Bevölkerungsumfragen liegen daher mittlerweile fundierte Kenntnisse hinsichtlich des (systematischen) Ausfallgeschehens sowie Ansätze zu dessen Erklärung vor (vgl. z.B. Koch 1997; Koch 1998; Schräpler 2000). Eine Übertragung dieser Ergebnisse auf Befragungen anderer Zielpopulationen ist jedoch nicht möglich, da das Ausfallgeschehen stark von den Merkmalen der Befragung, z.b. der Befragungsmethode, der Thematik, der Population und der Feldarbeit, abhängt (Goyder 1987: 104ff.; Koch 1997: 101; Schnell 1997: 153f.). Wie Goyder (1987: 110ff.) am Beispiel einer gerontologischen Befragung in den USA zeigt, unterscheiden sich die Muster der Ausfälle zwischen allgemeinen Bevölkerungsumfragen und Umfragen bei Spezialpopulationen unter Umständen stark.

Bei Patientenbefragungen werden nur selten Nonresponse-Analysen durchgeführt (Trojan 1998: 29; Dirks-Wetschky/Trojan 2001: 350). Dabei sind laut Trojan (1998: 29) die Voraussetzungen für Nonresponse-Analysen bei Umfragen unter Krankenhauspatienten im Gegensatz zu anderen Befragtenpopulationen grundsätzlich nicht schlecht. Theoretisch besteht meistens die Möglichkeit, Daten über die Nichtteilnehmer aus den Unterlagen des Krankenhauses zu erheben. Diese Möglichkeit würde jedoch wegen des hohen Arbeitsaufwands und Problemen beim Datenschutz fast nie wahrgenommen. Aus diesem Grund existieren bislang kaum Ergebnisse zu Regelmäßigkeiten des Teilnahmeverhaltens bei Patientenbefragungen. Die Chance, mit Kenntnissen über die Nichtteilnehmer die Verallgemeinerbarkeit und die Aussagekraft von Patientenbefragungen zu stützen, ist somit bislang weitgehend ungenutzt geblieben (vgl. Aharony/Strasser 1993: 58ff.; Kohlmann 1998: 67; Trojan 1998: 29).

Im Rahmen der durchgeführten Patientenbefragung war ein relativ einfacher Zugang zu einer vergleichsweise großen Anzahl von Merkmalen für alle ausgewählten Untersuchungspersonen (Teilnehmer und Nichtteilnehmer) über die EDV der Krankenhausverwaltung möglich. Für die folgende Nonresponse-Analyse stehen sowohl soziodemographische Variablen als auch Merkmale des Krankenhausaufenthalts zur Verfügung. Ziel dieses Kapitels ist es, erstens die Ergebnisse einer Nonresponse-

---

[147] Der Mikrozensus ist eine (nahezu) jährlich durchgeführte amtliche Erhebung mit dem Schwerpunkt auf erwerbsstatistischen und soziodemographischen Merkmalen. Der Befragung liegt eine Ein-Prozent-Haushaltsstichprobe der wohnberechtigten Bevölkerung zugrunde. Für die Untersuchungspersonen besteht Teilnahmepflicht (vgl. Koch 1998: 71).

Analyse für die durchgeführte Patientenbefragung darzustellen und zweitens anhand eines Vergleichs der eigenen Ergebnisse mit Ergebnissen anderer Patienten-befragungen sowie allgemeiner Bevölkerungsumfragen zu untersuchen, ob sich Regelmäßigkeiten im Teilnahmeverhalten bei Patientenbefragungen abzeichnen. Das Kapitel gliedert sich wie folgt. Zunächst wird ein Überblick über einige zentrale methodische Aspekte von Nonresponse-Analysen gegeben. Daran schließt sich ein Überblick über die bisherigen Ergebnisse der Nonresponse-Forschung und die theoretischen Ansätze zur Erklärung des Ausfallgeschehens an. Vor diesem Hinter-grund werden die Untersuchungshypothesen formuliert, darauf folgt die Darstellung der eigenen Untersuchungsergebnisse und deren Diskussion. Das Kapitel schließt mit einer Zusammenfassung.

9.2 Methodischer Hintergrund

9.2.1 Nutzen und Aussagekraft von Nonresponse-Analysen

Nonresponse-Analysen werden häufig mit dem erklärten Ziel durchgeführt, die Repräsentativität einer Befragung zu beweisen. Wie bereits in Kapitel 7.2.1 dargelegt wurde, ist ein Nachweis der Repräsentativität einer Umfrage jedoch prinzipiell nicht möglich, da Nonresponse-Analysen auf einige wenige Merkmale beschränkt sind, die für alle Untersuchungseinheiten zur Verfügung stehen. Inwieweit eine Befragung in Bezug auf alle Merkmale, insbesondere die Untersuchungsvariablen, repräsentativ ist, kann weder untersucht noch nachgewiesen werden.[148,149] Dies liegt in der Natur der Sache, denn das Ziel von Befragungen besteht in der Regel darin, bislang unbekannte Verteilungen der Untersuchungsvariablen in der Zielpopulation festzustellen (vgl. Dillman 1991: 229; Hartmann/Schimpl-Neimanns 1993: 359ff.; Schnell et al. 1999: 285ff.; Porst 2000: 106ff.).

Der Nutzen einer Nonresponse-Analyse besteht darin, dass anhand einiger Beispiel-variablen ein Eindruck darüber vermittelt wird, ob die realisierte Stichprobe grobe Verzerrungen aufweist. Sind hinsichtlich der verwendeten Vergleichsvariablen Verzerrungen erkennbar, so kann dadurch die Aussagekraft der Befragung in zwei Punkten besser eingeschätzt werden. Erstens wird für die Analysemerkmale deutlich,

---

[148] Dies gilt für den Normalfall unvollständig ausgeschöpfter Stichproben. Bei vollständig ausgeschöpften Stichproben, also in Fällen ohne Nonresponse, kann davon ausgegangen werden, dass die Auswahl repräsentativ ist, bzw. dass die Merkmalsverteilungen in der Stichprobe innerhalb statistisch berechenbarer Fehlertoleranzen mit den Merkmalsverteilungen in der Grundgesamtheit übereinstimmen (vgl. Eichner/Habermehl 1981: 117).
[149] Wegen der Nichtbeweisbarkeit der Repräsentativität von Befragungen bezeichnen Hartmann/Schimpl-Neimanns (1993) Nonresponse-Analysen als „affirmative Repräsentativitätsbeweise".

welche Patientengruppen in der realisierten Stichprobe unter- oder überrepräsentiert sind. Und zweitens kann mittels Annahmen darüber, wie sich das Antwortverhalten zwischen unter- und überrepräsentierten Befragtengruppen unterscheidet, eine Einschätzung der Richtung eventueller Verzerrungen der inhaltlichen Befragungs-ergebnisse vorgenommen werden (sogenannte „Verzerrungshypothesen"). Darüber hinaus können Nonresponse-Analysen Anhaltspunkte zur methodischen Verbesserung zukünftiger Befragungen geben (vgl. Koch 1997: 100; Schnell 1997: 156; Kohlmann 1998: 67; Schulte/Hildebrandt 1998: 123f.).[150] Falls sich hinsichtlich der verwendeten Analysemerkmale keine Stichprobenverzerrungen zeigen sollten, ist zu beachten, dass dieser Befund nicht verallgemeinert werden darf, denn in Bezug auf andere Merkmale könnten Verzerrungen existieren (vgl. Schnell et al. 1999: 286). Eine Nonresponse-Analyse gibt somit zwar keine Sicherheit hinsichtlich der Repräsentativität einer Befragung, sie ist neben der Höhe der Rücklaufquote aber ein weiterer Indikator für die Güte und Aussagekraft einer Befragung (vgl. z.B. Strasser/Davis 1992: 123f.).

9.2.2 Vergleichbarkeit von Nonresponse-Studien

Beim Vergleich von Nonresponse-Studien stellt man fest, dass diese häufig zu widersprüchlichen Ergebnissen kommen (vgl. Goyder 1987: 82; Koch 1997: 101). Hierfür lassen sich zwei Hauptursachen nennen. Zum einen können Unterschiede des Ausfallgeschehens, wie einleitend erwähnt, auf unterschiedliche Modalitäten der verglichenen Befragungen zurückgehen (vgl. Goyder 1987: 36ff.; Groves 1989: 206ff.; Schnell 1997: 153f.). In diesen Fällen handelt es sich um „echte" Unterschiede des Teilnahmeverhaltens in Abhängigkeit von verschiedenen Merkmalen der Befragungen. Eine Erklärung dieser Zusammenhänge ist ein Ziel der wissenschaftlichen Untersuchung von Teilnahmeausfällen. Zum anderen können Inkonsistenzen von Nonresponse-Ergebnissen durch eine mangelhafte Präzision der Nonresponse-Analysen verursacht sein, wenn bei den Untersuchungen versäumt wird, unterschied-liche Ausfallprozesse zu unterscheiden (Goyder 1987: 80ff.; Schnell 1997: 153ff.). Grundsätzlich lassen sich die Ursachen für Ausfälle in Erreichbarkeitsprobleme und mangelnde Teilnahmebereitschaft bzw. -fähigkeit unterscheiden.[151] Beide Aspekte haben zwar Nonresponse zur Folge, ihnen liegen aber jeweils eigene Ursachen-komplexe zugrunde. Die Ausfallwahrscheinlichkeit einer Personengruppe aufgrund ihrer Erreichbarkeit ist deshalb in der Regel von ihrer Ausfallwahrscheinlichkeit aufgrund der

---

[150] Ein allgemeiner Nutzen von Nonresponse-Analysen dürfte ferner darin liegen, dass sie dem Forscher eine Rückmeldung über die Möglichkeiten und Grenzen der verwendeten Erhebungsmethode bei seiner Zielpopulation geben.
[151] „Befragungsfähigkeit" bzw. „Befragungsunfähigkeit" wird im Folgenden nicht als eigene Ursachen-kategorie sondern als eine Erklärung für die Teilnahmebereitschaft von Befragten aufgefasst.

Teilnahmebereitschaft verschieden. Die meisten Nonresponse-Untersuchungen beziehen sich jedoch lediglich auf die abschließenden Nonresponse-Profile, so dass nicht zwischen den unterschiedlichen Ausfallprozessen unterschieden wird bzw. unterschieden werden kann. Im Fall gegenläufiger Ausfallwahrscheinlichkeiten, z.B. bei Vorliegen einer überdurchschnittlichen Erreichbarkeit und einer unterdurchschnittlichen Teilnahmebereitschaft, heben sich die Einzeleffekte im Endresultat dann ganz oder zumindest teilweise gegeneinander auf.[152] Vor diesem Hintergrund können unterschiedliche Nonresponse-Ergebnisse dadurch zustande kommen, dass Nonresponse-Studien sich auf unterschiedliche Ausfallmechanismen oder Kombinationen von Ausfallmechanismen beziehen. Dieses Problem ist vor allem beim Vergleich von Nonresponse-Befunden aus methodisch unterschiedlichen Befragungen gegeben, denn bei face-to-face und telefonischen Befragungen treten Erreichbarkeits- und Teilnahmeprobleme auf, bei postalischen Befragungen dagegen methodenbedingt lediglich Teilnahmeprobleme.[153] Darüber hinaus muss generell – jedoch insbesondere bei unterschiedlichen Erhebungsmethoden – davon ausgegangen werden, dass die bei unterschiedlichen Befragungen auftretenden Erreichbarkeits- oder Teilnahmeprobleme nicht unbedingt identisch sind (vgl. Schnell 1997: 156).

9.2.3 Die Notwendigkeit theoretischer Erklärungen für Teilnahmeausfälle

Die meisten Nonresponse-Untersuchungen beschränken sich darauf, die statistischen Ergebnisse der durchgeführten Ausfallanalysen, das Nonresponse-Profil, wiederzugeben. Da für Nonresponse-Analysen häufig nur demographische Variablen zur Verfügung stehen, besteht die Nonresponse-Literatur hauptsächlich aus Auflistungen von Korrelationen demographischer Variablen mit dem Teilnahmeverhalten (Schnell 1997: 199). Bei den verwendeten Nonresponse-Variablen handelt es sich in der Regel aber nicht um die eigentlichen, kausalen Ausfallursachen, denn die (demographischen) Analysemerkmale sind meistens keine handlungsrelevanten Variablen. Beispielsweise lassen sich Unterschiede im Teilnahmeverhalten zwischen Männern und Frauen normalerweise nicht kausal auf das biologische Geschlecht zurückführen. Als Ursachen

---

[152] Eine Personengruppe, bei der (bezüglich allgemeiner Bevölkerungsumfragen) häufig von einer derartigen Kombination aus einer überdurchschnittlichen Erreichbarkeit und einer unterdurchschnittlichen Teilnahmebereitschaft ausgegangen wird, sind ältere Befragte über 65 Jahren (vgl. Goyder 1987: 84; Koch 1997: 102f.).
[153] Ein Beispiel: Eine Personengruppe, z.B. Personen über 65 Jahre, sei durch eine stark überdurchschnittliche Erreichbarkeit, aber eine leicht unterdurchschnittliche Teilnahmebereitschaft gekennzeichnet. Diese Gruppe ist bei Methoden, die dem Erreichbarkeitsproblem unterliegen (face-to-face-, telefonische Befragung) im Nonresponse-Profil überdurchschnittlich vertreten. Bei postalischen Befragungen ohne Erreichbarkeitsproblem ist dieselbe Befragtengruppe hingegen unterdurchschnittlich vertreten. Schnell (1997: 156) hält die meisten Repräsentanzstudien wegen der fehlenden Trennung von Erreichbarkeits- und Teilnahmebereitschaftseffekten für „nahezu vollständig unbrauchbar". Sie seien weder

für geschlechtspezifische Differenzen der Befragungsteilnahme werden in der Literatur z.B. unterschiedliche Erwerbstätigenquoten, die zu einer unterschiedlichen Erreichbarkeit der Geschlechter führen, eine größere Unsicherheit von Frauen im Umgang mit fremden Interviewern oder geschlechtsspezifische Interessen an bestimmten Themen genannt (vgl. Koch 1997: 102; Schnell 1997: 201; Schräpler 2000: 119).[154] Die schlichte Angabe von Variablen, die der Nonresponse-Analyse zufolge mit dem Teilnahmeverhalten im Zusammenhang stehen, stellt folglich noch keine Erklärung der tatsächlichen Ausfallmechanismen dar. Bei den (demographischen) Nonresponse-Variablen handelt es sich in der Regel vielmehr um sogenannte „Globalvariablen",[155] hinter deren Ausprägungen sich jeweils typische Merkmalskombinationen verbergen, die zu dem beobachteten Teilnahmeverhalten führen (vgl. Esser 1979: 16; Esser 1993: 89; Schnell 1997: 199). Solche Variablenkomplexe können z.B. Sozialisationsprozesse, Lebenslagen, Einstellungen oder Dispositionen beinhalten. Erst durch die Explikation der Merkmalskombinationen hinter den Globalvariablen wird das Ausfallgeschehen bei Befragungen kausal, d.h. von den eigentlichen Ursachen her, verständlich (vgl. auch Kapitel 3).[156]

Wenn kausale Ausfallerklärungen fehlen, haben Nonresponse-Analysen nur einen stark eingeschränkten Nutzen. Die einfache Auflistung der statistischen Nonresponse-Profile gibt lediglich einen technischen Hinweis auf Abweichungen von der Repräsentativität. Ohne konkrete Vermutungen zu den eigentlichen Ausfallursachen („Ausfallhypothesen") lassen sich kaum sinnvolle Hypothesen zur inhaltlichen Verzerrung der Befragungs-

---

für eine adäquate Beurteilung des Nonresponse-Bias, noch zur methodischen Verbesserung zukünftiger Erhebungen zu gebrauchen.
[154] Eine Ausnahme können dabei in Bezug auf die Variable „Geschlecht" solche Umfragen bilden, die geschlechtsspezifisch-medizinische oder demographische Probleme behandeln. Bei Befragungen zu diesen Themen ist auch das biologische Geschlecht als eine kausale Ausfallursache denkbar (Schnell 1997: 199).
[155] Schnell (1997: 199) definiert Globalvariablen als Variablen, „deren einzelne Ausprägungen über eine Vielzahl verschiedener Mechanismen mit einer Vielzahl von Phänomenen gekoppelt sind."
[156] Ausfallerklärungen, die lediglich auf (demographischen) Globalvariablen basieren, sind Beispiele für sogenannte unvollständige Erklärungen mit impliziten Gesetzen. Die Verwendung unvollständiger Erklärungen ist nur in manchen Fällen ohne größere Probleme möglich, und zwar dann, wenn die Drittvariablenkomplexe hinter den Globalvariablen (die impliziten Gesetze) relativ homogen und zeitlich konstant sind. In derartigen Fällen kann auf eine Explikation der zugrundeliegenden Gesetze (bzw. Regelmäßigkeiten) verzichtet werden, weil diese als konstante Parameter keinen Einfluss auf eine Variation der Ergebnisse haben (vgl. Schnell 1997: 198ff.). Bei soziologisch-relevanten Sachverhalten ist diese Voraussetzung in der Regel nicht bzw. in zunehmendem Maße nicht gegeben. Im Zuge der voranschreitenden gesellschaftlichen Differenzierung und Pluralisierung lösen sich ehemals „quasi-deterministische" Zusammenhänge zwischen bestimmten handlungsrelevanten Randbedingungen (Drittvariablenkomplexen) und sozialen Kategorien immer weiter auf (vgl. Esser 1979). Folge dieser Entwicklung ist, dass die demographischen Globalvariablen ihre Erklärungskraft verlieren. Die Randbedingungen, mit denen die sozialen Kategorien verknüpft sind, haben sich verändert und ausdifferenziert (ein Beispiel für die Veränderung eines typischen Variablenkomplexes wäre im Zusammenhang mit der Variable „Geschlecht" z.B. die gestiegene Erwerbstätigkeit von Frauen). Vor diesem Hintergrund ist ein Verständnis von sozialwissenschaftlichen Ergebnissen nur dann möglich, wenn auch die impliziten Gesetzmäßigkeiten, die eigentlichen Ursachen, explizert werden. Diese Notwendigkeit wird besonders dann offensichtlich, wenn man es mit scheinbar unvereinbaren, widersprüchlichen (Nonresponse-)Ergebnissen zu tun hat.

ergebnisse durch die Teilnahmeausfälle („Verzerrungshypothesen") formulieren.[157,158] Des Weiteren ist auch eine zielgerichtete Verbesserung der Methoden nur möglich, wenn Annahmen über die konkreten Probleme vorliegen, die zu den Teilnahmeausfällen geführt haben (vgl. Schnell 1997: 156). Darüber hinaus lässt sich ohne konkrete Ausfallhypothesen nicht erkennen, ob die Widersprüchlichkeit von Nonresponse-Ergebnissen darauf zurückgeht, dass sich im historischen Zeitverlauf die Variablen-komplexe hinter den Globalvariablen (die konkreten Ausfall- und Teilnahmeursachen) verändert haben. Gleiches gilt für widersprüchliche Befunde, die dadurch bedingt sind, dass hinter einer bestimmten Ausprägung einer Globalvariable mehrere unterschied-liche Motivationen für eine Teilnahme oder eine Teilnahmeverweigerung stehen, die jeweils nur bei bestimmten situativen Umständen teilnahmerelevant werden (vgl. Fußnote 156; Esser 1979; Schnell 1997: 153ff.).

9.2.4 Implikationen der angeführten methodischen Aspekte für die eigene Untersuchung

Um eine Vergleichsgrundlage zur besseren Beurteilung der Aussagekraft von Patientenbefragungen zu schaffen, werden im Folgenden die Nonresponse-Ergebnisse der eigenen Befragung durch einen Vergleich mit Ergebnissen anderer Patienten-befragungen sowie allgemeiner Bevölkerungsumfragen aus der Literatur auf ihre Generalisierbarkeit hin eingeschätzt. Die Untersuchung bezieht sich dabei nur auf Ausfälle, deren Ursachen im Bereich der Teilnahmebereitschaft liegen. Systematische Erreichbarkeitsprobleme können bei der durchgeführten Erhebung prinzipiell als Ausfallursache ausgeschlossen werden, da die Patienten postalisch befragt wurden.[159] Um bei diesem Fokus auf die Teilnahmebereitschaft die Vergleichbarkeit mit den Nonresponse-Ergebnissen aus der Literatur zu gewährleisten, werden fast aus-schließlich postalische Befragungen sowie allgemeine Nonresponse-Befunde, die sich explizit nur auf die Teilnahmebereitschaft beziehen, für den Vergleich herangezogen.[160] Im Wesentlichen handelt es sich um vier postalische Patientenbefragungen (Doering

---

[157] Detaillierte Ausfallhypothesen sind darüber hinaus auch eine Voraussetzung für eine sinnvolle Anwendung statistischer Korrekturverfahren (Gewichtungsverfahren) (vgl. Schnell 1997: 245ff.; ADM 1999: 54ff.).

[158] Ausfall- und Verzerrungshypothesen können natürlich auch selbst Gegenstand einer empirischen Untersuchung sein. Solche weitergehenden Analysen sind jedoch aufgrund fehlender Daten und dem hohen Aufwand in der Regel nur in Nonresponsefolgestudien (z.B. Erbslöh/Koch 1988) realisierbar (Schnell 1997: 216). Wie bereits in Kapitel 3 (Fußnote 29) erwähnt, ist die schrittweise empirische Fundierung von theoretischen Annahmen zwar prinzipiell ein Ziel in den empirischen Wissenschaften, jedoch keine Voraussetzung für eine adäquate handlungstheoretische Erklärung (Lindenberg 1996: 132; Esser 1999: 260).

[159] Für einen Überblick über Ausfallursachen der Erreichbarkeit sei auf die Arbeiten von Schnell (1997: 217ff.), Goyder (1987) und Groves (1989: 185ff.) verwiesen.

[160] Bei Befragungen, die nicht postalisch durchgeführt wurden, wird die verwendete Methode explizit angegeben.

1983; Lasek et al. 1997; Trojan et al. 1997; Schupeta/Hildebrandt 1999),[161] eine postalische allgemeine Bevölkerungsumfrage (Blasius/Reuband 1996) sowie eine Literaturstudie zu allgemeinen Regelmäßigkeiten der Teilnahmebereitschaft bei Umfragen aus der us-amerikanischen Forschungsliteratur (Goyder 1987: 80ff.).[162] Der im Vorangegangenen dargestellten Notwendigkeit einer handlungstheoretischen Fundierung statistischer Nonresponse-Korrelate wird dadurch Rechnung getragen, dass zunächst theoretische Erklärungsansätze für Teilnahmeausfälle aus der Literatur referiert werden. Im Rahmen der Diskussion finden diese dann – unter zusätzlicher Berücksichtigung des besonderen situativen Kontextes bei Patientenbefragungen (vgl. Kapitel 3) – Anwendung auf die Ergebnisse der eigenen Nonresponse-Analyse.

Hinsichtlich der verwendeten Analysevariablen ist auf zwei Probleme hinzuweisen. Erstens stehen mit fünf sozio-demographischen und drei aufenthaltsspezifischen Merkmalen zwar relativ viele Merkmale für die Nonresponse-Analyse zur Verfügung,[163] problematisch für den Vergleich mit anderen Studien ist jedoch, dass die verwendeten Variablen mit den Analysemerkmalen der Vergleichsuntersuchungen nicht vollständig deckungsgleich sind. Dies macht den Vergleich der Ergebnisse teilweise schwierig. Zweitens waren bei der durchgeführten Patientenbefragung keine Variablen zum sozio-ökonomischen Status (SES), insbesondere zur schulischen Bildung der Befragten, für die Nonresponse-Analyse zugänglich. Da Merkmale des SES, bzw. vor allem die schulische Bildung, als Schlüsselvariablen zur Erklärung des Teilnahmeverhaltens gelten (vgl. Goyder 1987: 84f.; Groves 1989: 205f.; Strasser/Davis 1992: 123; Hartmann/Schimpl-Neimanns 1993; Schnell 1997: 201ff.), wird ein wichtiger Aspekt des Ausfallgeschehens somit nicht in den Ergebnissen abgebildet.[164] Die folgende Untersuchung kann daher – wie die meisten Nonresponse-Untersuchungen – kein

---

[161] Bezüglich der Vergleichsstudie von Trojan et al. (1997) ist anzumerken, dass „lediglich" 90 Prozent der Befragten postalisch befragt wurden. Mit 10 Prozent der Teilnehmer wurde auf deren eigenen Wunsch hin ein telefonisches oder persönlich-mündliches Interview durchgeführt (Trojan et al. 1997: 722). Da diese Personen erstens nur eine kleine Minderheit darstellen und zweitens bereits bei einem Vorkontakt schriftlich die Zusage zur Befragungsteilnahme gegeben hatten, scheint der Effekt möglicher Erreichbarkeitsprobleme hier vernachlässigbar zu sein.
[162] Die us-amerikanische Literaturstudie von Goyder (1987: 83ff.) wurde mangels deutschsprachiger Äquivalente als Vergleichsuntersuchung ausgewählt (so auch bei Koch 1997: 102). Sie zeichnet sich dadurch aus, dass Erreichbarkeits- und Teilnahmeprobleme getrennt behandelt und zu relativ vielen Variablen Nonresponse-Erkenntnisse berichtet werden.
[163] Bei allgemeinen Bevölkerungsumfragen, die auf Einwohnermeldeamtsstichproben beruhen, sind in der Regel maximal drei Merkmale (Alter, Geschlecht, Nationalität) für eine Nonresponse-Analyse auf der Basis von Mikrodaten zugänglich (vgl. Koch 1997; Reuband 2002: 158).
[164] Der sozio-ökonomische Status (SES) wird üblicherweise über den Beruf, das Einkommen oder die Schulbildung bzw. über eine Kombination aus diesen Variablen gemessen (Goyder 1987: 83; Janßen 1999). Der SES korreliert in der Regel positiv mit der Teilnahmebereitschaft. Dies wird meistens als Bildungseffekt erklärt (vgl. Goyder 1987: 115; Schnell 1997: 203). Goyder (1985) fasst die Literatur zur Erklärung des SES-Effekts dahingehend zusammen, dass Personen mit höherem Status häufiger über eine höhere Bildung verfügen und daher erstens den wissenschaftlichen Sinn einer Befragung eher einsehen, zweitens eher mit Interviewern, die meistens Angehörige der Mittelschicht sind, interagieren können und drittens eher an die Bearbeitung von Aufgaben mittels Papier- und Bleistift gewöhnt sein (Goyder 1985: 336; zitiert in Schnell 1997: 205). Schnell (1997: 205) fügt als weiteren Aspekt hinzu, dass eine höhere Bildung es eher erlauben würde, die Konsequenzlosigkeit einer Befragungsteilnahme zu erfassen.

Gesamtmodell der Teilnahme, sondern nur partielle Erkenntnisse zum Teilnahmeverhalten liefern.[165]

9.3 Empirischer und theoretischer Forschungsstand

In Tabelle 9.1 sind als Hintergrund zur eigenen Untersuchung die Nonresponse-Muster einiger ausgewählter Vergleichsstudien dargestellt. Ausgewiesen werden lediglich Ergebnisse, die sich auf Variablen beziehen, die auch in der eigenen Studie analysiert werden. Es handelt sich um die sozio-demographischen Merkmale Geschlecht, Alter, Familienstand, Konfession und Staatsangehörigkeit sowie die krankenhausaufenthalts-spezifischen Variablen Fachgebiet, Station und Privatleistung.[166] Jeweils im Anschluss an die Beschreibung der Nonresponse-Befunde zu einem Merkmal werden die zugehörigen theoretischen Erklärungsansätze aus der Literatur referiert.

Teilnahmeverhalten in Abhängigkeit von sozio-demographischen Merkmalen

Geschlecht

Im Allgemeinen findet sich bei Befragungen kein geschlechtspezifischer Unterschied bezüglich der Verweigerungshäufigkeit (Goyder 1987: 85; Blasius/Reuband 1996: 36; Koch 1997: 102). Dies scheint auch bei Patientenbefragungen in der Regel der Fall zu sein, wie drei der vier angeführten sowie zwei weitere Patientenbefragungen aus der Literatur nahe legen (Barkley/Furse 1996: 430; Blum 1998: 108). Die Untersuchungen von Lasek et al. (vgl. Tabelle 9.1) und Meterko et al. (1990: S20), die beide eine höhere Teilnahmebereitschaft weiblicher Patienten berichten, stellen offenbar Ausnahmen dar. Als Ursache für ein unterschiedliches Teilnahmeverhalten der Geschlechter wird meistens eine unterschiedliche subjektive Bedeutsamkeit des jeweiligen Befragungs-themas für Männer und Frauen angeführt (Goyder 1987: 86; Schnell 1997: 201).[167]

---

[165] Das Fehlen von Informationen zur schulischen Bildung für alle Untersuchungseinheiten bedingt auch die bivariate Vorgehensweise bei der folgenden Nonresponse-Analyse. In der Literatur wird zwar an einigen Stellen bemängelt, dass die Mehrzahl der Nonresponse-Untersuchungen auf bivariaten Verfahren beruht und multivariate Ansätze fehlen würden (Goyder 1987: 80; Schnell 1997: 134; Schnell 2002), multivariate Teilnahmemodelle sind jedoch prinzipiell nur sinnvoll, wenn zumindest diejenigen Variablen für die Analyse zur Verfügung stehen, die dem Forschungsstand zufolge für das Teilnahmeverhalten zentral sind. Wie Reuband (2002: 158) betont, erbringt eine multivariate Vorgehensweise (z.B. logistische Regression) deshalb ohne die Variable Bildung keine nennenswerten Erkenntnisse zum Teilnahmeverhalten. Im konkreten Fall besteht ein Vorteil der bivariaten Vorgehensweise ferner darin, dass die Ergebnisse gut mit den Nonresponse-Analysen der Patientenbefragungen in der gesichteten Literatur vergleichbar sind, da diese alle auf bivariaten Analysen beruhen.

[166] Eine ausführliche Untersuchung des Zusammenhangs zwischen der Dauer des Krankenhausaufenthalts und dem Teilnahmeverhalten findet sich in Kapitel 11.

[167] Jones/McPherson (1972) erklären eine höhere Teilnahmequote von Frauen damit, dass „women are more 'susceptible to social influence'" (Jones/McPherson 1972) zitiert nach Goyder 1987: 85). Im Zusammenhang mit mündlichen und telefonischen Befragungen existiert ferner die Vermutung, dass geschlechtspezifische Unterschiede im Teilnahmeverhalten auf die Zusammensetzung des Interviewer-stabes zurückzuführen seien (Schnell 1997: 201).

Tabelle 9.1: Übersicht über ausgewählte Vergleichsergebnisse der Nonresponse-Forschung[1]

Studie	A	B	C	D	E	F
Studienart	Patienten-befragung	Patienten-befragung	Patienten-befragung	Patienten-befragung	Allgemeine Bevölkerungs-umfrage	Literatur-studie
Variable						
Geschlecht Männer=0 Frauen=1	(0)	(0)	(+)	(0)	(0)	(0)
Alter	(+) bis 60 J., danach (-) {A1}	(+) bis 69 J., danach (-) {B1}	(+) {C1}	(+) bis 69 J., danach (-) {D1}	u-förmig {E1}	(-)
Familienstand Nicht verheiratet=0[2] Verheiratet=1	(+)	k. A.	(+)	k. A.	k. A.	(0)
Konfession	k. A.	k. A.	k. A.	k. A.	k. A.	(+) Protestanten
Staatsange-hörigkeit Inländer=0 Ausländer=1	k. A.	k. A.	k. A.	(-) {D2} (weiß vs. nicht-weiß)	k. A.	(-)
Fachgebiet „Medical"/inter-nistisch=0 Chirurgisch=1	(0) {A2}	k. A.	(+)	(0)	k. A.	k. A.
Station	Zshg. vor-handen {A2}	k. A.	k. A.	k. A.	k. A.	k. A.
Privatleistung	k. A.	k. A.	k. A.	(0) {D3}	k. A.	k. A.

Legende: (+) = positiver Zusammenhang mit Teilnahmebereitschaft; (0) = kein Zusammenhang mit Teilnahmebereitschaft; (-) = negativer Zusammenhang mit Teilnahmebereitschaft; k. A. = keine Angabe
[1] jeweils nur Teilnahmebereitschaft (ohne Erreichbarkeitseffekt)
[2] nicht verheiratet = ledig, geschieden oder verwitwet

Studie A

Trojan et al. (1997: 722), Nickel/Trojan (1995: 10)
Poststationäre Befragung mit Wahlmöglichkeit für die Patienten zwischen postalischer, telefonischer oder face-to-face-Befragung. 90 Prozent der Befragten wurden postalisch, 10 Prozent auf eigenen Wunsch hin telefonisch oder persönlich-mündlich befragt. Erreichbarkeitsprobleme scheinen hier dennoch vernachlässigbar, da die telefonisch und mündlich Befragten erstens nur eine kleine Minderheit darstellen und zweitens bereits bei einem Vorkontakt schriftlich die Zusage zur Befragungsteilnahme gegeben hatten.
Datenbasis für Nonresponse-Analyse: Daten aus den Krankenakten (Individualdaten).
{A1}   Alter: insgesamt signifikant mit folgendem Trend: unter 21 (-), 21-40 (0), 41-60 (+); 61-80 (0), 81 und älter (-)
{A2}   Fachgebiet bzw. Station: Insgesamt waren sieben Stationen in die Befragung einbezogen. Überrepräsentiert waren Patienten aus einer internistischen, einer gemischten und einer chirurgischen Station. Unterrepräsentiert waren Patienten aus einer internistischen und einer chirurgischen Station. Eine internistische und eine chirurgische Station wiesen durchschnittliche Teilnahmequoten auf. Die Unterschiede sind lediglich auf Stationsebene signifikant.

Studie B

Schulte/Hildebrandt (1998: 123ff.), Schupeta/Hildebrandt (1999: 72ff.)
Poststationär postalische Befragung von DAK-Versicherten, die Patienten in ausgewählten Hamburger Krankenhäusern waren.
Datenbasis für Nonresponse-Analyse: Daten aus der DAK-Versichertenkartei (Individualdaten).
{B1}   Alter: Steigende Teilnahmequoten bis zu 69 Jahren, unter den über 79jährigen jedoch wieder eine deutlich niedrigere Rücklaufquote.

Studie C

Lasek et al. (1997: 647ff.)

Poststationär postalische Befragung von Patienten aus 29 Krankenhäusern in Cleveland, USA, mit einem Follow-up-Kontakt.

Datenbasis für Nonresponse-Analyse: Daten aus der Krankenhaus-EDV (Individualdaten).

{C1} Alter: insgesamt signifikant mit folgendem Trend: 18-24 (-); 25-44 (-); 45-64 (0); 65 und älter (0/+).

Studie D

Doering (1983: 294f.)

Poststationär postalische Befragung von Patienten des Buffalo General Hospitals in Buffalo, USA, mit einem Follow-up-Kontakt.

Datenbasis für Nonresponse-Analyse: Daten aus den Krankenakten (Individualdaten).

{D1} Alter: insgesamt signifikant mit folgendem Trend: 18-29 Jahre (-/0); 30-49 (-/0); 50-69 (+); 70+ (0).

{D2} Nationalität: Als Vergleichsmerkmal für das Merkmal Staatsangehörigkeit wird das in den USA häufiger verwendete Merkmal der Hautfarbe (weiß – nicht weiß) herangezogen (so auch bei Koch 1997: 103).

{D3} Privatleistung: Behandlung durch „house staff" oder „private physician" (Doering 1983: 292).

Studie E

Blasius/Reuband (1996: 36f.)

Postalische allgemeine Bevölkerungsumfrage auf der Basis einer Einwohnermeldeamtsstichprobe in Köln mit drei Follow-up-Kontakten (TDM).

Datenbasis für Nonresponse-Analyse: Daten aus der Einwohnermeldeamtskartei (Individualdaten).

{E1} Alter: u-förmiger Alterseffekt tendenziell erkennbar (nicht signifikant). Ähnlich hohe Rücklaufquoten bei 18-29jährigen, 45-59jährigen und über 60jährigen, etwas niedrigerer Rücklauf bei den 30-44jährigen.

Studie F

Goyder (1987: 84ff.)

Literaturstudie zu Nonresponse-Profilen bei verschiedenen Befragungen.

Ausgewiesen werden lediglich Ergebnisse zur Teilnahmebereitschaft, nicht aber zur Erreichbarkeit von Befragten.

Alter

Das Alter der Untersuchungspersonen stellt eines der am häufigsten untersuchten Nonresponse-Merkmale dar. In der allgemeinen Methodenliteratur herrscht weitgehend Einigkeit, dass bei zunehmendem Alter der Befragten mit einer sinkenden Teilnahmequote gerechnet werden muss (Goyder 1987: 85ff.; Groves 1989: 202; Porst 1993: 22; Schnell 1997: 201; Schräpler 2000: 118). Ältere Befragte seien in deutlich geringerem Maße teilnahmebereit als jüngere Probanden. Die Verweigerungsquote liege bei älteren Personen im Vergleich zu Befragten unter 40 Jahren drei bis vier Mal so hoch (vgl. Bungard 1979: 217; Goyder 1987: 85; Koch 1997: 103; Schnell 1997: 179ff.; Schnell et al. 1999: 292).[168] Wie die postalische Befragung von Blasius/Reuband (1996: 36f.) jedoch zeigt, ist ein solches Muster nicht zwingend vorhanden. Die Teilnahmequote

---

[168] Auch bei telefonischen und persönlich-mündlichen Befragungen muss aufgrund der mit dem Alter stark abnehmenden Teilnahmebereitschaft mit einer sinkenden Rücklaufquote in Abhängigkeit vom Alter der Befragten gerechnet werden, obwohl ältere Befragte meist besser zu erreichen sind als junge Befragte (vgl. Goyder 1987: 84ff.; Schnell 1997: 178) Im Vergleich zur telefonischen oder zur persönlich-mündlichen Befragung sei der negative Effekt des Alters auf die Teilnahmebereitschaft bei postalischen Befragungen jedoch am geringsten (Goyder 1987: 100; Blasius/Reuband 1996: 41).

weist bei dieser allgemeinen Umfrage einen u-förmigen Verlauf über die Altersgruppen auf, wobei der geringste Rücklauf in der Gruppe der 30-44jährigen Befragten erzielt wurde. Die Autoren ziehen daraus den Schluss, dass unter älteren Personen – im Gegensatz zur gängigen Meinung – eine überdurchschnittliche Bereitschaft vorhanden ist, sich an postalischen Befragungen zu beteiligen (Blasius/Reuband 1996: 41). Die Ergebnisse der angeführten Patientenstudien weisen in die gleiche Richtung. Bei allen Untersuchungen war ein positiver Zusammenhang zwischen dem Alter der befragten Patienten und der Teilnahmequote festzustellen (vgl. Tabelle 9.1, derselbe Befund findet sich auch bei Ware et al. 1983: 251; Harris et al. 1999: 1208). Erst bei hochaltrigen Patienten scheint die Teilnahmewahrscheinlichkeit wieder zu sinken (vgl. Doering 1983: 294; Emberton/Black 1995: 50; Nickel/Trojan 1995: 11; Klotz et al. 1996: 892; Schulte/ Hildebrandt 1998: 123).[169]

Für die verbreitete Auffassung, dass zwischen dem Alter der Befragten und der Rücklaufquote ein negativer Zusammenhang besteht, finden sich in der Literatur verschiedene Erklärungsansätze. Der Hauptteil der Ausfälle bei alten Personen wird auf eine schlechte gesundheitliche Verfassung zurückgeführt (Koch 1997: 102f.; Schnell 1997: 179; Eaker et al. 1998: 82). Ferner wird angenommen, dass ältere Befragte öfter Probleme mit dem Ausfüllen eines Fragebogens hätten (Blasius/Reuband 1996: 35f.). Dies liege zum einen an einer häufigeren gesundheitlichen Beeinträchtigung der Lese- und Schreibfähigkeit und zum anderen an einem geringeren Anteil höherer Bildungsabschlüsse unter älteren Zielpersonen (Bungard 1979: 217; Schnell 1997: 201). Als weiterer Grund für eine höhere Verweigerungsrate älterer Menschen wird ein allgemein größeres Misstrauen und eine größere Kriminalitätsfurcht in dieser Personengruppe genannt (vgl. Bungard 1979: 217; Mangione 1995: 62; Koch 1997: 102).[170] Darüber hinaus existiert die These, dass bei älteren Personen häufig ein generelles Desinteresse an gesellschaftlichen Vorgängen, ein sogenanntes „Disengagement", vorhanden sei (vgl. Bungard 1979: 217ff.; Groves 1989: 202). Das Leben älterer Menschen sei vermehrt durch sozialen Rückzug, eine verstärkte Selbstbezogenheit und ein geringeres

---

[169] Einen positiven Zusammenhang zwischen Alter und Befragungsteilnahme stellten z.B. auch Goyder (1987: 110) bei einer gerontologischen Befragung und Eaker et al. (1998: 78f.) bei einer epidemiologischen Studie fest. Eaker et al. (1998) berichten auch von sinkenden Rücklaufquoten bei über 75jährigen. Blum (1998: 108) beobachtete im Rahmen seiner Studie zur Patientenzufriedenheit beim ambulanten Operieren eine Überrepräsentation von 60 bis 69jährigen Patienten. Weitere Alterseffekte zeigten sich nicht. Emberton/Black (1995: 50) stellten im Rahmen einer postalischen Befragung von Männern, die an der Prostata operiert worden waren, eine sinkende Teilnahmebereitschaft ab einem Alter von 70 Jahren fest. 88,5 Prozent der Patienten unter 60 Jahren und 89,2 Prozent der Patienten zwischen 61 und 70 Jahren sandten den Fragebogen zurück. Bei den 71 bis 80jährigen betrug die Rücklaufquote dagegen 85,5 Prozent und bei den über 80jährigen sogar „nur" 77,1 Prozent.
[170] Die Bedeutung der Kriminalitätsfurcht für das Teilnahmeverhalten dürfte bei postalischen Befragungen wegen der fehlenden persönlichen Interaktion jedoch deutlich geringer sein als bei telefonischen oder persönlich-mündlichen Befragungen.

Maß an emotionaler Investition in die Umwelt gekennzeichnet (Havinghurst et al. 1968; zitiert in Goyder 1987: 114). Ältere Befragte hätten deshalb oft weder ein allgemeines noch ein spezielles Interesse an Befragungen. Eine Umfrage stelle für sie lediglich eine Belastung dar (Schräpler 2000: 146).

Der bei manchen Befragungen aufgetretene gegenteilige Befund einer Teilnahmequote, die mit dem Alter der Befragten steigt, wird meistens auf das jeweilige Thema der Befragung zurückgeführt. Die Teilnahme älterer Menschen sei stark davon abhängig, inwieweit das Befragungsthema für die Altersgruppe von direktem Interesse ist (Goyder 1987: 110; Schnell 1997: 180). Bei einem speziellen Interesse am Thema würde ein eventuelles (allgemeines) Disengagement für die konkrete Umfrage suspendiert (vgl. Esser 1986: 40). Eine andere Erklärung für höhere Rücklaufquoten bei älteren Befragten ist, dass eine Befragung in diesem Lebensabschnitt nicht nur eine Belastung sein könne, sondern angesichts des stark routinisierten Alltags unter Umständen eine willkommene Abwechslung darstellt (Schnell 1997: 179).

Familienstand

Zum Einfluss des Familienstands auf das Teilnahmeverhalten existieren wider-sprüchliche Befunde (Goyder 1987: 86; Koch 1997: 116). Der Literatursichtung von Goyder (1987: 86) zufolge ist kein Zusammenhang zwischen dem Familienstand und der Teilnahmebereitschaft zu erwarten. Im Rahmen einer eigenen Metaanalyse stellte Goyder (1987: 100) jedoch einen leichten Effekt des Familienstands dahingehend fest, dass Verheiratete eher teilnahmebereit sind. Mangione (1995: 62) geht nach einer Literatursichtung ebenfalls davon aus, dass unter verheirateten Befragten eine höhere Teilnahmebereitschaft vorhanden ist. Auch zwei der vier angeführten Patienten-befragungen weisen einen solchen Zusammenhang aus, bei den beiden anderen Patientenbefragungen wurde der Zusammenhang nicht untersucht (vgl. Tabelle 9.1).

Die Ansätze zur Erklärung einer höheren Teilnahmebereitschaft verheirateter Befragter sind eher dürftig. Ähnlich der Argumentation des „Disengagement"-Ansatzes im Zusammenhang mit Nonresponse in Abhängigkeit vom Alter (siehe oben) wird z.B. vermutet, dass die Ehe als sozial integrative Instanz zu einem höheren Interesse an gesellschaftlichen Vorgängen und damit auch zu einem höheren Interesse an Umfragen führe. Die Hintergrundvariable der Nonresponse-Muster sei dabei sowohl hinsichtlich des Familienstands als auch hinsichtlich des Alters jeweils „Alleinsein" versus „Nicht-Alleinsein" (vgl. Goyder 1987: 114ff.). Eine andere Vermutung ist, dass unverheiratete Personen möglicherweise eher das Gefühl haben, sie hätten keine Zeit, um einen Fragebogen auszufüllen (Mangione 1995: 62).

Konfession

Untersuchungen zum Zusammenhang zwischen dem Teilnahmeverhalten und der Konfession der Befragten gibt es kaum. Goyder (1987: 86ff.) zufolge deuten die wenigen vorhandenen Ergebnisse darauf hin, dass Protestanten sich tendenziell eher an Befragungen beteiligen als Katholiken (vgl. auch Rosenthal/Rosnow 1975: 82f.). Aussagekräftige Erklärungsansätze für Teilnahmeeffekte in Abhängigkeit von der Konfession sind in der gesichteten Literatur nicht dokumentiert. Es finden sich lediglich vage Vermutungen, dass das Merkmal „Konfession" möglicherweise die Zugehörigkeit zu einer gesellschaftlichen Minderheit bzw. der gesellschaftlichen Mehrheit[171] oder einen leichten SES-Effekt abbildet (Goyder 1987: 101). Darüber hinaus wird vermutet, dass Personen sich umso eher an Befragungen beteiligen, je höher ihr religiöses Interesse ist (Rosenthal/Rosnow 1975: 83).

Nationalität

Zum Einfluss der Nationalität auf die Teilnahme an Befragungen gibt es nur wenige Befunde, die zudem widersprüchlich sind. Goyder (1987: 87) zufolge beteiligen sich in den USA eher „native-born Americans" an Befragungen als Personen anderer Herkunft. Koch (1997: 103) geht hingegen bezüglich der Teilnahme an Befragungen in Deutschland davon aus, dass Ausländer in der Regel teilnahmebereiter sind. Er führt an, dass im Rahmen des Sozio-ökonomischen Panels (SOEP)[172] eine separate Ausländerstichprobe durchgeführt wird, in der der Verweigerungsanteil geringer ist als in der deutschen SOEP-Teilstichprobe. Anzumerken ist dabei, dass die Ausländer im SOEP mit Fragebögen in der jeweiligen Muttersprache befragt werden. Groves (1989: 208) kommt in Bezug auf die Teilnahmebereitschaft von afro-amerikanischen Befragten bei Umfragen in den USA zu einem ähnlichen Schluss. Unter schwarzen Befragten sei die Verweigerungsquote niedriger als unter nicht-schwarzen Befragten.

Von den eingangs angeführten Patientenbefragungen weist lediglich die Untersuchung von Doering (1983: 293) ein Ergebnis zu diesem Themenbereich aus. Entgegen der These von Groves (1989: 208) verweigerten nicht-weiße Patienten häufiger die Befragungsteilnahme als weiße Patienten (so auch bei Ware et al. 1983: 251). Ob dieses Ergebnis jedoch auf das Teilnahmeverhalten von Aus- und Inländern im

---

[171] Dabei erscheint insbesondere die Zugehörigkeit zur ethnischen Mehrheit bzw. einer ethnischen Minderheit als mögliche Drittvariable plausibel (vgl. Goyder 1987: 101).
[172] Das Sozio-ökonomische Panel (SOEP) ist eine repräsentative Längsschnittstudie privater Haushalte in der Bundesrepublik Deutschland. Seit 1984 wird das SOEP als jährliche Wiederholungsbefragung von Deutschen, Ausländern und Zuwanderern in den alten und neuen Bundesländern durchgeführt. Die Stichprobe umfasste im Erhebungsjahr 2000 etwa 12.000 Haushalte mit mehr als 20.000 Personen. Themenschwerpunkte sind unter anderem Haushaltszusammensetzung, Erwerbs- und Familienbiographie, Erwerbsbeteiligung und berufliche Mobilität, Einkommensverläufe, Gesundheit und Lebenszufriedenheit (DIW 2002).

deutschen Kontext übertragen werden kann, ist fraglich. In der deutschsprachigen Literatur berichten Klotz et al. (1996: 892) bei einer postalischen Befragung urologischer Patienten, dass ausländische Befragte mit einer Teilnahmequote von 5 Prozent stark unterrepräsentiert waren.[173] Dagegen konnten Borde et al. (2001) bei einer Inhouse-Befragung gynäkologischer Patientinnen keinen Unterschied zwischen deutschen und türkischen Frauen bezüglich der Teilnahmebereitschaft feststellen. Die Rücklaufquote betrug unter Verwendung von Fragebögen in der jeweiligen Muttersprache für die deutschen Patientinnen 94 Prozent und für die türkischen Patientinnen 95 Prozent.

Als wesentliche Ursache für eine niedrigere Teilnahmequote unter Ausländern gelten mangelhafte Kenntnisse der deutschen Sprache (vgl. z.B. Borde et al. 2001: 229). Wenn mangelnde Sprachkenntnisse als Teilnahmehindernis ausgeschlossen werden können, z.B. durch Fragebögen in der Muttersprache der Befragten, sind Ausländer offenbar in ähnlichem (vgl. z.B. Borde et al. 2001) oder sogar in höheren Maße (vgl. z.B. Koch 1997: 103) als deutsche Befragte bereit, an einer Umfrage teilzunehmen. Zur Erklärung einer höheren Beteiligungsbereitschaft unter Ausländern führen Allerbeck/Hoag (1985: 246) die Erfahrung aus mündlichen Interviews mit ausländischen Jugendlichen an, dass Ausländer es anscheinend besonders schätzen, wenn Inländer ein Interesse an ihrer Meinung zeigen.

Teilnahmeverhalten in Abhängigkeit von Merkmalen des Krankenhausaufenthalts

Fachgebiet (chirurgisch/„surgical" vs. internistisch/„medical")
Die Nonresponse-Befunde zum Zusammenhang zwischen dem medizinischen Fachgebiet der Erkrankung der Patienten und ihrer Teilnahmebereitschaft sind uneinheitlich. Lasek et al. (1997: 648) stellten einen signifikanten Unterschied der Teilnahmequoten dahingehend fest, dass sich „surgical patients" eher an Patienten-befragungen beteiligen als „medical patients".[174] Derselbe Zusammenhang zeigte sich bei Young (2000: 328) in der Tendenz.[175] Trojan et al. (Nickel/Trojan 1995: 10; Trojan et al. 1997: 722) und Doering (1983: 295) konnten hingegen keinen systematischen Effekt des Fachgebiets auf die Teilnahmebereitschaft beobachten. Ansätze zur Erklärung eines Zusammenhangs zwischen der Teilnahmebereitschaft und dem medizinischen Fachgebiet sind in der Literatur nicht dokumentiert.

---

[173] Die Rücklaufquote der Befragung von Klotz et al. (1996: 722) betrug insgesamt 61 Prozent.
[174] Im Pons Fachwörterbuch Medizin wird das Adjektiv "medical" als "referring to treatment of disease which does not involve surgery" erläutert (Collin et al. 2000).
[175] Bei Young (2000: 328) betrug die Teilnahmequote unter den chirurgischen Patienten 71 Prozent im Vergleich zu einer Rücklaufquote von 65 Prozent unter den „medical patients".

Station

Eine Untersuchung des Zusammenhangs zwischen der Befragungsteilnahme und den Stationen, auf welchen sich die Patienten aufgehalten hatten, haben nur Trojan et al. (Nickel/Trojan 1995: 10f.; Trojan et al. 1997: 722) durchgeführt. Die Autoren stellten zwar signifikante Unterschiede der stationsspezifischen Teilnahmequoten fest, das Ergebnis lässt jedoch keine Systematik erkennen und ein Erklärungsversuch für die Unterschiede wurde nicht unternommen.

Privatleistung

Von den in Tabelle 9.1 angeführten Studien hat lediglich Doering (1983: 295) den Zusammenhang zwischen der Beanspruchung von Privatleistungen und der Befragungsteilnahme untersucht. Ein Effekt zeigte sich dabei nicht. Emberton/Black (1995: 50) stellten dagegen bei einer Befragung von Prostatapatienten eine höhere Rücklaufquote unter Privatzahlern fest. Von den Patienten, die auf Kosten des britischen Staates behandelt worden waren („NHS-Payment"), beteiligten sich 79,4 Prozent, unter den privat bezahlenden Patienten lag die Rücklaufquote hingegen bei 87,7 Prozent.

9.4 Untersuchungshypothesen

Vor dem Hintergrund des beschriebenen Forschungsstands werden nachstehende Hypothesen für die eigene Nonresponse-Untersuchung aufgestellt.

Hypothese 1:   Zwischen dem Geschlecht und der Teilnahmequote besteht kein Zusammenhang.

Hypothese 2:   a.) Die Teilnahmequote steigt mit zunehmendem Alter der Patienten.
b.) Bei hochaltrigen Patienten sinkt die Teilnahmequote wieder.

Hypothese 3:   Verheiratete Patienten nehmen häufiger an der Befragung teil als nicht-verheiratete Patienten.

Hypothese 4:   a.) Unter Protestanten ist die Rücklaufquote höher als unter Katholiken.
b.) Konfessionell gebundene Patienten beteiligen sich eher an der Befragung als nicht konfessionell gebundene Patienten.

Hypothese 5:   Unter ausländischen Patienten sind höhere Ausfälle zu verzeichnen als unter deutschen Patienten.[176]

Hypothese 6:   Die Teilnahmequoten unterscheiden sich nicht zwischen internistischen und chirurgischen Patienten.

Hypothese 7:   Die Teilnahmequoten unterscheiden sich in Abhängigkeit von den Stationen, auf welchen die Patienten gelegen haben.

Hypothese 8:   Es existiert keinen Zusammenhang zwischen der Inanspruchnahme von Privatleistungen und der Befragungsteilnahme.

9.5 Stichprobe und Methodik

Die analysierten Daten entstammen der in Kapitel 5.1 dargestellten Stichprobe 2 (Tabelle 5.2). Weitere detaillierte Angaben zur Methodik finden sich in den Kapiteln 7, 8, 10 und 11.

---

[176] Bezüglich dieser Hypothese ist anzumerken, dass alle Befragten einen Patientenfragebogen in deutscher Sprache erhielten.

9.6 Ergebnisse

9.6.1 Bekannte Ausfallursachen

Tabelle 9.2 gibt einen Überblick über die Ausfälle bei der durchgeführten Patienten-befragung. Informationen zum Ausfallgrund sind für 67 der insgesamt 271 Ausfälle vorhanden. Dies entspricht 24,7 Prozent. Die meisten Informationen beziehen sich auf stichprobenneutrale Ausfallursachen (54 von 67 Fällen). Wie bereits in Kapitel 7.7.1 beschrieben wurde, waren 18 Patienten verstorben, 18 Patienten waren unbekannt verzogen und weitere 18 Patienten hatten das Mindestalter von 18 Jahren noch nicht erreicht.[177] Informationen zu systematischen Ausfallursachen lagen lediglich in 13 Fällen vor. Sechs Patienten konnten als gesundheitsbedingt befragungsunfähig identifiziert werden, bei einer Untersuchungsperson sind mangelnde Sprachkenntnisse als Ausfallsache bekannt und sechs Probanden haben die Teilnahme explizit verweigert.[178]

Tabelle 9.2: Bekannte Ausfallursachen (Stichprobe 2)

	Abs. Häufigkeiten	Rel. Häufigkeiten (in %)	Rel. Häufigkeiten (in %; Basis: alle Ausfälle)
Stichprobenumfang	700	100	
Gültige Fragebögen[1]	429	61,3	
Ausfälle	271	38,7	100
Stichprobenneutrale Ausfälle			
Verstorben	18	2,6	6,6
Unbekannt verzogen	18	2,6	6,6
Person unter 18 Jahren	18	2,6	6,6
Systematische Ausfälle			
Gesundheitsbedingter Ausfall	6	0,9	2,2
Sprachlich bedingter Ausfall	1	0,1	0,4
Verweigerung	6	0,9	2,2
Bekannte Ausfälle gesamt	67	9,6	24,7

[1] Bezüglich der Klassifizierung von Fragebögen als gültig oder ungültig vgl. Kapitel 5.2 und Tabelle 7.2.

---

[177] Die Kategorisierung der Ausfälle beruht auf folgenden Informationsquellen. Als unbekannt verzogen wurden Patienten eingestuft, deren Fragebogen von der Deutschen Post AG mit dem entsprechenden Vermerk als nichtzustellbar zurückgeschickt wurde. Die Information über Verstorbene beruht entweder ebenfalls auf einem entsprechenden Vermerk der Post auf zurückgeschickten Sendungen oder auf telefonischer bzw. postalischer Mitteilung durch die tatsächlichen Empfänger der Sendungen (z.B. Angehörige). Minderjährige Probanden wurden anhand der Krankenhaus-EDV identifiziert. Da für alle Untersuchungspersonen eine Altersangabe vorhanden war, konnten mit großer Sicherheit alle Minderjährigen in der Stichprobe festgestellt werden.
[178] Die Informationen über systematische Ausfälle basieren auf telefonischer oder postalischer Mitteilung durch die Befragungsperson selbst oder andere Personen, z.B. Angehörige.

9.6.2 Teilnahme bzw. Nonresponse in Abhängigkeit von ausgewählten Merkmalen

Tabelle 9.3 weist Teilnahmequoten für unterschiedliche Patientengruppen in Abhängigkeit von den eingangs angeführten sozio-demographischen und krankenhausaufenthaltsspezifischen Analysemerkmalen aus.

Tabelle 9.3: Nonresponse-Analyse – Teilnahmequoten nach ausgewählten sozio-demographischen und krankenhausaufenthaltsspezifischen Merkmalen

Variable	Rücklauf abs. Häufigkeiten	Rücklauf rel. Häufigkeiten (in %)	Gesamt	
Gesamtrücklauf	429	66,4	646[1]	
Sozio-demographische Merkmale				
Geschlecht				
Frauen	139	63,2[ns]	220	
Männer	290	68,1	426	
Alter grob				
Unter 40	76	57,1[a,2]	133	
40 bis unter 65	207	68,1	304	
65 und älter	146	69,9	209	
Alter differenziert				
18 bis unter 40	76	57,1[ns]	133	
40 bis unter 55	91	69,5	131	
55 bis unter 65	116	67,1	173	
65 bis unter 75	104	71,7	145	
75 und älter	42	65,6	64	
Familienstand				
Ledig	65	56,5[c,3]	115	
Verheiratet	293	73,1	401	
Verwitwet/ geschieden/getrennt	50	54,3	92	(gültig: 608)
Keine Angabe	21	55,3	38	
Konfession				
Ohne Konfessionszugehörigkeit	52	78,8[b,4]	66	
Evangelisch	73	62,9	116	
Katholisch	183	74,4	246	
Andere Konfession	17	48,6	35	(gültig: 463)
Keine Angabe	104	56,8	183	

Staatsangehörigkeit			
Deutsch	380	69,1[c]	550
Sonstige	49	51,0	96

Merkmale des Krankenhausaufenthalts			

Fachgebiet			
Chirurgie	228	62,8[a]	363
Innere Medizin	201	71,0	283

Station			
Chirurgie 16A	42	61,8[ns]	68
Chirurgie 16B	42	66,7	63
Chirurgie 16C	85	64,4	132
Chirurgie 17A	59	59,0	100
Innere 10A	48	72,7	66
Innere 10B	32	64,0	50
Innere 12A	38	63,3	60
Innere 12C	83	77,6	107

Privatleistung			
Ja	68	73,1[ns]	93
Nein	361	65,3	553

ns: nicht signifikant; a: signifikant $p<0,05$; b: signifikant $p<0,01$; c: signifikant $p<0,001$

[1] Berechnungsbasis: bereinigte Stichprobe (vgl. Kapitel 5.2 und 7.7.1)

[2] Der Scheffé-Test zeigt signifikante Unterschiede zwischen unter 40jährigen und über 65jährigen Patienten.

[3] Der Scheffé-Test zeigt signifikante Unterschiede zwischen verheirateten Patienten und ledigen sowie verwitweten, geschiedenen oder getrennt-lebenden Patienten.

[4] Der Scheffé-Test zeigt signifikante Unterschiede zwischen Patienten mit sonstiger Konfessionszugehörigkeit und katholischen sowie nicht-konfessionell gebunden Patienten.

Bei der durchgeführten Patientenbefragung zeigt sich kein signifikanter Effekt des *Geschlechts* auf die Rücklaufquote. Unter den männlichen Patienten lag die Teilnahmequote mit 68,1 Prozent etwas höher als unter den Frauen mit 63,2 Prozent.

In Bezug auf das *Alter* sind bei einer Klassierung in drei Altergruppen signifikante Unterschiede festzustellen. Patienten unter 40 Jahren beteiligten sich signifikant seltener an der Befragung als Patienten ab einem Alter von 65 Jahren. In der Gruppe der Patienten unter 40 Jahren nahmen „lediglich" 57,1 Prozent an der Patientenbefragung teil, bei den 40 bis unter 65jährigen lag die Teilnahmequote bei 68,1 Prozent und am höchsten war die Rücklaufquote bei den über 64jährigen Patienten mit 69,9 Prozent. Für eine differenziertere Beurteilung wurde eine zusätzliche Analyse mit fünf Altersklassen durchgeführt. Im Rahmen dieser Berechnungen konnte das Signifikanzniveau nicht mehr erreicht werden, was wahrscheinlich auf die geringeren Gruppenbesetzungen zurückzuführen ist. Die Ergebnisse zeigen jedoch deutliche Tendenzen. Mit dem bereits berichteten Wert von 57,1 Prozent liegt die Rücklaufquote in der Gruppe der Patienten unter 40 Jahren deutlich niedriger als die Rücklaufquoten in den vier anderen, höheren Altersgruppen. Der Rücklauf unter den 40 bis 54jährigen betrug 69,5 Prozent, der Rücklauf unter den 55 bis 64jährigen lag bei 67,1 Prozent und der Rücklauf unter den 65 bis 74jährigen sogar bei 71,1 Prozent. Die Teilnahmequote in der Gruppe der 75 Jahre und älteren Patienten weist mit 65,6 Prozent den niedrigsten Wert der Altersgruppen über 39 Jahre auf.

Der *Familienstand* der Patienten hatte einen deutlichen Effekt auf das Teilnahme-verhalten. Verheiratete Personen beteiligten sich signifikant häufiger an der Patienten-befragung als Patienten mit anderem Familienstand. Die Rücklaufquote unter den Verheirateten lag mit 73,1 Prozent deutlich über der Teilnahmequote der Ledigen mit 56,5 Prozent und der Quote der verwitweten, geschiedenen oder getrennt lebenden Patienten mit 54,3 Prozent.

Signifikante Unterschiede der Umfragebeteiligung finden sich auch in Abhängigkeit von der *Konfessionszugehörigkeit*. Nicht konfessionell gebundene und katholische Patienten nahmen signifikant häufiger an der Befragung teil als Patienten anderer Religionen. Die größte Teilnahmebereitschaft war unter Patienten ohne Konfessionszugehörigkeit zu verzeichnen. In dieser Gruppe lag die Rücklaufquote bei 78,8 Prozent. Etwas niedriger fiel die Rücklaufquote unter den katholischen Patienten mit 74,4 Prozent aus. Deutlich geringer war die Teilnahmebereitschaft unter den evangelischen Patienten mit 62,9 Prozent. Am niedrigsten lag der Rücklauf mit 48,6 Prozent unter Patienten, die Angehörige anderer Konfessionen waren.

Ein starker, signifikanter Teilnahmeeffekt zeigt sich in Bezug auf die *Staatsange-hörigkeit*. Deutsche Patienten beteiligten sich signifikant häufiger an der Patienten-befragung als ausländische Patienten. Der Rücklauf unter den Patienten deutscher Staatsangehörigkeit lag mit 69,1 Prozent deutlich über der Rücklaufquote der Patienten anderer Nationalität mit nur 51,0 Prozent.

Die Teilnahmebereitschaft der befragten Patienten unterscheidet sich ferner signifikant in Abhängigkeit vom medizinischen *Fachgebiet*. Patienten der inneren Medizin beteiligten sich mit einer Rücklaufquote von 71,0 Prozent häufiger an der Befragung als Patienten der Chirurgie mit einer Rücklaufquote von 62,8 Prozent.

In Bezug auf die *Stationen* sind dagegen keine signifikanten Unterschiede festzustellen. Dies liegt jedoch wahrscheinlich an den teilweise geringen Fallzahlen in den Analysegruppen, da die stationsspezifischen Rücklaufquoten mit Werten zwischen 59,0 und 77,6 Prozent deutlich variieren.

Kein signifikanter Teilnahmeeffekt zeigt sich hinsichtlich der Inanspruchnahme von *Privatleistungen*. Dies ist jedoch möglicherweise ebenfalls fallzahlbedingt. Der vorhandene Unterschied der Teilnahmequoten scheint angesichts seiner Tendenz zumindest erwähnenswert. Die Rücklaufquote unter Privat-Patienten[179] lag mit einem Wert von 73,1 Prozent um 7,8 Prozentpunkte höher als der Rücklauf von 65,3 Prozent unter Patienten, die nur die gesetzlichen Regelleistungen in Anspruch genommen hatten.

9.7 Diskussion

Die Ergebnisse der eigenen Nonresponse-Analyse bestätigen die erste Untersuchungs-hypothese. Ein signifikanter Zusammenhang zwischen der Teilnahmebereitschaft und dem Geschlecht der befragten Patienten war wie erwartet nicht zu beobachten. Die festgestellte Differenz der Rücklaufquoten zwischen Männern und Frauen von 4,9 Prozentpunkten ist wahrscheinlich zufällig. Hierfür spricht auch die Tatsache, dass bei den meisten Bevölkerungs- und Patientenbefragungen in der Literatur keine geschlechtsspezifischen Teilnahmeunterschiede festgestellt werden konnten. Sollten bei einer (postalischen) Patientenbefragung geschlechtsspezifische Teilnahmeunterschiede auftreten, so sind die Gründe vornehmlich in der subjektiven Bedeutsamkeit des Befragungsthemas für die Geschlechtergruppen zu suchen (Goyder 1985: 86; Schnell 1997: 201).

Auch die zweite Untersuchungshypothese wird bezüglich beider Unterhypothesen im Wesentlichen bestätigt. Anders als erwartet war zwar kein kontinuierlicher Anstieg der Rücklaufquote mit dem Alter der Befragten festzustellen, die Teilnahmequote der jüngeren Befragten unter 40 Jahren lag jedoch im Einklang mit den Erwartungen deutlich niedriger als der Rücklauf unter den „älteren" Befragten zwischen 40 und 74 Jahren.[180] Ferner war in der höchsten Altersgruppe ab 75 Jahren wie angenommen eine rückläufige Teilnahmequote zu beobachten. Der Befund stimmt mit den Ergebnissen anderer Patientenbefragungen überein, steht jedoch in starkem Gegensatz zu den üblichen Nonresponse-Ergebnissen bei allgemeinen Bevölkerungsumfragen, die sinkende Teilnahmequoten mit zunehmendem Alter der Befragten zeigen (vgl. z.B. Goyder 1985: 85ff.; Porst 1993: 22; Koch 1997: 102f.; Schnell 1997: 201; Schräpler 2000: 118). Dies deutet darauf hin, dass bei Patientenbefragungen eigene, stabile Regelmäßigkeiten des Ausfallgeschehens hinsichtlich des Alters der Befragten existieren.

---

[179] Gemeint sind hier Patienten, die – unabhängig von einem bestimmten Versicherungsschutz – Privatleistungen in Anspruch genommen haben.
[180] Der Scheffé-Test weist zwar lediglich einen signifikanten Unterschied zwischen den Teilnahmequoten der Patienten unter 40 Jahren und der Patienten über 64 Jahren aus, der Unterschied zwischen den beiden höchsten Altersklassen (40 Jahre bis unter 65 Jahre – 65 Jahre und älter) ist jedoch so gering, dass dieser für die Interpretation unbedeutend erscheint (vgl. Tabelle 9.3).

Die eingangs vorgestellte These eines generellen „Disengagements" älterer Menschen wird durch den Befund der mit dem Befragtenalter steigenden Teilnahmequote bei Patientenbefragungen widerlegt.[181] Eine mögliche Erklärung für das festgestellte Teilnahmemuster ist, dass die subjektive Relevanz von Patientenbefragungen mit dem Alter steigt. Goyder (1987: 110) geht davon aus, „that the elderly cooperate readily on surveys `which are of direct interest to them` but unenthusiastically on general population surveys" (vgl. auch Schnell 1997: 180). Dies kann im Fall von Patientenbefragungen darauf zurückgeführt werden, dass ältere Patienten eher als junge Patienten damit rechnen müssen, in der näheren Zukunft schwerwiegendere gesundheitliche Beeinträchtigungen zu erleiden, die eventuell einen (weiteren) Krankenhausaufenthalt notwendig machen. Eine Patientenbefragung, die der Verbesserung der Gesundheitsversorgung dienen soll, ist daher für ältere Patienten wahrscheinlich von größerem Interesse als für junge Patienten (vgl. Kapitel 11; Bergsten et al. 1984: 657).[182] Das zweite Teilergebnis, die sinkende Teilnahmequote bei den über 75jährigen Patienten, lässt sich in Anlehnung an die Literatur als Effekt eines höheren Anteils gesundheitsbedingt nicht-befragbarer Probanden erklären (vgl. z.B. Emberton/ Black 1995: 50; Koch 1997: 102f.; Schulte/Hildebrandt 1998: 123; Blonski 2001: 308). Das festgestellte Teilnahmemuster legt dabei nahe, dass gesundheitsbedingte Nicht-Befragbarkeit erst bei hochaltrigen Personen, d.h. bei über 75jährigen Personen, einen wahrnehmbar negativen Effekt auf die Rücklaufquote hat, nicht etwa bereits ab einem Alter von 65 Jahren (vgl. Koch 1997: 102f.; Schnell 1997: 178f.).[183]

---

[181] Weitere Befunde, die gegen die Disengagement-These sprechen, finden sich bei Groves (1989: 203).

[182] Schnell (1997: 180) macht ferner zum Auftreten außerordentlich hoher Rücklaufquoten bei Befragungen, die sich ausschließlich an ältere Personen wenden, die Anmerkung, dass unter Umständen nicht das besondere Befragungsthema sondern besondere Erhebungsmaßnahmen den Effekt der hohen Teilnahmebereitschaft verursachen. Dies können z.B. ältere Interviewer oder übersichtlichere Fragebögen sein, die bei dieser Zielgruppe oftmals zum Einsatz kommen. Bei der durchgeführten Patientenbefragung kann ein solcher Effekt ausgeschlossen werden. Die Vorgehensweise wurde nicht auf ältere Personen zugeschnitten, insbesondere zeichnet sich der verwendete Fragebogen nicht durch eine besonders altenfreundliche Gestaltung aus. Im Vergleich zu anderen Fragebögen, z.B. den Patientenfragebögen von Trojan und Nickel (vgl. Nickel/Trojan 1995; Trojan/Nickel 1995; Nickel/Trojan 1999), sind die Items im Kölner Patientenfragebogen deutlich dichter gedrängt, d.h. es befindet sich eine größere Zahl von Items auf einer Seite.

[183] Die Schlussfolgerung, dass eine nennenswerte Zunahme gesundheitsbedingter Ausfälle erst ab einem Alter von 75 Jahren zu erwarten ist, wird insbesondere durch die Tatsache gestützt, dass es sich bei der hier befragten Zielgruppe der Krankenhauspatienten um den jeweils kränkeren Teil einer Altersgruppe handelt. Bei Patientenbefragungen müssten sich daher nennenswerte Steigerungen von Ausfällen wegen krankheitsbedingter Nicht-Befragbarkeit (vor allem bei Befragten unter 75 Jahren) besonders stark in den Teilnahmequoten niederschlagen.

Bei face-to-face-Befragungen in der Wohnung der Befragten sind auch bei jüngeren Alten (ab 65 Jahren) häufigere „krankheitsbedingte" Ausfälle, jedoch mit anderem Hintergrund, denkbar. Wahrscheinlich ist der Anteil tatsächlich befragungsunfähiger Personen in dieser Altersgruppe nicht nennenswert erhöht, unter Umständen wird aber der eigene Gesundheitszustand häufiger als so schlecht empfunden, dass die Befragten keinen Interviewer empfangen möchten. An einer postalischen Befragung könnten und würden die Befragten dagegen meist teilnehmen (vgl. Blasius/Reuband 1996: 41; Schnell 1997: 180).

Die deutlich höhere Rücklaufquote unter verheirateten Patienten im Vergleich zu ledigen sowie geschiedenen, verwitweten oder getrennt lebenden Patienten bestätigt die dritte Untersuchungshypothese. Der Befund stimmt mit den Ergebnissen zum *Familienstand* bei den als Vergleich angeführten Patientenbefragungen und bei einer Reihe von Untersuchungen in der allgemeinen Umfrageliteratur überein (vgl. Goyder 1987: 100; Mangione 1995: 62; Koch 1997: 1998). Zumindest bei allgemeinen Bevölkerungs-umfragen scheint der Effekt jedoch nicht regelmäßig aufzutreten (vgl. Rosenthal/Rosnow 1975: 80; Goyder 1987: 85ff.).

Zur Erklärung einer höheren Teilnahmequote unter verheirateten Personen wurden eingangs zwei Ansätze angeführt. Erstens, dass unverheiratete Befragte möglicherweise eher das Gefühl haben, sie hätten nicht genug Zeit zum Ausfüllen eines Fragebogens (Mangione 1995: 62), und zweitens, dass Verheiratete aufgrund einer höheren sozialen Bindung eher an gesellschaftlichen Vorgängen und damit auch an Umfragen interessiert seien (vgl. Goyder 1987: 114ff.). Der Erklärungsansatz der höheren sozialen Integration verheirateter Befragter lässt vor dem Hintergrund des inhaltlichen Kontextes bei Patientenbefragungen eine weitere Erklärung plausibel erscheinen. Möglicherweise werden durch die höhere soziale Integration bei Verheirateten die psychischen Kosten der Befragungsteilnahme, insbesondere die Kosten einer Erinnerung an den Krankenhausaufenthalt, reduziert (vgl. Kapitel 8.3). Aus der Stressforschung ist bekannt, dass enge soziale Bindungen neben einer praktisch-instrumentellen Unterstützung auch ein hohes Maß an psychologischer Unterstützung für das Individuum leisten. (Enge) soziale Netzwerke unterstützen das Individuum z.B. bei der Einschätzung der eigenen Situation, bei der psychischen Bewältigung von Erlebtem sowie von Krankheitsfolgeproblemen, sie senken die Anfälligkeit für Stress und Unzufriedenheit, vermitteln ein Zusammengehörigkeitsgefühl und dienen der sozialen Sinnstiftung (vgl. Durkheim 1983; Pfaff 1989; Laux et al. 1997; Hurrelmann 2000: 140ff.).[184] Verheiratete Befragte verfügen daher unter Umständen über eine reflektiertere Meinung zu ihrem Krankenhausaufenthalt, empfinden die Erinnerung an den Aufenthalt seltener als Stressor, haben eine optimistischere Einstellung zu ihrer Erkrankung und sind möglicherweise wegen dieses Hintergrunds bei Patienten-befragungen kooperationsbereiter.[185]

Die Untersuchungsergebnisse bezüglich der *Konfession* widersprechen der vierten Untersuchungshypothese in beiden Unteraspekten. Entgegen den Erwartungen haben

---

[184] Einen detaillierten Überblick über den Aufbau und die verschiedenen (sozialen) Funktionen sozialer Netzwerke geben beispielsweise Schenk (1984), Keupp/Röhrle (1987), Diewald (1991) oder Freise (1999).
[185] Einige sozialpsychologische Experimente sprechen für einen generellen positiven Zusammenhang zwischen der Gefühlslage und der Kooperationsbereitschaft (vgl. z.B. Frank 1992: insbesondere 181).

erstens Katholiken tendenziell häufiger als Protestanten und zweitens konfessionslose nicht seltener, sondern tendenziell sogar häufiger als konfessionell gebundene Patienten an der Patientenbefragung teilgenommen.[186]

Wie bereits erwähnt finden sich in der Literatur keine tragfähigen Erklärungsansätze für Teilnahmeeffekte der Konfession. Der lediglich kleine Unterschied in der Rücklaufhöhe zwischen konfessionslosen und katholischen Patienten in Relation zum wesentlich größeren Unterschied zu evangelischen Patienten legt nahe, dass zwischen dem Ausmaß des religiösen Interesses und dem Teilnahmeverhalten kein Zusammenhang besteht (vgl. dagegen Rosenthal/Rosnow 1975: 81ff.). Hinter der hohen Ausfallquote von Patienten „sonstiger Konfession" lässt sich ein Effekt der Staatsangehörigkeit vermuten. Die Zugehörigkeit zu einer (in Deutschland) seltenen Religion dürfte sich vor allem bei Ausländern finden, die bei der durchgeführten Patientenbefragung ein überdurchschnittliches Ausfallrisiko hatten (siehe unten). Sollten sich auch bei zukünftigen (Patienten-)Befragungen Unterschiede des Teilnahmeverhaltens in Abhängigkeit von der Konfession zeigen, so stellt eine eingehende Untersuchung dieses bislang wenig beachteten Nonresponse-Aspekts sicherlich eine lohnende Aufgabe für zukünftige Forschungsvorhaben dar.

Unter *ausländischen Patienten* zeigte sich im Einklang mit der fünften Untersuchungshypothese eine deutlich geringere Teilnahmequote als unter deutschen Patienten. Dies war dem Forschungsstand zufolge zu erwarten, da nur Fragebögen in deutscher Sprache eingesetzt wurden (vgl. Koch 1997: 103; Borde et al. 2001). Die unterdurchschnittliche Beteiligung ausländischer Befragter geht somit höchstwahrscheinlich auf sprachliche Probleme mit dem deutschen Patientenfragebogen zurück.

Keine empirische Bestätigung findet sich für die sechste Untersuchungshypothese, die die Unabhängigkeit des Teilnahmeverhaltens vom medizinischen Fachgebiet postulierte. Internistische Patienten beteiligten sich häufiger an der durchgeführten Patientenbefragung als chirurgische Patienten. Dieser Befund reiht sich ohne Entsprechung in eine insgesamt uneinheitliche Faktenlage in der gesichteten Literatur ein.

Sollte sich das gefundene Teilnahmemuster bei zukünftigen Patientenbefragungen bestätigen, so könnten Ansatzpunkte für eine eingehendere Ursachenforschung die Altersstruktur der beiden Patientengruppen und das Ausmaß des „Involvements"

---

[186] Der Scheffé-Test zeigt signifikante Unterschiede zwar lediglich zwischen Patienten mit sonstiger Konfessionszugehörigkeit und katholischen sowie nicht-konfessionell gebundenen Patienten. Der Unterschied zwischen katholischen und evangelischen Patienten scheint für die geführte Interpretation jedoch ausreichend deutlich.

internistischer und chirurgischer Patienten in die Befragungsthematik sein. Möglicherweise gehen internistische Krankheitsbilder mit einem im Durchschnitt höheren Maß an intellektueller, emotionaler oder zeitlicher Beschäftigung mit der Krankheit und deren Folgen einher (höheres „Involvement"), was sich dann in einem überdurchschnittlichen Interesse internistischer Patienten an einer Patientenbefragung niederschlägt (vgl. Kapitel 11 sowie insbesondere Rosenthal/Rosnow 1975: 108ff.; Schnell 1997: 181ff.).[187]

Die siebte Untersuchungshypothese, die stationsspezifische Unterschiede der Teilnahmequote erwarten ließ, wird lediglich in der Tendenz bestätigt. Mit Teilnahmequoten zwischen 59,0 und 77,6 Prozent zeigen sich zwar tendenziell deutliche Unterschiede zwischen den einzelnen *Stationen*, das geforderte Signifikanzniveau wird jedoch – wahrscheinlich aufgrund geringer Fallzahlen – verfehlt. Unterschiedliche Teilnahmequoten auf Stationsebene sind grundsätzlich kein überraschender Befund, da auf den verschiedenen Stationen eines Krankenhauses unterschiedliche Patientengruppen behandelt werden (vgl. Strasser/Davis 1992: 148f.). Bei Patientenbefragungen, die per Inhouse- oder Kombinationsverfahren durchgeführt werden, können stationsspezifische Differenzen der Rücklaufquote jedoch auch das Resultat einer unterschiedlichen Sorgfalt bei der Fragebogenverteilung sein (vgl. Kapitel 6).

Zwischen der Inanspruchnahme von *Privatleistungen* und der Befragungsteilnahme konnte kein signifikanter Zusammenhang festgestellt werden. Die achte Untersuchungshypothese wird somit formal bestätigt. Die Tendenz des Ergebnisses lässt jedoch die Vermutung zu, dass der Rücklauf unter Patienten, die Privatleistungen in Anspruch nehmen, möglicherweise systematisch höher ist als unter Patienten, die auf der Basis des gesetzlichen Leistungsspektrums behandelt werden. Wie bei der Untersuchung von Emberton/Black (1995: 50) lag die Teilnahmequote der „Privat-Patienten" etwa 8 Prozentpunkte über der Teilnahmequote der „gesetzlichen" Patienten. Eine Erklärung

---

[187] Zusätzliche Analysen zeigen, dass die chirurgischen Patienten der Stichprobe mit einem Durchschnittsalter von 52,4 Jahren signifikant jünger waren als die internistischen Patienten mit einem durchschnittlichen Alter von 58,6 Jahren (p<0,001). Von den chirurgischen Patienten waren 27,5 Prozent unter 40 Jahre alt, von den Patienten der inneren Medizin gehörten lediglich 11,7 Prozent dieser Altersgruppe an. Kontrolliert man bei der Teilnahmeanalyse nach Fachgebiet und Alter, so zeichnen sich nur bei chirurgischen Patienten deutliche altersabhängige Teilnahmeunterschiede ab. Bei chirurgischen Patienten nahmen in der niedrigsten Altersgruppe (bis unter 40 Jahre) lediglich 53 Prozent an der Befragung teil, bei internistischen Patienten dieser Altersgruppe hingegen 69,7 Prozent. In der höchsten Altersgruppe (75 Jahre und älter) beteiligten sich von den chirurgischen Patienten nur 54,5 Prozent im Vergleich zu 77,4 Prozent der internistischen Patienten dieser Altersklasse. In den beiden mittleren Alterklassen lag die Beteiligungsquote bei chirurgischen Patienten dagegen jeweils nur geringfügig niedriger als bei internistischen Patienten: in der Gruppe der 40 bis unter 65 Jahre alten Patienten lag die Rücklaufquote unter den chirurgischen Patienten bei 67,3 Prozent, die der internistischen Patienten bei 69,0 Prozent; in der Gruppe der 65 bis unter 75 Jahre alten Patienten betrug die Rücklaufquote unter den chirurgischen Patienten 70,4 Prozent und unter den internistischen Patienten 73,0 Prozent.

für einen solchen Zusammenhang könnte sein, dass Patienten, die für privat zu begleichende Leistungen eine Rechnung erhalten, möglicherweise eher eine kritische „Kunden-"Haltung einnehmen als Patienten, die auf der Basis des Sachleistungsprinzips ohne Einblick in die anfallenden Kosten behandelt werden (vgl. Hurrelmann 2000: 133ff.).

Anmerkungen zu den inhaltlichen Konsequenzen von Nonresponse und zur Auswahl der Nonresponse-Variablen bei Patientenbefragungen

Eine Nonresponse-Analyse liefert zunächst einmal Anhaltspunkte zur Frage, ob bestimmte Subpopulationen in der realisierten Stichprobe über- oder unterrepräsentiert sind. Neben diesen Informationen, die einen Eindruck über das Ausfallgeschehen und die Repräsentativität der realisierten Stichprobe vermitteln, interessiert in der Regel, ob aufgrund der Teilnahmeausfälle von einer systematischen Verzerrung der inhaltlichen Befragungsergebnisse auszugehen ist (vgl. z.B. Strasser/Davis 1992: 123f.; Schulte/ Hildebrandt 1998: 123f.; Schupeta/Hildebrandt 1999: 72; Trojan/Satzinger 2001: 381). Mit diesem Problem hat sich die methodische Forschung zur Patientenbefragung jedoch kaum befasst (Blum 1998: 108; Sitzia/Wood 1998: 315). Einige Studien deuten darauf hin, dass sich zufriedene Patienten eher an Patientenbefragungen beteiligen als unzufriedene Patienten (vgl. Lebow 1982: 246; Rubin 1990: 293; Barkley/Furse 1996: 430; Blum 1998: 108; Blumenstock 1998: 112; Trojan/Satzinger 2001: 381).[188] Zudem scheinen Befragungsteilnehmer ihren Gesundheitszustand bzw. die Verbesserung ihres Gesundheitszustands im Durchschnitt positiver einzuschätzen als Nichtteilnehmer (Rubin 1990: 293; Grotzinger et al. 1994: 996; Emberton/Black 1995: 52; Sitzia/Wood 1998: 315). Die Umfragewerte bei Patientenbefragungen dürften daher aufgrund von Nonresponse wahrscheinlich im Vergleich zu den wahren Werten in der Grund-gesamtheit zu positiv ausfallen.

Bezüglich der Auswahl der Nonresponse-Variablen gehen einige Autoren davon aus, dass sozio-demographische Merkmale das Ausfallgeschehen bei Patientenbefragungen nur unzureichend beschreiben. Aus sozio-demographischen Nonresponse-Ergebnissen ließen sich deshalb – mit Ausnahme der Variable Alter (vgl. z.B. Ehnfors/Smedby 1993: 27) – kaum angemessene Vorhersagen bezüglich inhaltlicher Verzerrungen ableiten (vgl. Lebow 1982: 246; Cleary et al. 1991: 265; Carey/Seibert 1993: 845; Barkley/Furse 1996: 432). Das Ausfallgeschehen und das Antwortverhalten stünden mit dem

---

[188] In der Literatur finden sich aber auch gegenteilige Befunde (Aharony/Strasser 1993: 71). Ley et al. (1976: 412) kommen zum Schluss, dass zufriedene Patienten wahrscheinlich nicht häufiger an einer Patientenbefragung teilnehmen als unzufriedene Patienten. Ware et al. (1983: 251) gehen davon aus, dass sich unzufriedene Patienten eher an ihrer Patientenbefragung beteiligt haben als zufriedene Patienten.

Befragungsthema in weitaus engerem Zusammenhang als mit sozio-demographischen Merkmalen. Teilnehmer und Nichtteilnehmer würden sich deshalb vor allem in Bezug auf Variablen des klinischen Profils, z.B. den Gesundheitszustand (siehe oben) unterscheiden. Die dabei zugrunde liegenden Ausfallprozesse würden jedoch nicht unbedingt parallel zu den Ausprägungen der sozio-demographischen Merkmale verlaufen (Lebow 1982: 246; vgl. auch Von dem Knesebeck/Lüschen 1999).[189] Vor diesem Hintergrund wird an verschiedenen Stellen in der Literatur die Bedeutung von Nonresponse-Variablen, die einen direkten Bezug zur Erkrankung, Behandlung oder den Outcomes haben, für die Aussagekraft von Nonresponse-Untersuchungen bei Patientenbefragungen betont (vgl. z.B. Lebow 1982: 246; Strasser/Davis 1992: 123f.). Im Rahmen zukünftiger Nonresponse-Untersuchungen bei Patientenbefragungen scheint es deshalb empfehlenswert, verstärkte Anstrengungen zu unternehmen, um neben den gängigen sozio-demographischen Merkmalen möglichst viele Merkmale mit Bezug zum Krankenhausaufenthalt in die Analyse einbeziehen zu können.[190]

9.8 Zusammenfassung

In diesem Kapitel konnte gezeigt werden, dass sich die Rücklaufquoten verschiedener Teilgruppen der befragten Patientenpopulation systematisch unterscheiden. Das festgestellte Nonresponse-Muster weist dabei große Übereinstimmungen mit den Befunden anderer Patientenbefragungen auf. Dagegen zeigen sich beim Vergleich mit dem bei allgemeinen Bevölkerungsumfragen üblichen Teilnahmemuster zum Teil bedeutsame Unterschiede.

Zusammenfassend konnten folgende Regelmäßigkeiten des Teilnahmeverhaltens bei der durchgeführten Patientenbefragung festgestellt werden. Das Geschlecht der Befragten hatte keinen signifikanten Effekt auf die Rücklaufquote. Bezüglich des Alters der Befragten war zu beobachten, dass sich Patienten unter 40 Jahren seltener an der Befragung beteiligten als Patienten über 40 Jahre. Dabei ist anzumerken, dass die Rücklaufquote unter den 40 bis 74jährigen Patienten relativ konstant war, mit anschließend leicht sinkender Tendenz unter den hochaltrigen Patienten über 75

---

[189] Goyder (1987: 126f.) geht generell davon aus, dass das Befragungsthema bei speziellen Befragtenpopulationen eine größere Bedeutung für das Ausfallgeschehen besitzt als bei allgemeinen Bevölkerungsumfragen, da bei letzteren meistens keine großen Varianzen hinsichtlich des Interesses am Befragungsthema innerhalb der Population vorhanden seien. Aus diesem Grund sei auch das sozio-demographische Nonresponse-Profil bei unterschiedlichen speziellen Populationen – im Gegensatz zu allgemeinen Bevölkerungsumfragen – kaum vorhersehbar, denn das Thema bzw. das Interesse am Thema würde sich jeweils sehr unterschiedlich im sozio-demographischen Profil niederschlagen.
[190] Strasser/Davis (1992: 123f.) schlagen konkret vor, neben sozio-demographischen Merkmalen z.B. Angaben über die medizinische Vorbehandlung, die Aufenthaltsdauer, die Diagnose (ICD-Code) und vorhergehende Krankenhausaufenthalte – soweit zugänglich – in die Nonresponse-Analyse einzubeziehen.

Jahren. Signifikante Unterschiede der Rücklaufquote zeigten sich auch in Abhängigkeit vom Familienstand. Verheiratete Patienten beteiligten sich häufiger an der Befragung als ledige sowie verwitwete, geschiedene oder getrennt lebende Patienten. Ferner war eine überdurchschnittliche Teilnahmequote unter katholischen und konfessionslosen Patienten zu beobachten. Protestanten wiesen dagegen eine tendenziell leicht unterdurchschnittliche und Angehörige sonstiger Religionen eine stark unterdurchschnittliche Rücklaufquote auf. In Bezug auf die Staatsangehörigkeit war festzustellen, dass deutsche Patienten eher den Fragebogen zurücksandten als ausländische Patienten. Drei weitere Befunde betreffen Zusammenhänge zwischen der Teilnahmequote und Merkmalen des Krankenhausaufenthalts. Patienten der inneren Medizin beteiligten sich signifikant häufiger an der Patientenbefragung als Patienten der Chirurgie. In Bezug auf die stationsspezifischen Teilnahmequoten zeigten sich zum Teil deutliche Unterschiede, die das Signifikanzniveau jedoch nicht erreichten. Und schließlich beteiligten sich Patienten, die Privatleistungen in Anspruch genommen hatten, zwar nicht signifikant, jedoch tendenziell häufiger an der Patientenbefragung als Patienten, die auf der Basis der gesetzlichen Leistungen behandelt worden waren.[191]

---

[191] Aus Platzgründen wird an dieser Stelle auf eine zusammenfassende Darstellung der Erklärungsansätze für die beobachteten Zusammenhänge verzichtet. Diesbezüglich sei auf die Ausführungen im Rahmen der Ergebnisdiskussion (Kapitel 9.7) verwiesen.

10 Die Höhe des Rücklaufs in Abhängigkeit von der Fragebogenlänge

10.1 Fragestellung

Die richtige Länge des Fragebogens stellt ein Kernproblem jeder Befragung dar. Weit verbreitet ist diesbezüglich die Meinung, dass der Fragebogen möglichst kurz sein sollte, damit eine hohe Rücklaufquote erreicht werden kann (vgl. Berdie 1973: 278; Bradburn 1978: 37; Sharp/Frankel 1983: 36; Kriz/Lisch 1988: 98; Schmalen 1989: 188; Friedrichs 1990: 241; Burchell/Marsh 1992: 233; Schnell 1997: 181; Kaase 1999: 34).[192] Analog dieser Auffassung finden sich in der Literatur auch zur Gestaltung von Patientenfragebögen meistens Empfehlungen im Sinne von „je kürzer, desto besser" (vgl. z.b. Morrison et al. 1982: 20; Ware/Hays 1988: 393; Meterko et al. 1990: S3; Adam 2001: 108; Henrich et al. 2001: 155; Smeeth 2002: 1168).

Die Forderung nach einem kurzen Fragebogen steht im Gegensatz zum Interesse des Forschers, möglichst viele Aspekte des Untersuchungsgegenstands im Fragebogen zu erfassen (vgl. z.B. Linsky 1975: 89; Abramowitz et al. 1987: 123; Meterko et al. 1990: S3). In der praktischen Forschungsarbeit kommt dem inhaltlichen Interesse jedoch wegen der Furcht vor einer niedrigen Rücklaufquote meist nur wenig Bedeutung zu. Manche Befragung wird daher kaum ihrem eigentlichen inhaltlichen Forschungsziel gerecht (vgl. Dillman 1978: 55; Schmidt/Satzinger 2001: 124; Trojan/Satzinger 2001: 379). Bei Patientenbefragungen sind bisher häufig kurze, nur ein- oder zweiseitige Patientenfragebögen zum Einsatz gekommen (vgl. in der deutschsprachigen Literatur z.B. Schmidt et al. 1989; Spießl et al. 1997: 763; Rais et al. 1998: 88; Adam 2001: 107).[193] Eine erschöpfende Erhebung aller Aspekte, die für eine aussagekräftige Patientenbefragung von Relevanz sind, ist mit derart kurzen Fragebögen kaum möglich.[194]

Angesichts der Allgegenwärtigkeit des Problems der optimalen Fragebogenlänge in der empirischen Sozialforschung ist es überraschend, dass nur wenig empirische Forschung zum Zusammenhang von Fragebogenlänge und Rücklauf existiert.

---

[192] Warnungen vor zu langen Fragebögen sind schon in der frühen sozialwissenschaftlichen Methodenliteratur dokumentiert, z.B. bei Chapin (1920; zitiert in Sharp/Frankel 1983: 36).
[193] Sitzia/Wood (1998: 314) sichteten 125 englischsprachige Patientenzufriedenheitsbefragungen und stellten fest, dass 38 Prozent der Fragebögen weniger als 10 Items und 75 Prozent weniger als 30 Items umfassten.
[194] Eine Aufstellung der Aspekte, die ein Patientenfragebogen abdecken sollte, findet sich z.B. bei KTQ (2000: 19).

Deskriptiv-vergleichende Untersuchungen, die in der Literatur dokumentierte Studien hinsichtlich der Rücklaufquote und der Länge des jeweils verwendeten Fragebogens vergleichen (z.B. Linsky 1975; Dillman 1978), haben wegen der großen Unter-schiedlichkeit der übrigen Designparameter der herangezogenen Studien nur eine sehr eingeschränkte Aussagekraft (vgl. Reuband/Blasius 1996: 298). Bei den wenigen vorhandenen empirischen Untersuchungen handelt es sich entweder um (empirische) Metaanalysen, bei welchen die Fragebogenlänge als eine von mehreren unabhängigen Variablen (Prädiktoren) zur Vorhersage der Rücklaufhöhe in eine multivariate Analyse eingeht (z.B. Heberlein/Baumgartner 1978; Eichner/Habermehl 1981; Goyder 1987; Sitzia/Wood 1998),[195] oder um – zumeist ältere – Studien mit experimentellem Design, bei welchen die Fragebogenlänge als Experimental-Variable manipuliert wird (z.B. Sletto 1940; Sirken et al. 1960; Scott 1961; Berdie 1973).[196] Insbesondere die experimentellen Studien besitzen zwar grundsätzlich eine hohe interne Validität, die konkret vor-handenen Untersuchungen sind jedoch hinsichtlich ihrer Forschungssettings meist sehr speziell, so dass ihre externe Validität (Generalisierbarkeit) als eher gering einzustufen ist.

Die zentrale Erkenntnis aus den bisherigen Studien ist, dass – entgegen der gängigen Meinung – keineswegs von einem eindeutig negativen Zusammenhang zwischen der Fragebogenlänge und der Teilnahmequote ausgegangen werden kann. Die Ergebnisse sind vielmehr uneinheitlich (vgl. Scott 1961: 167; Linsky 1975: 88f.; Burchell/Marsh 1992: 234ff.; Mangione 1995: 73). Speziell zur Frage der optimalen Länge von Patientenfragebögen existieren bislang kaum aussagekräftige Untersuchungen. Um diese Forschungslücke zu schließen, werden in diesem Kapitel nach einer Darstellung des methodisch-praktischen, empirischen und theoretischen Forschungsstands die Ergebnisse der eigenen experimentellen Studie zum Zusammenhang von Fragebogen-länge und Rücklaufquote berichtet und diskutiert. Hauptaspekt ist dabei der Effekt der Fragebogenlänge auf den Gesamtrücklauf bei Patientenbefragungen. Als Nebenaspekt wird der Effekt der Fragebogenlänge auf den Rücklauf bei einzelnen Erinnerungswellen untersucht.

---

[195] Die Untersuchungseinheiten (Fälle) dieser Metastudien sind unterschiedliche Befragungen.
[196] Im Gegensatz zu deskriptiven Untersuchungen, die Vergleiche zwischen unterschiedlichen Befragungen mit jeweils anderen Erhebungsbedingungen anstellen, können bei einer experimentellen Studie in der Regel konstante Rahmenbedingungen angenommen und Unterschiede der Rücklaufquote daher auf die Variation der Fragebogenlänge als Experimental-Variable zurückgeführt werden (vgl. z.B. Linsky 1975: 83; Reuband/Blasius 1996: 298; Diekmann 1998: 296ff.).

10.2 Methodisch-praktischer Forschungsstand – Empfehlungen zur Länge von Patientenfragebögen in der Forschungsliteratur

In der Literatur herrscht zwar weitgehend Einigkeit, dass Patientenfragebögen so kurz wie möglich gehalten werden sollten, fassbare Angaben zur optimalen Fragebogenlänge gibt es jedoch selten. Relativ konkret sind folgende Empfehlungen. Strasser/Davis (1992: 122) sind der Meinung, „keep the survey as short as possible. (...) we may have no more than ten minutes of the respondent's time". Carey (1999: 22) empfiehlt, dass die Beantwortung eines Patientenfragebogens keinesfalls länger als 15 Minuten dauern dürfe. In der deutschsprachigen Literatur findet sich bei Helmig (1997: 116) die Auffassung, dass ein Patientenfragebogen vier DinA4 Seiten nicht überschreiten sollte und das Ausfüllen höchstens 10 Minuten dauern dürfe. Dem KTQ-Leitfaden zur Patientenbefragung zufolge sollte ein Patientenfragebogen innerhalb von 30 Minuten beantwortbar sein, was je nach Aufbau des Fragebogens 30 bis 80 Fragen entspräche (KTQ 2000: 18). Alle diese Empfehlungen haben gemeinsam, dass sie von den Autoren nicht begründet werden.

10.3 Empirischer Forschungsstand

Die Meinung, dass die Rücklaufquote mit steigender Länge des Fragebogens abnimmt, ist zwar weit verbreitet, die bisherige empirische Forschung kann einen solchen Zusammenhang jedoch nur in Einzelfällen belegen. Im Folgenden werden zunächst unterschiedliche Befunde zum Zusammenhang von Fragebogenlänge und Teilnahmequote aus der allgemeinen Methodenforschung referiert. Neben Ergebnissen, die sich auf den Gesamtrücklauf beziehen, werden auch Ergebnisse zum Zusammenhang der Fragebogenlänge mit dem (Teil-)Rücklauf nach dem Erstkontakt bei Durchführung eines Erinnerungsverfahrens dargestellt. Daran anschließend findet sich der empirische Forschungsstand zum Problem der Fragebogenlänge bei Patientenbefragungen.

10.3.1 Ergebnisse zum Zusammenhang von Fragebogenlänge und Rücklauf aus der allgemeinen Methodenforschung

10.3.1.1 Effekt der Fragebogenlänge auf den Gesamtrücklauf

Die Literatursichtung von Linsky (1975: 89ff.) förderte widersprüchliche Ergebnisse zum Zusammenhang von Fragebogenlänge und Rücklaufquote zu Tage. Vier der gesichteten Studien kommen zum Schluss, dass die Fragebogenlänge den Rücklauf nicht beeinflusst, eine Studie weist einen höheren Rücklauf bei kurzen Fragebögen und zwei Studien einen höheren Rücklauf bei längeren Fragebögen aus. Die

Widersprüchlichkeit der Befunde interpretiert der Autor dahingehend, dass die Wirkung der Fragebogenlänge stark vom jeweiligen Befragungssetting, d.h. insbesondere der Befragungsmethodik und der Population, abhängig sei (Linsky 1975: 100). Mangione (1995: 73f.) kommt nach Sichtung der Forschungsliteratur zur selben Schlussfolgerung. Die Rücklaufquote würde weniger von der Fragebogenlänge als von anderen Faktoren des Forschungsdesigns beeinflusst. Er „glaubt" jedoch, dass kürzere Fragebögen im Durchschnitt höhere Rücklaufquoten erzielen als deutlich längere Versionen (Mangione 1995: 74).

Dillman (1978: 55ff.) geht nach einer Analyse fremder sowie eigener Erhebungen davon aus, dass es nur geringe Unterschiede in Bezug auf die Rücklaufquote bei Fragebögen bis elf Seiten und 125 Fragen gibt. Ab zwölf Seiten oder mehr als 125 Fragen hätte die Länge des Fragebogens dagegen einen negativen Effekt auf die Teilnahmequote.[197] Dies gelte sowohl für allgemeine Bevölkerungsumfragen als auch für Befragungen bei speziellen Populationen. Darüber hinaus sei ein Teilnahmeeffekt der Fragebogenlänge generell stark von der Thematik der Befragung abhängig, denn nur auf diese Weise sei erklärbar, dass in Einzelfällen auch mit sehr langen Fragebögen hohe Rücklaufquoten erzielt wurden. Die Regel „the shorter the better" stelle deshalb eine zu starke Vereinfachung, einen „Mythos", dar (Dillman 1978: 55). Im Rahmen einer späteren, experimentellen Studie zur Fragebogengestaltung bei US-Census-Erhebungen im Jahr 1990 konnten Dillman et al. (1993: 290) einen leicht negativen Teilnahmeeffekt der Fragebogenlänge nachweisen. Mit einem um 50 Fragen verlängerten Census-Fragebogen wurde ein 6 Prozentpunkte niedrigerer Rücklauf erzielt als mit dem normalen Fragebogen. Bei einer weiteren Untersuchung zur Gestaltung von Census-Fragebögen wies eine Kombination aus befragtenfreundlichem Design und gekürztem Fragebogen einen deutlich positiven Zusammenhang mit der Rücklaufquote auf. Nach Einschätzung der Autoren geht der Effekt jedoch im Wesentlichen auf die Kombination der beiden Faktoren zurück. Die Einzelfaktoren – kürzerer Fragebogen und befragtenfreundliches Design – hätten für sich gesehen allenfalls eine geringe Wirkung (Dillman et al. 1993: 302).

Heberlein/Baumgartner (1978) untersuchten die Determinanten der Rücklaufquote mittels multivariater Analyse anhand von 98 postalischen Befragungen. Die Autoren stellten zunächst keine signifikanten Unterschiede zwischen langen und kurzen Fragebögen bezüglich der Rücklaufquote fest. Bei Kontrolle verschiedener Variablen zeigte sich jedoch, dass mit kurzen Fragebögen etwas höhere Rücklaufquoten erzielt

---

[197] Hippler (1988: 245) und Thoma/Zimmermann (1996: 145) nennen zwölf Seiten als obere Grenze für die Länge von Fragebögen. Bei dem angegebenen Wert handelt es sich jedoch wahrscheinlich um eine ungenaue Übertragung der Empfehlung von Dillman (1978: 55).

wurden. Zehn zusätzliche Fragebogenseiten reduzierten den Rücklauf im Durchschnitt um 5 Prozent.[198]

Burchell/Marsh (1992) sichteten die Ergebnisse von experimentellen Studien zur Fragebogenlänge. Nach Auffassung der Autoren lassen sich zwei der vier gesichteten Experimentalstudien nicht eindeutig interpretieren, die beiden anderen Untersuchungen deuten auf einen negativen Teilnahmeeffekt der Fragebogenlänge hin. Zusammenfassend kommen sie zu folgendem Ergebnis: „In summary then, there appears to be a consistent negative effect of length on response rate. On the other hand, it is not very strong (...)" (Burchell/Marsh 1992: 235). Zu den einzelnen experimentellen Studien und deren Interpretation durch Burchell/ Marsh (1992: 234) sind folgende kritische Anmerkungen zu machen. Die Studien von Sletto (1940) und Scott (1961) lassen laut Burchell/Marsh (1992: 234) keine eindeutigen Schlussfolgerungen zu. Sletto (1940: 195) selbst interpretiert seine Ergebnisse jedoch dahingehend, dass im Rahmen einer Fragebogenlänge zwischen 10 und 35 Seiten allenfalls ein geringer negativer Teilnahmeeffekt von 5 bis 10 Prozent zu erwarten sei. In der Studie von Scott (1961: 167) zeichnet sich relativ deutlich eine Unabhängigkeit der Rücklaufquote von der Fragebogenlänge ab. Die Untersuchungen von Sirken et al. (1960) und Berdie (1973) werden von Burchell/Marsh (1992: 234) als Bestätigung für einen eindeutig negativen Teilnahmeeffekt der Fragebogenlänge angeführt. Bezüglich der Studie von Sirken et al. (1960) ist anzumerken, dass die Fragebogenlänge nur mit dem Rücklauf nach dem Erstkontakt („initial response rate" – IRR) einen negativen Zusammenhang aufweist, mit dem Gesamtrücklauf nach allen Kontakten („final response rate" – FRR) existiert dagegen kein Zusammenhang. Bezüglich der Studie von Berdie (1983) ist zu erwähnen, dass der Autor selbst seine Ergebnisse als insignifikant einstufte, Burchell/Marsh (1992: 234) darin jedoch eine Fehleinschätzung sehen. Unabhängig von der Signifikanz-Frage zeigen die Ergebnisse bei Berdie (1973: 280) einen nahezu idealtypischen, linear-negativen Zusammenhang zwischen der Fragebogenlänge und der Rücklaufquote. Der eingesetzte einseitige Fragebogen erreichte eine Rücklaufquote von 64 Prozent, der zweiseitige Fragebogen erreichte 56 Prozent

---

[198] Die Ergebnisse von Heberlein/Baumgartner (1978) basieren auf us-amerikanischen Studien. Goyder (1987: 47) konnte bei einer eigenen Metaanalyse, die ebenfalls auf us-amerikanischen Studien basiert, den leicht negativen Effekt der Fragebogenlänge replizieren. Eichner/Habermehl (1981) stellten hingegen bei einer ähnlichen Metaanalyse auf der Basis europäischer Befragungen fest, dass jede zusätzliche Seite im Fragebogen den Rücklauf im Mittel um 7 Prozent erhöhte. Heberlein/Baumgartner (1981: 364) vermuten hinter diesem Ergebnis jedoch einen Kodierungsfehler oder einen „Ausreißereffekt", da dem Befund zufolge bei zehn zusätzlichen Seiten mit einer Steigerung des Rücklaufs um 70 Prozent gerechnet werden müsse. Unabhängig vom Zweifel an der Gültigkeit des Ergebnisses von Eichner/Habermehl (1981) stellen Heberlein/Baumgartner (1981: 366) zur Diskussion, dass eine Verlängerung des Fragebogens in Europa möglicherweise einen anderen Teilnahmeeffekt (eine Erhöhung der Teilnahmerate) hervorruft als in den USA (eine Verringerung der Teilnahmerate).

und mit dem vierseitigen Fragebogen wurde eine Teilnahmequote von 42 Prozent erzielt.

10.3.1.2 Effekt der Fragebogenlänge auf den Rücklauf nach dem Erstkontakt

Wie im Vorangegangenen bereits erwähnt, stellten Sirken et al. (1960: 167) einen signifikant höheren Rücklauf kurzer Fragebögen nach dem Erstkontakt (IRR) fest, jedoch keine Unterschiede hinsichtlich des Gesamtrücklaufs (FRR) am Ende der Erhebungsphase. Die Ergebnisse von Scott (1961: 166ff.) zeigen ebenfalls eine höhere Rücklaufquote kurzer Fragebögen eine Woche nach dem Fragebogenerstversand, nicht aber Unterschiede beim Gesamtrücklauf nach allen Erinnerungsschreiben. Heberlein/ Baumgartner (1978: 454f.) kommen zu einem gegenteiligen Befund. Den Ergebnissen ihrer Metaanalyse zufolge ist lediglich in Bezug auf den Gesamtrücklauf von einem leicht negativen Effekt der Fragebogenlänge auszugehen. Hinsichtlich des Rücklaufs nach dem Erstkontakt konnte kein signifikanter Teilnahmeeffekt der Fragebogenlänge festgestellt werden.

10.3.2 Ergebnisse zum Zusammenhang von Fragebogenlänge und Rücklauf bei Patientenbefragungen

In der gesichteten Literatur zur Patientenbefragung beschäftigen sich lediglich zwei Studien mit dem Zusammenhang zwischen der Länge von Patientenfragebögen und der Höhe des Rücklaufs. Beide Untersuchungen lassen aufgrund ihrer Anlage aber keine allgemeingültigen Schlussfolgerungen zu. Sitzia/Wood (1998) analysierten 125 englischsprachige Patientenzufriedenheitsstudien und stellten einen leicht negativen Zusammenhang zwischen der Itemzahl und der Rücklaufquote fest. Die Patienten-zufriedenheitsfragebögen der untersuchten Studien waren jedoch zum größten Teil sehr kurz, d.h. unter 30 Items lang (vgl. Fußnote 193). Straub et al. (1996: 37ff.) erzielten bei einer postalischen Befragung von Patienten mit einem kurzen Fragebogen, der 52 Items umfasste, einen 4 Prozentpunkte höheren Rücklauf als mit einer längeren Version, die einen Umfang von 68 Items hatte (vgl. auch Blumenstock 1998: 113).[199] Der Längen-unterschied von 16 Items erscheint jedoch zu gering, um aus dem Ergebnis valide Prognosen zum Zusammenhang von Fragebogenlänge und Teilnahmeverhalten abzuleiten. Darüber hinaus handelte es sich bei den Untersuchungspersonen

---

[199] In einer anderen Teilstichprobe, die persönlich-mündlich befragt wurde, konnte mit dem kürzeren Fragebogen ein 5 Prozentpunkte höherer Rücklauf erzielt werden (Straub et al. 1996: 37ff.).

ausschließlich um Patienten, die bereits vorab ihr Einverständnis zu einer Befragung schriftlich erklärt hatten.

Eine einfache Inspektion der Forschungsliteratur fördert eine Reihe von Patientenbefragungen zu Tage, deren Rücklaufquoten gegen den üblicherweise erwarteten, negativen Teilnahmeeffekt langer Fragebögen sprechen. Skipper/Ellison (1966) versandten beispielsweise zwei thematisch sowie in der Länge unterschiedliche Fragebögen an Mütter von Kindern, die sich einer Mandeloperation unterzogen hatten. Bei einem Fragebogen handelte es sich um einen einseitigen allgemeinen Routinepatientenfragebogen, beim anderen um einen fünfseitigen Fragebogen, der die Genesung des Kindes zum Thema hatte. Der einseitige Routinefragebogen erbrachte eine Rücklaufquote von nur 20 Prozent, der längere themenspezifische Fragebogen erzielte dagegen einen (durchschnittlichen) Rücklauf von 71,3 Prozent (vgl. Kapitel 6.2.2; Skipper/Ellison 1966: 213ff.). Den höheren Rücklauf beim längeren, fünfseitigen Fragebogen führen Skipper/Ellison (1966: 214) vor allem auf die besondere Wichtigkeit der Thematik des Fragebogens für die Mütter zurück. Carey/Seibert (1993: 837) konnten bei einer Befragung von Patienten aus 196 verschiedenen Krankenhäusern feststellen, dass ein kurzer Fragebogen allein keinen hohen Rücklauf garantiert. Trotz des einheitlichen, vergleichsweise kurzen Patientenfragebogens von drei Seiten und 44 Fragen variierten die krankenhausspezifischen Teilnahmequoten zwischen 40 und 97 Prozent. Besonders deutlich sprechen Untersuchungen, bei welchen mit langen Fragebögen hohe Rücklaufquoten erreicht wurden, gegen die Behauptung, Patientenfragebögen müssten kurz sein, um hohe Teilnahmequoten zu erzielen. Nickel/Trojan (1995: 4) erzielten beispielsweise mit einem 21-seitigen Patientenfragebogen (153 Items) eine Bruttoausschöpfungsquote von 58 Prozent. Weber et al. (1999: 48) erreichten mit einen 19-seitigen Patientenfragebogen eine Bruttoausschöpfung von 77,3 Prozent (vgl. auch Langewitz et al. 2001[200] und Borde et al. (2001: 238f.) konnten bei einer Inhouse-Befragung trotz eines 30-seitigen Fragebogens sogar 94 Prozent der für die Befragung ausgewählten Patientinnen zu einer Teilnahme bewegen.

10.3.3 Fazit

Sowohl die empirischen Befunde in der allgemeinen Methodenliteratur als auch die Befunde in der Literatur zur Patientenbefragung legen nahe, dass – entgegen den üblichen Vermutungen – nicht mit einem bedeutsamen, negativen Zusammenhang zwischen der Fragebogenlänge und der Teilnahmequote gerechnet werden muss. Es

---

[200] Zu den hier angegebenen Werten ist anzumerken, dass die Rückläufe bei einer Berechnung nach der in Kapitel 5.2 dargestellten Formel, d.h. unter Bezug auf die bereinigte Stichprobe, noch höher ausfallen würden.

scheint allenfalls gerechtfertigt, von einem leicht negativen Teilnahmeeffekt der Fragebogenlänge auszugehen. Dillman (1978: 55) zufolge tritt ein relevanter negativer Teilnahmeeffekt der Fragebogenlänge erst ab einem Schwellenwert von über elf Seiten bzw. 125 Items auf. Ungeklärt ist bislang, ob und inwieweit ein Zusammenhang zwischen Fragebogenlänge und Teilnahmequote von der Anzahl der Befragtenkontakte abhängig ist. Die wenigen Untersuchungen zu dieser Frage kommen zu widersprüchlichen Ergebnissen.

10.4 Theoretischer Forschungsstand

10.4.1 Die handlungstheoretische Grundlage der Annahme „je kürzer der Fragebogen, umso höher der Rücklauf"

Die weit verbreitete Auffassung, dass zwischen der Länge des Fragebogens und dem Rücklauf ein negativer Zusammenhang besteht, hat nicht nur im „gesunden Menschenverstand" eine Basis, sondern auch in den Annahmen der Rational-Choice-Theorie des Teilnahmeverhaltens. Wie in Kapitel 3 ausführlich dargestellt, fasst die R-C-Theorie die Teilnahme oder Nichtteilnahme eines Probanden an einer Umfrage als Resultat eines Entscheidungsprozesses auf. Die Untersuchungsperson entscheidet sich unter Abwägung von (subjektiven) Kosten- und Nutzenaspekten für oder gegen eine Befragungsteilnahme. Eine Teilnahme kommt zustande, wenn der erwartete Gesamtnutzen einer Befragungsteilnahme positiv ist, d.h. wenn die subjektiv erwarteten Kosten der Teilnahme geringer sind als der subjektiv erwartete Nutzen (vgl. Kapitel 3 sowie insbesondere Esser 1986: 38; Schnell 1997: 157ff.).

Im Rahmen dieses Grundmodells wird üblicherweise angenommen, dass der Zeitaufwand für das Ausfüllen des Fragebogens einen zentralen Kostenfaktor bei der Entscheidung über die Befragungsteilnahme darstellt (vgl. z.B. Bradburn 1978; Sharp/Frankel 1983: 37; Esser 1986: 39; Schmalen 1989: 188).[201] Der Zeitaufwand wird dabei in der Regel am Umfang des Fragebogens festgemacht. Dem Modell zufolge steigt somit – unter sonst gleichen Bedingungen – bei zunehmendem Umfang des Fragebogens die Wahrscheinlichkeit, dass der Gesamtnutzen einer Teilnahme für die Untersuchungspersonen negativ ist. Mit anderen Worten: die Verweigerungswahrscheinlichkeit nimmt zu. Auf der Aggregatebene zeigt sich dies als sinkende Rücklaufquote.

---

[201] Ein Überblick über verschiedene mögliche Kosten- und Nutzenfaktoren findet sich in Kapitel 3.2.2.

Konkretisierung des r-c-theoretischen Grundmodells für unterschiedliche Maße des Fragebogenumfangs

Als Maß für den Fragebogenumfang kommen verschiedene Sachverhalte in Betracht: die Anzahl der Seiten, die Anzahl der Fragen oder die Anzahl der geforderten Antworten (vgl. z.B. Bradburn 1978: 36; Frey et al. 1990: 48; Mangione 1995: 73). Welcher Aspekt des Fragebogenumfangs das wesentliche Kriterium für die Teilnahmeentscheidung darstellt ist strittig. In der Regel richtet sich die methodische Diskussion auf die Frage, ob die Anzahl der Seiten oder die Anzahl der Fragen wichtiger ist. Burchell/Marsh (1992: 235) sind diesbezüglich der Auffassung, dass die Anzahl der Items und nicht die physische Länge des Fragebogens für die Umfragebeteiligung entscheidend ist. Die Metaanalyse von Heberlein/Baumgartner (1978: 455ff.), bei der verschiedene Längen-indikatoren (Itemzahl, Seitenzahl und tatsächlicher Zeitaufwand) berücksichtigt wurden, legt hingegen nahe, dass die Anzahl der Seiten die größte Bedeutung für die Höhe des Gesamtrücklaufs hat.

Aus der theoretischen Perspektive ist bei beiden Längenaspekten eine vermindernde Wirkung auf die Teilnahmequote nachvollziehbar. Beide Sachverhalte stellen für den Befragten einen Indikator für den voraussichtlichen Zeitaufwand des Fragebogen-ausfüllens dar. Da die Seitenanzahl jedoch unmittelbarer evident ist als die Itemzahl, dürfte erstere – wie die Untersuchung von Herberlein/Baumgartner (1978) nahe legt – der bedeutsamere Indikator sein.

Mit der Seitenzahl bzw. der „Dicke" des Fragebogens hat ein Proband bereits vor dem Ausfüllen und ohne sich näher mit dem Fragebogen auseinandersetzen zu müssen einen konkreten Anhaltspunkt zur Einschätzung des ungefähren Zeitaufwands für die Beantwortung des Fragebogens. Je mehr Seiten ein Fragebogen umfasst, umso höher wird der Zeitaufwand für dessen Bearbeitung veranschlagt. Erscheint der Fragebogen dem Befragten zu lang bzw. zu dick, so beginnt er erst gar nicht, den Fragebogen auszufüllen. Einige Forscher sind vor diesem Hintergrund davon überzeugt, dass ein Fragebogen nicht nur kurz sein, sondern auch kurz aussehen sollte. Die fragwürdige Konsequenz dieser Auffassung ist jedoch, dass zu Lasten der Übersichtlichkeit oftmals so viele Items wie möglich auf eine Seite „gepackt" werden (vgl. Bradburn 1978: 37; Bradburn/Sudman 1988: 104; Mangione 1995: 74).

Im Gegensatz zur Seitenzahl kann der Befragte die Anzahl der Items in der Regel kaum auf den ersten Blick einschätzen. Um einen Eindruck vom Aufwand einer Teilnahme auf der Basis der Itemzahl zu bekommen, muss der Proband sich eingehender mit dem Fragebogen beschäftigen. Ein genaues Durchsehen des Fragebogens vor dem Ausfüllen verursacht jedoch eigene (Zeit-)Kosten. Die Itemzahl dürfte daher aus Sicht der Befragten für eine schnelle erste Einschätzung des voraussichtlichen Zeitaufwands weniger geeignet sein als die Seitenzahl. Eine größere Bedeutung kommt der Itemzahl aber möglicherweise bei Verweigerungsentscheidungen während des Ausfüllens zu. Wenn der Befragte sich nicht bereits aufgrund der Dicke des Fragebogens gegen eine Teilnahme entschieden hat, kann es dennoch sein, dass er nach dem Ausfüllen eines Teils des Fragebogens eine genauere Vorstellung vom Bearbeitungsaufwand hat und die noch vor ihm liegende Anzahl an Fragen als unzumutbaren weiteren Aufwand empfindet. Er wird dann den unvollständig ausgefüllten Fragebogen zur Seite legen. Der Abbruch einer bereits begonnenen Fragebogenbeantwortung stellt für den Befragten jedoch eine ungleich „schwierigere" Entscheidung dar als eine Teilnahmeverweigerung vor Befragungsbeginn, denn die bereits in das Ausfüllen investierte Zeit geht verloren (Cannell et al. 1979: 76). Ein Befragungsabbruch ist deshalb aus handlungs-theoretischer Perspektive weitaus weniger wahrscheinlich als eine Verweigerung vor Beginn des Fragebogenausfüllens.[202]

10.4.2 Erweiterung des einfachen R-C-Modells zur Erklärung der empirischen Befunde in der Literatur

Das beschriebene theoretische Grundmodell „je kürzer der Fragebogen, desto höher die Teilnahmequote" ist zwar äußerst plausibel, es stimmt jedoch nur mit wenigen empirischen Befunden zum Zusammenhang von Fragebogenlänge und Rücklaufquote überein (vgl. Kapitel 10.3). Zur Erklärung abweichender Forschungsergebnisse wird das Grundmodell deshalb bei verschiedenen Autoren um den Faktor der subjektiven Wichtigkeit der Befragung erweitert. Im „erweiterten" Modell zum Zusammenhang von Fragebogenlänge und Teilnahmequote wird davon ausgegangen, dass ein langer Fragebogen nicht nur die Kosten einer Teilnahme erhöht, sondern sich gleichzeitig auch in einem höheren subjektiven Nutzen der Umfrage bzw. der Umfragebeteiligung niederschlagen kann (vgl. z.B. Bradburn 1978: 37f.; Heberlein/Baumgartner 1978: 459; Sharp/Frankel 1983: 38; Burchell/Marsh 1992: 234f.; Thoma/Zimmermann 1996: 145). Ein langer Fragebogen sei für die Befragten Zeichen eines hohen Forschungsaufwands und einer hohen Bedeutung der Studie. Die eigene Befragungsteilnahme erscheine den Probanden deshalb bei langen Fragebögen wichtiger als bei kurzen Fragebögen (vgl. Heberlein/Baumgartner 1978: 459).[203]

---

[202] Zum Problem der Operationalisierung der Fragebogenlänge sei in Bezug auf die eigene Untersuchung angemerkt, dass die verwendeten Fragebögen sich sowohl hinsichtlich der Seitenlänge als auch hinsichtlich der Itemzahl deutlich unterscheiden. Auf die unterschiedlichen Längenmaße wird im Folgenden nicht mehr näher eingegangen. Die geführte Diskussion dient als theoretischer Hintergrund zum besseren Verständnis des Ausfallgeschehens.
[203] Eine ausführliche Diskussion des Aspekts der subjektiven Wichtigkeit der Befragung findet sich in Kapitel 11.

Dieser Nutzeneffekt der Fragebogenlänge kann sich je nach Stärke unterschiedlich auf das Ergebnis der Kosten-Nutzenabwägung einer Befragungsteilnahme auswirken. Die höheren (Zeit-)Kosten eines langen Fragebogens können teilweise, vollständig oder im Extremfall sogar überkompensiert werden. Mit dem erweiterten Modell lassen sich somit alle empirischen Befunde zum Zusammenhang von Fragebogenlänge und Teilnahmequote erklären.[204] Im Gegensatz zum einfachen Modell können aus dem allgemeinen erweiterten Modell folglich aber keine Prognosen zum Effekt einer Erhöhung des Fragebogenumfangs abgeleitet werden. Dies mag bedauerlich erscheinen, es entspricht aber der Komplexität der sozialen Realität. Für eine sinnvolle Prognose des Effekts einer Verlängerung des Fragebogens auf die Teilnahmequote in einem konkreten Einzelfall sind aus theoretischer Sicht daher Erfahrungswerte aus Befragungen mit ähnlichen Randbedingungen (Befragungspopulation, Thematik, Methodik) notwendig.

10.4.3 Ein Erklärungsansatz für Teilnahmeeffekte der Fragebogenlänge nach dem Erstkontakt und nach allen Befragtenkontakten

Unter Punkt 10.3.1.2 wurden widersprüchliche Ergebnisse zum Teilnahmeeffekt der Fragebogenlänge in Abhängigkeit von der Anzahl der Befragtenkontakte angeführt. Einen geringeren Rücklauf langer Fragebögen nach dem Erstkontakt, jedoch keine Teilnahmeunterschiede nach allen Befragtenkontakten erklärt Scott (1961: 167) damit, dass man für das Ausfüllen längerer Fragebögen mehr Zeit benötige, weshalb längere Fragebögen wahrscheinlich in mehreren Anläufen ausgefüllt und später zurückgesandt würden. Die geringere Rücklaufquote längerer Fragebögen nach dem Erstkontakt dürfe deshalb keinesfalls als Zeichen von Nonresponse interpretiert werden. Heberlein/ Baumgartner (1978) geben dagegen keine Erklärung für ihren gegenteiligen Befund, dass nach dem Erstkontakt keine Teilnahmeunterschiede in Abhängigkeit von der Fragebogenlänge festzustellen waren, die Fragebogenlänge jedoch einen leicht negativen Zusammenhang mit dem Gesamtrücklauf aufwies.

---

[204] Das erweiterte Fragebogenlänge-Teilnahme-Modell macht ferner den Befund von Dillman (1978: 55), dass erst bei Fragebogenlängen über 11 Seiten (bzw. 125 Items) mit einem sinkenden Rücklauf gerechnet werden müsse, handlungstheoretisch verständlich (vgl. Kapitel 10.3). Der Schwellenwert gibt diejenige Anzahl von Fragebogenseiten an, ab welcher jede zusätzliche Fragebogenseite für die Befragten zwar höhere (Zeit-)Kosten, jedoch keinen Zuwachs mehr in Bezug auf die subjektive Wichtigkeit der Befragung bedeutet (Gesetzmäßigkeit des abnehmenden Grenznutzens).

10.5 Untersuchungshypothesen

Vor dem Hintergrund der dargestellten Meinungen und Forschungsergebnisse zum Zusammenhang von Fragebogenlänge und Rücklaufquote lauten die Hypothesen für die eigene Untersuchung wie folgt.

Hypothese 1:   Je länger der Fragebogen, desto geringer der Rücklauf.

Hypothese 2:   Ein Rückgang der Teilnahmequote zeigt sich spätestens ab einer Fragebogenlänge von über 125 Items bzw. 11 Seiten.

Hypothese 3:   Unterschiede der Rücklaufquote in Abhängigkeit von der Fragebogenlänge sind nur in Bezug auf den Gesamtrücklauf vorhanden, nicht aber hinsichtlich des Rücklaufs nach dem Erstkontakt.

10.6 Stichprobe und Methodik

Der folgenden Untersuchung liegt die in Kapitel 5.1 beschriebene Stichprobe 2 zugrunde (vgl. Tabelle 5.2). An dieser Stelle seien lediglich die für die fokussierte Fragestellung zentralen Aspekte der Methodik wiedergegeben, weitere Angaben zur methodischen Vorgehensweise finden sich in den Kapiteln 7 bis 9 und 11.

An die per Zufall ausgewählten 700 Patienten der Stichprobe wurden Fragebögen in drei unterschiedlichen Längen versandt. 400 Patienten erhielten einen Fragebogen mit einer Länge von 12 Seiten und 303 Items, 100 Patienten erhielten einen Fragebogen mit einer Länge von 8 Seiten und 238 Items und 200 Patienten erhielten einen Fragebogen mit einer Länge von 4 Seiten und 96 Items.[205] Da der Zeitabstand zwischen Entlassungszeitpunkt und erstem Befragtenkontakt in der ausgewählten Population zwischen 2,5 und 16,5 Wochen variierte, wurden die unterschiedlichen Fragebogenlängen zeitstandardisiert zugeordnet. Auf diese Weise war sichergestellt, dass sich die unterschiedlichen Fragebogenlängen gleichmäßig über die unterschiedlichen Zeiträume zwischen Entlassung und erstem Befragtenkontakt verteilen (vgl. Kapitel 8.5). In

---

[205] Die Verwendung unterschiedlicher Fallzahlen für die verschiedenen Fragebogenlängen hatte mehrere Gründe. Erstens standen nur begrenzte finanzielle Mittel zur Verfügung, zweitens bestand das inhaltliche Ziel der durchgeführten Patientenbefragung in der Validierung psychometrischer Skalen, welche in vollem Umfang nur im langen Fragebogen abgefragt werden konnten (vgl. Pfaff/Freise 2001a,b), drittens kam der mittlere Fragebogen noch in zwei anderen Teilstudien während des gleichen Zeitraums zur Anwendung, weshalb hier kein besonderes Gewicht auf diesen zu legen war (vgl. Kapitel 5.1 und 6; Wagner et al. 2001), und viertens schien zur Untersuchung der Frage nach dem Zusammenhang von Fragebogenlänge und Rücklaufquote insbesondere eine Gegenüberstellung des längsten und des kürzesten Fragebogens zielführend.

Anlehnung an die Vorgehensweise bei Dillman (1978) umfasste die Datenerhebung vier postalische Befragtenkontakte (vgl. Kapitel 7).

10.7 Ergebnisse

10.7.1 Die Höhe des Gesamtrücklaufs in Abhängigkeit von der Fragebogenlänge

Wie Tabelle 10.1 zu entnehmen ist, wurde der (tendenziell) höchste Rücklauf von 69,7 Prozent mit dem kurzen, vierseitigen Fragebogen (96 Items) erzielt. Den zweithöchsten Rücklauf von 65,3 Prozent erbrachte der längste Fragebogen mit zwölf Seiten (303 Items). Der geringste Rücklauf von 64,0 Prozent war beim mittleren Fragebogen mit einer Länge von acht Seiten (238 Items) zu verzeichnen. Die Unterschiede sind jedoch nicht signifikant. Auch bei Gegenüberstellung der Rücklaufquote des kurzen Fragebogens mit der Rücklaufquote des mittleren und des langen Fragebogens wird das Signifikanzniveau nicht erreicht (vgl. Tabelle 10.1, unterer Teil).

Tabelle 10.1: Gesamtrücklauf (Rücklauf nach allen Kontakten) in Abhängigkeit von der Fragebogenlänge

Fragebogenlänge	Rücklauf abs. Häufigkeiten	Rücklauf rel. Häufigkeiten (in %)	n (netto)
Kurz (4 Seiten, 96 Items)	129	$69,7^{ns}$	185
Mittel (8 Seiten, 238 Items)	57	64,0	89
Lang (12 Seiten, 303 Items)	243	65,3	372
Kurz	129	$69,7^{ns}$	185
Mittel und lang	300	65,1	461
Gesamt	429	66,4	646

ns: nicht signifikant; a: signifikant $p < 0,05$; b: signifikant $p < 0,01$; c: signifikant $p < 0,001$

10.7.2 Die Höhe der Teilrückläufe der unterschiedlich langen Fragebögen nach den einzelnen Befragtenkontakten

Tabelle 10.2 zeigt die Teilrückläufe der drei unterschiedlich langen Fragebögen nach den einzelnen Befragtenkontakten. Der obere Tabellenteil weist die Rücklaufquote auf der üblichen Basis der bereinigten Stichprobe[206] aus, im unteren Teil der Tabelle findet sich der anteilige Rücklauf in Bezug auf die Gesamtheit aller zurückgeschickten

---

[206] Zur Berechnung der bereinigten Stichprobe vgl. Kapitel 5.2 und 7.7.1.

Fragebögen. Letztere Berechnungsweise kontrolliert die leicht unterschiedlichen Gesamtrücklaufquoten.

Tabelle 10.2: Höhe der Teilrückläufe der unterschiedlich langen Fragebögen nach den einzelnen Befragtenkontakten

Fragebogen-länge	FB[1] zurück nach 1. Kontakt	FB zurück nach 2. Kontakt	FB zurück nach 3. Kontakt	FB zurück nach 4. Kontakt	Rück-lauf gesamt (in %)	Rück-lauf gesamt absolut	n (netto)
Basis: bereinigte Stichprobe							
Kurz (4 Seiten)	21,6[ns]	24,9[ns]	18,4[ns]	4,6[ns]	69,7[ns]	129	185
Mittel (8 Seiten)	22,5	15,7	15,7	10,1	64,0	57	89
Lang (12 Seiten)	20,4	20,7	19,6	4,9	65,3	243	372
Gesamt	21,1	21,2	18,7	5,4	66,4	429	646
Basis: 429 zurückgesandte Fragebögen							
Kurz (4 Seiten)	31,0[ns]	35,7[ns]	26,4[ns]	7,0[ns]	100	129	
Mittel (8 Seiten)	35,1	24,6	24,6	15,8	100	57	
Lang (12 Seiten)	31,3	31,7	30,0	7,0	100	243	
Gesamt	31,7	31,9	28,2	8,2	100	429	

ns: nicht signifikant; a: signifikant p<0,05; b: signifikant p<0,01; c: signifikant p<0,001
[1] FB = Fragebogen

Bei einer ersten Inspektion der Tabelle 10.2 fällt auf, dass sich die Werte des mittleren Fragebogens teilweise stark von den Werten der beiden anderen Fragebogenlängen abheben. Die Unterschiede sind jedoch weder signifikant noch zeigen sie ein plausibles Muster. Es kann daher angenommen werden, dass die Abweichungen zufällig sind und auf geringe Fallzahlen in den Untergruppen zurückgehen. Aus diesem Grund wird im Folgenden nicht weiter auf die Werte des mittleren Fragebogens eingegangen. Die Beschreibung der Ergebnisse beschränkt sich auf die Gegenüberstellung der Rück-laufquoten des kurzen, vierseitigen und des langen, zwölfseitigen Fragebogens.

Auf den Erstkontakt hin wurden 21,6 Prozent der kurzen Fragebögen zurückgesandt. Von den langen Fragebögen kam mit 20,4 Prozent ein ähnlich hoher Anteil zurück. Nach dem Zweitkontakt beteiligten sich 24,9 Prozent der Patienten mit kurzem Fragebogen und 20,7 Prozent mit langem Fragebogen. Die Rücklaufquoten nach dem Drittkontakt liegen bei 18,4 Prozent für den kurzen Fragebogen und bei 19,6 Prozent für den langen Fragebogen. Auf das letzte Erinnerungsschreiben hin nahmen nochmals 4,6 Prozent der Patienten, die einen kurzen Fragebogen erhalten hatten, und 4,9 Prozent der Patienten mit langem Fragebogen an der Befragung teil. Die Unterschiede sind nicht signifikant. Dieser Befund bestätigt sich in den Werten für die Anteile der einzelnen Befragungswellen am Gesamtrücklauf je Fragebogenlänge (vgl. unterer Teil der Tabelle 10.2). Auf eine detaillierte Beschreibung dieser Werte wird hier verzichtet.

In Bezug auf den Erstkontakt ist somit kein unterschiedliches Teilnahmeverhalten in Abhängigkeit von der Fragebogenlänge festzustellen. Beim Zweitkontakt zeigt sich hingegen in der Tendenz ein etwas niedrigerer Rücklauf des langen Fragebogens. Dieser Unterschied muss wegen des geringen Zeitraums von einer Woche zwischen Erst- und Zweitkontakt wahrscheinlich zumindest teilweise dem Erstkontakt zugerechnet werden (vgl. Kapitel 7.3.2.1; Dillman 1978: 185; Frasch 1987: 4-13, 6-27).[207] Um dem Zurechnungsproblem wenigstens ansatzweise Rechnung zu tragen, werden in Tabelle 10.3 die kumulierten Rücklaufquoten der ersten beiden Kontakte für die unterschiedlichen Fragebogenlängen verglichen.

Tabelle 10.3: Kumulierte Rücklaufquoten nach Erst- und Zweitkontakt in Abhängigkeit von der Fragebogenlänge

Teilnahme-zeitpunkt	Rücklauf bis zum 3. Kontakt (exklusiv)		Gesamtrücklauf (nach allen 4 Kontakten)	
	absolut	relativ (in %)[1]	absolut	relativ (in %)[1]
Kurz (4 Seiten)	86	$46{,}5^{ns}$	129	69,7
Mittel (8 Seiten)	34	38,2	57	64,0
Lang (12 Seiten)	153	41,1	243	65,3
Gesamt	273	42,3	429	66,4

ns: nicht signifikant; a: signifikant $p<0{,}05$; b: signifikant $p<0{,}01$; c: signifikant $p<0{,}001$
[1] Basis: bereinigte Stichprobe (n=646)

Nach den ersten beiden Kontakten liegt die Rücklaufquote des kurzen Fragebogens mit 46,5 Prozent zwar nicht signifikant, jedoch in der Tendenz über dem entsprechenden Rücklauf der langen Fragebogenversion mit 41,1 Prozent (vgl. Tabelle 10.3). Möglicherweise geht die Insignifikanz des Ergebnisses lediglich auf die relativ niedrigen Fallzahlen zurück und der festgestellte Unterschied ist systematisch. Trotz dieser Vermutung lässt sich festhalten, dass – auch unter der Annahme, der Rücklauf nach dem Zweitkontakt sei dem Erstkontakt zuzurechnen – ein Effekt der Fragebogenlänge auf die Teilnahmequote nach dem Erstkontakt statistisch nicht gesichert werden konnte.

10.8 Diskussion

Entgegen der weit verbreiteten Auffassung, dass die Länge des Fragebogens einen großen Einfluss auf den Rücklauf habe, war bei der durchgeführten Patientenbefragung kein signifikanter Zusammenhang zwischen der Fragebogenlänge und dem Fragebogenrücklauf festzustellen. Auch zeichnet sich in den Ergebnissen keine Tendenz zu

---

[207] Aufgrund des geringen Zeitabstands zwischen den ersten beiden Kontakten hat sich die Rücksendung des Fragebogens nach dem Erstkontakt möglicherweise in einigen Fällen mit dem Versand des ersten Erinnerungsschreibens (Zweitkontakt) überschnitten. Ferner kann davon ausgegangen werden, dass auch ohne den Zweitkontakt nach einer Woche noch Fragebögen zurückgeschickt worden wären.

einer linear-negativen Beziehung zwischen der Länge des Fragebogens und der Teilnahmequote ab, wie nach dem r-c-theoretischen Grundmodell zu erwarten gewesen wäre. Die erste Untersuchungshypothese findet somit eindeutig keine empirische Bestätigung.

Die Rücklaufquote der vierseitigen Patientenfragebögen (96 Items) liegt 4,6 Prozentpunkte höher als die durchschnittliche Rücklaufquote der acht- und zwölfseitigen Fragebögen (238/303 Items). Die Differenz erreicht zwar nicht das Signifikanzniveau, dennoch lässt sich vermuten, dass der Unterschied systematisch ist, da der Befund mit anderen empirischen Studien übereinstimmt, die ebenfalls einen leicht negativen Effekt der Fragebogenlänge auf die Umfragebeteiligung festgestellt haben (vgl. z.B. Sletto 1940: 195; Heberlein/Baumgartner 1978: 459; Burchell/Marsh 1992: 235; Dillman et al. 1993: 290). Unter dieser Annahme wird die zweite Untersuchungshypothese teilweise bestätigt. Der Rücklauf des kurzen Fragebogens, der weniger als 125 Items umfasst, ist erwartungsgemäß (tendenziell) höher als der Rücklauf der beiden anderen Versionen mit mehr als 125 Items. Hingegen hat die Vermutung, es gebe bei 125 Items oder elf Seiten eine Schwelle, ab der sich eine steigende Seitenzahl in kontinuierlich sinkenden Rücklaufquoten niederschlage (Dillman 1978: 55), keine Entsprechung in den Untersuchungsergebnissen. Die Rücklaufquoten des mittleren, achtseitigen Fragebogens mit 238 Items und des langen, zwölfseitigen Fragebogens mit 303 Items weisen keinen nennenswerten Unterschied auf.

Für die Gestaltung von Patientenfragebögen lässt sich aus diesem Befund die Empfehlung ableiten, dass die Länge des Fragebogens in einem Rahmen von bis zu zwölf Seiten und 303 Items an inhaltlichen Untersuchungszielen ausgerichtet werden sollte. Dies gilt auch unter der Annahme, dass die beobachtete höhere Rücklaufquote des kurzen Fragebogens mit „nur" vier Seiten einen systematischen Unterschied zu längeren Fragebögen darstellt. Die festgestellte Differenz von knapp 5 Prozentpunkten erscheint angesichts der Vorteile einer detaillierten Datenerhebung vernachlässigbar gering. Ein praktischer Grund, der dennoch dafür spricht, den Fragebogenumfang in Grenzen zu halten, sind die Kosten für Druck, Versand und Rücksendung, die mit dem Fragebogenumfang steigen.

Der dritten Untersuchungshypothese zufolge war zu erwarten, dass fragebogenspezifische Unterschiede der Rücklaufquote lediglich beim Gesamtrücklauf auftreten, nicht aber beim Rücklauf nach dem Erstkontakt. Zunächst sei festgehalten, dass weder bezüglich der Teilrückläufe nach den einzelnen Befragungswellen, noch in Bezug auf

den Gesamtrücklauf signifikante Unterschiede in Abhängigkeit von der Fragebogenlänge vorhanden waren (vgl. Tabelle 10.2). Lässt man die Problematik der Signifikanz
analog der obigen Vorgehensweise außer Acht, so ergeben sich zwei mögliche Schlussfolgerungen. Erstens kann die Hypothese als tendenziell bestätigt angesehen werden,
sofern man für den Erstkontakt tatsächlich nur die Rückläufe bis zur ersten Erinnerung
wertet. Verglichen mit der Differenz beim Gesamtrücklauf weisen die Teilnahmequoten
des kurzen und des langen Fragebogens nach dem Erstkontakt keinen nennenswerten
Unterschied auf. Zweitens ist die Untersuchungshypothese zu verwerfen, wenn man
wegen der großen zeitlichen Nähe von Erst- und Zweitkontakt alle Rückläufe bis zum
Drittkontakt (exklusive) in die Betrachtung einbezieht (vgl. Tabelle 10.3). In diesem Fall
zeigt sich beim Rücklauf nach den beiden Anfangskontakten ein vom Betrag her ähnlich
großer Unterschied zwischen dem kurzen und dem langen Fragebogen wie beim
Gesamtrücklauf. Eine eindeutige Klärung der Frage, wie sich die Fragebogenlänge in
Abhängigkeit von den Befragtenkontakten auf das Teilnahmeverhalten auswirkt, ist hier
somit nicht möglich.

Welche theoretischen Schlussfolgerungen lassen sich aus dem Befund ziehen? Scott
(1961: 167) zufolge müsste ein niedrigerer Rücklauf langer Fragebögen zu Anfang der
Erhebungsphase im Laufe des Erinnerungsverfahrens verschwinden, da lange Fragebögen wegen des größeren Zeitbedarfs für die Bearbeitung nicht seltener, sondern
lediglich später zurückgeschickt würden. Ein solches Rücklaufmuster war bei der
durchgeführten Befragung aber nicht zu beobachten. Je nachdem welche Rückläufe
dem Erstkontakt zugerechnet werden, zeigt sich ein steigender oder gleichbleibender
Unterschied der Teilnahmequoten bei kurzen und langen Fragebögen. Dies deutet
darauf hin, dass der vorgefundene Unterschied der Teilnahmequoten – soweit er
systematisch und nicht zufällig ist – nicht auf eine langsamere Rücksendung, sondern
auf eine etwas geringere Teilnahmebereitschaft bei langen Fragebögen zurückgeht.

Handlungstheoretische Erklärung des Hauptergebnisses

Das zentrale Ergebnis, dass sich die erheblichen Längenunterschiede der verwendeten
Patientenfragebögen nur geringfügig in der Umfragebeteiligung niederschlagen, kann
über zwei unterschiedliche Ansätze erklärt werden. Dem eingangs dargestellten
erweiterten Fragebogenlänge-Teilnahme-Modell zufolge lässt sich vermuten, dass die
befragten Patienten einen größerer Fragebogenumfang nicht nur als Zeichen höherer
Zeitkosten, sondern auch als Indikator für einen höheren Nutzen der Umfrage und der
Umfragebeteiligung wahrgenommen haben. Die nur wenig niedrigeren Rücklaufquoten
bei längeren Fragebögen gehen nach diesem Modell darauf zurück, dass sich höhere
Kosten- und höhere Nutzenaspekte eines größeren Fragebogenumfangs in den Augen

der meisten Befragten gegeneinander aufheben (vgl. Kapitel 10.4.2 sowie z.B. Skipper/Ellison 1966: 214; Bradburn 1978: 37; Heberlein/Baumgartner 1978: 459). Gegen diese Annahme spricht jedoch die Gesetzmäßigkeit des abnehmenden Grenznutzens. Von einem hohen Fragebogenumfang ausgehend scheint es eher unwahrscheinlich, dass eine weitere Steigerung des Umfangs den subjektiv wahrgenommenen Umfragenutzen (noch) wesentlich erhöht. Es ist daher fraglich, ob bei einer Steigerung der Seitenzahl von acht auf zwölf Seiten unterstellt werden kann, dass der subjektive Nutzenzuwachs die höheren Zeitkosten vollständig kompensiert.

Eine alternative Erklärung für einen geringen Zusammenhang von Fragebogenlänge und Teilnahmeverhalten ist, dass die Länge des Fragebogens für die meisten Befragten keinen relevanten Faktor der Teilnahmeentscheidung darstellt. Insbesondere bei einem Umfragethema, an dem die Befragten stark interessiert sind, dürfte der Zeitaufwand bzw. die Fragebogenlänge für die Teilnahme eher nebensächlich sein (vgl. Bradburn 1978: 37). Bei Patientenbefragungen kann aus mehreren Gründen von einer hohen Bedeutsamkeit der Thematik für die Befragtenpopulation ausgegangen werden. Erstens dürften Themen aus dem Bereich „Gesundheit" generell als überdurchschnittlich wichtig eingestuft werden, denn – wie allgemeine Bevölkerungsumfragen zeigen – steht „Gesundheit" bei der deutschen Bevölkerung an erster Stelle der wichtigen Lebensbereiche (Statistisches Bundesamt 2000: 444f., vgl. auch Kapitel 3.2.2). Zweitens zeigt die Studie von Heberlein/Baumgartner (1978: 451), dass Public-Health-Surveys im Vergleich zu Studien aus anderen Themenbereichen die durchschnittlich höchsten Rücklaufquoten aufweisen, und drittens besteht bei Patientenbefragungen im Gegensatz zu allgemeinen Bevölkerungsumfragen eine konkrete Betroffenheit der Befragten (hohes „Involvement with topic", Goyder 1987: 110ff., vgl. auch Kapitel 11).

10.9 Zusammenfassung

Das durchgeführte Experiment zum Zusammenhang von Fragebogenlänge und Rücklaufquote zeigt eine geringfügig und nicht signifikant höhere Rücklaufquote beim kurzen, vierseitigen Patientenfragebogen im Vergleich zu den beiden längeren Versionen mit acht und zwölf Seiten. Die Rücklaufquoten des acht- und des zwölfseitigen Patientenfragebogens liegen auf gleicher Höhe. Dieser Befund widerspricht der weit verbreiteten Meinung, dass zwischen der Fragebogenlänge und der Teilnahmequote ein starker linear-negativer Zusammenhang bestehe. Das Untersuchungsergebnis stimmt jedoch mit den meisten empirisch basierten Untersuchungen überein, die einen leicht negativen Zusammenhang zwischen der Fragebogenlänge und dem Rücklauf nahe legen. Nicht eindeutig geklärt werden konnte, ob und wie sich die Fragebogenlänge auf das Muster der Rückläufe bei mehrfachen Befragtenkontakten auswirkt.

Aus den Ergebnissen der Untersuchung kann die Schlussfolgerung gezogen werden, dass die Fragebogenlänge – zumindest bis zu 12 Seiten und 303 Items – keinen relevanten Einfluss auf die Rücklaufquote bei Patientenbefragungen hat. Aus diesem Grund ist eine Selbstbeschränkung auf möglichst wenige Fragen, wie oftmals in der Fachliteratur empfohlen, nicht notwendig. Die Länge des Fragebogens sollte sich am inhaltlichen Forschungsinteresse orientieren. Es gibt keine empirische Grundlage dafür, aufgrund von Bedenken bezüglich der Rücklaufquote auf eine umfassende Patientenbefragung zu verzichten.

11 Die Höhe des Rücklaufs in Abhängigkeit von der subjektiven Wichtigkeit der Befragung

11.1 Fragestellung

Die subjektive Wichtigkeit der Befragung hat sich in den vorangegangenen Kapiteln als äußerst fruchtbarer Ansatz zur Erklärung des Teilnahmeverhaltens bei Patienten-befragungen erwiesen (vgl. Kapitel 7 bis 10). In diesem Kapitel soll der Aspekt der subjektiven Bedeutsamkeit nun selbst eingehend untersucht werden. Der allgemeinen Methodenforschung zufolge ist die subjektive Wichtigkeit der Befragung (englisch: „salience")[208] ein zentraler Faktor der Teilnahme an einer Umfrage (vgl. z.B. Suchman/ McCandless 1940: 767f.; Franzen/Lazarsfeld 1945: 294; Scott 1961: 178; Filion 1975: 483; Rosenthal/Rosnow 1975: 109ff.; Bradburn 1978: 39; Heberlein/Baumgartner 1978: 451ff.; Andersen et al. 1979; Esser 1986: 40; Goyder 1987; Bradburn/Sudman 1988: 134; Dillman 1991: 232; Burchell/Marsh 1992: 234; Porst 1993: 23; Schnell 1997: 181ff.; Schnell 2002: 155). Befragte, für die eine konkrete Umfrage eine hohe subjektive Wichtigkeit besitzt, scheinen sich häufiger an dieser zu beteiligen, als Befragte, für welche eine geringe subjektiven Wichtigkeit der Befragung angenommen werden kann.

Eine überdurchschnittliche Beteiligung von Untersuchungspersonen mit hohem Interesse an der Befragung und eine unterdurchschnittliche Beteiligung weniger interessierter Befragter stellt nichts anderes dar, als eine Verzerrung der realisierten Stichprobe in Bezug auf das Interesse. Es liegt dann ein „Interessenbias" vor (vgl. auch Kapitel 9). Da grundsätzlich anzunehmen ist, dass der Grad des Interesses an einem Thema nicht unabhängig von bestimmten Einstellungen zu diesem ist, muss bei Vorliegen eines Interessenbias befürchtet werden, dass die Umfrageergebnisse verzerrt sind.

Angesichts der Bedeutung, die dem Zusammenhang zwischen der subjektiven Wichtigkeit der Befragung und dem Teilnahmeverhalten sowohl für die theoretische Erklärung von Teilnahmemustern als auch für die Aussagekraft einer Befragung zukommt, überrascht es, dass nur wenig empirische Forschung zu diesem Thema existiert. Grund für diesen Mangel dürften Probleme bei der methodischen Umsetzung der Fragestellung sein. Insbesondere ist bei den meisten Umfragen keine geeignete Variable der subjektiven Bedeutsamkeit der Befragung für alle Untersuchungspersonen

---

[208] Cannell et al. (1979: 9) definieren „salience" als „importance, relevance, or significance of the event as perceived by the respondent".

(Teilnehmer und Nichtteilnehmer) verfügbar. Da bei der durchgeführten Patientenbefragung die seltene Gelegenheit bestand, auf einen solchen Indikator zurückgreifen
zu können, soll in diesem Kapitel der Zusammenhang zwischen der subjektiven
Wichtigkeit und dem Teilnahmeverhalten für den Fall der Patientenbefragung eingehend
untersucht werden. Analog der Vorgehensweise bei Cannell et al. (1979: 9) wird die
subjektive Wichtigkeit der Patientenbefragung über die Aufenthaltsdauer im Krankenhaus operationalisiert.

Im Folgenden werden zunächst die methodischen Schwierigkeiten der Untersuchung
der Forschungsfrage sowie der empirische und der theoretische Forschungsstand
dargestellt. Anschließend wird für die durchgeführte Patientenbefragung untersucht, ob
erstens Unterschiede zwischen Respondenten und Nonrespondenten bezüglich des
Interesses an der Befragung festzustellen sind und ob zweitens die Geschwindigkeit der
Fragebogenrücksendung in Abhängigkeit von der subjektiven Wichtigkeit der Befragung
variiert. Die Ergebnisse werden daraufhin vor dem methodischen, empirischen und
theoretischen Hintergrund diskutiert. Das Kapitel schließt mit einer Zusammenfassung.

11.2 Methodischer Hintergrund: Operationalisierung der Fragestellung

Bei der empirischen Untersuchung des Einflusses der subjektiven Wichtigkeit der
Befragung auf das Teilnahmeverhalten treten zwei zentrale Probleme auf, die zumindest
teilweise der Grund dafür sein dürften, dass es nur sehr wenige aussagekräftige,
empirische Studien zu dieser Frage gibt. Erstens fehlen – wie bereits erwähnt –
meistens die notwendigen Daten zur subjektiven Wichtigkeit der Befragung und
zweitens ist eine adäquate Operationalisierung der subjektiven Wichtigkeit schwierig. Im
Folgenden werden diese Probleme näher beschrieben und anschließend wird auf die
Operationalisierung der subjektiven Wichtigkeit im Rahmen der eigenen Analyse
eingegangen.

Fehlende Daten zur subjektiven Wichtigkeit der Befragung

Wie bereits erwähnt besteht das Hauptproblem für eine Nonresponse-Analyse bezüglich
der subjektiven Wichtigkeit der Befragung darin, dass in der Regel keine
entsprechenden Daten für alle Untersuchungseinheiten (Teilnehmer und Nichtteilnehmer) vorliegen. Im Gegensatz zu sozio-demographischen Variablen, die häufiger
standardmäßig „anfallen" (z.B. beim Einwohnermeldeamt oder bei der Krankenhaus-
aufnahme), sind Angaben, die auf die subjektive Wichtigkeit der Befragung schließen
lassen, nur in Ausnahmefällen vorhanden. Solche Ausnahmefälle sind z.B. Mitglieder-
befragungen, bei welchen für die Mitglieder der Organisation oftmals Daten zum
Engagement oder zur Position innerhalb der Organisation existieren (vgl. Donald 1960;

Goyder 1987: 118ff.; Schnell 1997: 181ff.). Vor dem Hintergrund des Problems fehlender Daten für alle Einheiten des Stichprobenrahmens haben sich die meisten Untersuchungen zum Interessenbias ersatzweise damit beholfen, die Umfrageteilnehmer in Abhängigkeit vom Zeitpunkt der Fragebogenrücksendung (Früh- versus Spätteilnehmer)[209] hinsichtlich ihrer Angaben im Fragebogen zu vergleichen. Unterscheiden sich Früh- und Spätteilnehmer in Bezug auf eine Frage, die als Wichtigkeitsindikator dient, so gilt dies als Beleg für einen Interessenbias. Dieser Schlussfolgerung liegt die Vermutung zugrunde, dass die Spätteilnehmer den Nichtteilnehmern sehr ähnlich sind (vgl. z.B. Suchman/McCandless 1940: 767; Baur 1947-1948: 596; Ferber 1948-49: 671; Filion 1975: 484ff.). Die Annahme leitet sich bei einem Mehr-Wellen-Design daraus ab, dass die Spätteilnehmer ohne die zusätzlichen Erinnerungswellen nicht an der Befragung teilgenommen hätten (Borg 2000: 8).

Selbst Autoren, die auf diese Vorgehensweise zurückgreifen, räumen jedoch ein, dass der Schluss von späten Teilnehmern auf Nichtteilnehmer problematisch ist (Baur 1947-1948: 600; Filion 1975: 490). Baur (1947-1948: 600) kann z.B. nachweisen, dass die Nonrespondenten bei seiner Befragung den frühen Teilnehmern hinsichtlich des Familienstands ähnlicher sind als den späten Teilnehmern. Zudem scheint es grundsätzlich eher wahrscheinlich, dass Unterschiede zwischen Teilnehmern und Probanden, die auch nach mehrmaligem Kontakt nicht zu einer Befragungsteilnahme zu bewegen waren, größer sind als Unterschiede innerhalb der Teilnehmergruppe. Präzise betrachtet kann ein Vergleich von Früh- und Spätteilnehmern daher nicht anzeigen, ob ein Interessenbias vorhanden ist, sondern lediglich einen Hinweis geben, ob bei den mehrfachen Kontakten unterschiedlich interessierte Befragte für die Umfrage gewonnen und somit ein möglicher Interessenbias unter Umständen durch das Erinnerungsverfahren vermindert wurde.

Schwierigkeiten der Operationalisierung der subjektiven Wichtigkeit der Befragung
Empirische Analysen zum Zusammenhang von Befragungsinteresse und Rücklauf beruhen in der Regel darauf, „dass man beobachtbare Charakteristika von Ereignissen als Indikatoren heranzieht, von denen man auf die Wichtigkeit des Ereignisses für das Individuum schließt" (Küchler 1984: 6). Welches Ereignis als Indikator für die Wichtigkeit herangezogen wird, hängt davon ab, welche Daten erstens überhaupt zur Verfügung stehen und zweitens als geeignet angesehen werden, das Interesse der Probanden an der Befragung abzubilden. Die in Frage kommenden Variablen, können im Wesentlichen zwei Kategorien zugeordnet werden. Eine Kategorie bilden Daten des

---

[209] Der Zeitpunkt der Fragebogenrücksendung wird dabei meistens als Anzahl der bis zum Rücksendezeitpunkt durchgeführten Befragtenkontakte (eines Erinnerungsverfahrens) gemessen.

„organisational involvements". Dabei handelt es sich um Angaben zum Verhältnis des Befragten zur Organisation, um die es in der Befragung geht bzw. die Träger der Befragung ist. Die andere Kategorie umfasst Daten zum „involvement with topic", d.h. Angaben zur Vertrautheit mit oder zum Interesse am Thema der Befragung (vgl. Donald 1960: 100; Rosenthal/Rosnow 1975: 108ff.; Goyder 1987: 118ff.; Schnell 1997: 181ff.). Je nachdem welche Variablen als Indikator für die subjektive Wichtigkeit verwendet werden, können die Untersuchungsergebnisse zum Zusammenhang von Interesse und Teilnahmeverhalten unterschiedlich ausfallen (vgl. z.B. die Studien von Suchman/ McCandless 1940; Goyder 1987: 122ff.). Da in der Regel keine Erfahrungen vorliegen, welche Variablen in einem konkreten Fall als Indikatoren für die subjektive Wichtigkeit geeignet sind, ist die Aussagekraft von Untersuchungsergebnissen zum Teilnahmeeffekt des Interesses häufig unsicher.[210]

Operationalisierung der subjektiven Wichtigkeit bei der eigenen Untersuchung
Bei der eigenen empirischen Analyse wird im Folgenden die Dauer des Krankenhaus- aufenthalts als Indikator für die subjektive Wichtigkeit der Befragung verwendet. Diese Variable hat sich bei Cannell (1977: 8ff.) im Rahmen einer Untersuchung des Zusammenhangs der subjektiven Wichtigkeit mit dem Antwortverhalten[211] als Indikator für die Salience der Befragung bewährt (vgl. auch Kapitel 11.3.3; Cannell et al. 1979: 9; Cannell et al. 1981: 398; Küchler 1984: 6).[212] Augenscheinlich handelt es sich bei diesem Merkmal zwar um einen Indikator für das „organisational involvement", Cannell et al. (1979: 9) betrachten die Aufenthaltsdauer jedoch als Indikator für die Verbundenheit mit dem Thema. Sie begründen dies damit, dass das Umfragethema „Gesundheit" für Patienten umso bedeutsamer sein dürfte, je schwerer ihre Krankheit ist, und dass bei einer schweren Erkrankung der Krankenhausaufenthalt im Durchschnitt länger dauert als bei einer leichten, weniger bedrohlichen Krankheit.[213] Aus der theoretischen Perspektive lässt sich zusammenfassend festhalten, dass die Dauer des

---

[210] An dieser Stelle ist ferner anzumerken, dass eine Trennung der Einzeleffekte des „organisational involvements" und des „involvements with topic" bislang wegen mangelnder empirischer Studien nicht möglich ist (vgl. Schnell 1997: 184). Die einzige aufgefundene Studie, bei der versucht wurde, die beiden Effekte zu trennen, stammt von Goyder (1987: 122ff., vgl. Kapitel 11.3.2). Seine Ergebnisse legen nahe, dass das „involvement with topic" wichtiger für das Teilnahmeverhalten ist als das „organisational involvement".
[211] Gemeint sind die Antworten der Befragten im Fragebogen.
[212] Die Angaben zur Aufenthaltsdauer konnten für alle Untersuchungspersonen aus den Krankenakten entnommen werden (Küchler 1984: 5). Ergebnis der Untersuchung von Cannell (1977: 8ff.) war, dass ein Krankenhausaufenthalt in der Vergangenheit umso wahrscheinlicher bei einer Befragung angegeben wird, je bedeutsamer dieser für den befragten Patienten war, d.h. je länger der Krankenhausaufenthalt gedauert hatte. Die Autoren verallgemeinern diesen Befund dahingehend, dass ein Ereignis bei Befragungen umso häufiger und umso genauer angegeben wird, je wichtiger es für den Befragten ist (vgl. auch Kapitel 11.2; Cannell et al. 1979: 9; Cannell et al. 1981: 398; Küchler 1984: 6)
[213] Eine weitere Begründung für die Verwendung der Aufenthaltsdauer als Wichtigkeitsindikator lässt sich aus den Ausführungen bei Kasper (1979: 81) ableiten. Sie geht davon aus, dass die Aufenthaltsdauer ein Faktor ist, der die "eventfulness of receiving care" positiv beeinflusst.

Krankenhausaufenthalts sowohl als Indikator für die Verbundenheit mit der Organisation als auch für die Verbundenheit mit dem Thema angesehen werden kann.[214]

11.3 Empirischer Forschungsstand

Fast alle Untersuchungen, die den Zusammenhang zwischen der subjektiven Wichtigkeit der Befragung und dem Teilnahmeverhalten untersucht haben, kommen zum Ergebnis, dass Teilnehmer stärker an der Befragung interessiert sind als Nichtteilnehmer (vgl. z.B. Filion 1975: 483; Rosenthal/Rosnow 1975: 109ff.). Rosenthal/ Rosnow (1975: 113f.) sichteten beispielsweise 18 Studien zum Problem der selektiven Teilnahme in Abhängigkeit vom Interesse am Befragungsthema. 16 der 18 Untersuchungen stellten einen positiven Zusammenhang zwischen Interesse und Teilnahme fest, bei einer Untersuchung zeigte sich kein Zusammenhang und bei einer weiteren Studie war mit steigender subjektiver Wichtigkeit ein abnehmender Rücklauf zu beobachten. Da jedoch eine Reihe der gesichteten Studien auf einem Vergleich von Früh- und Spätteilnehmern basieren, besitzt das Ergebnis nur eine eingeschränkte Validität (vgl. Kapitel 11.2.).

Damit im Folgenden ein klarer Eindruck von der Forschungslage entsteht, werden Studien, die Früh- und Spätteilnehmer miteinander verglichen haben und daher „lediglich" Aussagen zur Veränderung des Interessenbias machen können, und Studien, die tatsächlich Interessensunterschiede zwischen Teilnehmern und Nichtteilnehmern untersucht haben, getrennt betrachtet. Zunächst werden Untersuchungen vorgestellt, die auf einem Vergleich von Früh- und Spätteilnehmern basieren. Es folgen Studien, die Respondenten und Nonrespondenten hinsichtlich des Interesses an der Befragung verglichen haben. Daran anschließend finden sich Studien, die sich mit dem Problem der subjektiven Wichtigkeit der Befragung im Zusammenhang mit gesundheitsbezogenen Befragungen befasst haben, und schließlich werden empirische Ergebnisse zum Zusammenhang von Teilnahme und der Dauer des Krankenhausaufenthalts, die bei der eigenen Analyse als Wichtigkeitsindikator verwendet wird, berichtet.

---

[214] Andere, möglicherweise eindeutigere Indikatoren für die Bedeutsamkeit der Befragung waren leider nicht zugänglich. Als alternatives Maß für die subjektive Wichtigkeit der Befragung hätte sich insbesondere die standardisierte Diagnosegruppe (ICD-Schlüssel) angeboten. Der ICD-Schlüssel konnte jedoch nicht verwendet werden, weil die lokale Ethikkommission datenschutzrechtliche Bedenken äußerte.

11.3.1 Untersuchungen zu Unterschieden zwischen Früh- und Spätteilnehmern bezüglich der subjektiven Wichtigkeit der Befragung

Eine sehr frühe Untersuchung zum Interesse am Befragungsthema und dem Teilnahmeverhalten führten Suchmann/McCandless (1940) durch. Thema der Umfrage war, ob ein bestimmtes Radioprogramm zur Kindererziehung gehört wurde. Der Fragebogen wurde postalisch versandt. Wer den Fragebogen nicht zurücksandte, erhielt diesen zunächst ein zweites Mal zugeschickt, wer auch nach dem zweiten Kontakt nicht teilnahm, wurde per Telefon befragt. Mit einer Teilnahmequote von 97,2 Prozent konnte die Stichprobe nahezu vollständig ausgeschöpft werden. Die Analyse der Teilnehmer nach dem Teilnahmezeitpunkt zeigte deutlich, dass auf das erste Anschreiben hin überproportional Personen teilgenommen hatten, die das Radioprogramm kannten. Personen, welchen das Programm unbekannt war, antworteten häufiger erst auf die beiden folgenden Kontakte hin (Suchman/McCandless 1940: 760f.; Franzen/Lazarsfeld 1945: 235ff.).

Baur (1947-1948) befragte für das „Washington Office" der „Veterans Administration" Kriegsveteranen zu ihren Zukunftsplänen hinsichtlich Aus- und Weiterbildung. Mit mehreren Erinnerungswellen konnte eine Rücklaufquote von 92 Prozent erzielt werden. Eine Analyse des Zeitpunkts der Fragebogenrücksendung zeigte, dass diejenigen Probanden am schnellsten teilgenommen hatten, die in ihrem Fragebogen konkrete Pläne für ihre Weiterbildung angaben. Für diese Befragtengruppe war das Thema der Befragung ganz offensichtlich von höherem Interesse als für Kriegsveteranen, die sich noch keine Gedanken in Bezug auf eine Weiterqualifizierung gemacht hatten (Baur 1947-1948: 596ff.).

Donald (1960) führte eine Umfrage unter den Mitgliedern der „League of Women Voters" zur Effektivität ihrer lokalen Vereinsgruppen durch. Nach drei Erinnerungskontakten betrug die Rücklaufquote 77,3 Prozent. Die subjektive Wichtigkeit der Befragung wurde über drei Indikatoren zum Involvement in die Organisation erhoben: das Ausmaß der Mitarbeit, Kenntnisse des Befragten über die Strukturen und die Politik der Organisation und die Loyalität des Befragten zur Organisation. Bezüglich aller drei Indikatoren zeigte sich deutlich, dass der Fragebogen umso schneller zurückgesandt wurde, je größer die Verbundenheit der Person mit der Vereinigung war.

Borg (2000) verglich Früh- und Spätteilnehmer im Rahmen einer Intranet-Mitarbeiterbefragung bei einer weltweit tätigen Firma bezüglich des Teilnahmezeitpunkts in Abhängigkeit von der allgemeinen Arbeitszufriedenheit und dem Commitment zur Organisation. Der Zeitpunkt der Teilnahme war bei dieser Befragung gänzlich unabhängig von den beiden genannten Variablen. Ursache für diesen „Nicht-Trend" ist Borg (2000: 18) zufolge, dass der Zeitpunkt der Fragebogenrücksendung – zumindest bei dieser Befragung – ausschließlich von der Zeitplanung der Befragten abhängig gewesen sei. Mitarbeiterbefragungen seien diesbezüglich jedoch möglicherweise ein Sonderfall.

Zusammenfassend kann festgehalten werden, dass die dargestellten Studien – mit einer Ausnahme – zum Ergebnis kommen, dass Fragebögen umso schneller zurückgesandt werden, je wichtiger die Befragung für die Befragten ist. Interessierte Befragte nehmen überproportional nach dem Erstkontakt teil, weniger interessierte Befragte beteiligen sich überproportional nach zusätzlichen Kontakten. Vor diesem Hintergrund weisen verschiedene Autoren darauf hin, dass ein Erinnerungsverfahren die Repräsentativität der Befragung verbessert, weil es einen zu Beginn der Datenerhebung vorhandenen Interessenbias beseitigt oder wenigstens vermindert (z.B. Suchman/McCandless 1940: 766; Clausen/ Ford 1947: 497; Filion 1975: 482).

11.3.2 Untersuchungen zu Unterschieden zwischen Teilnehmern und Nichtteilnehmern bezüglich der subjektiven Wichtigkeit der Befragung

Wie bereits erwähnt existieren aufgrund des Problems, dass Daten zur subjektiven Wichtigkeit nur in Ausnahmefällen für alle Untersuchungseinheiten zugänglich sind, kaum Studien, die tatsächlich Teilnehmer und Nichtteilnehmer hinsichtlich des Interesses an der Befragung vergleichen. Bei den folgenden beiden Studien waren die notwendigen Angaben jedoch verfügbar.

Esser (in Schnell 1997: 181f.)[215] führte 1987 im Auftrag der SPD eine schriftliche Befragung aller 523 Funktionsträger einer Verwaltungseinheit der Partei durch. Mit nur einer Erhebungswelle wurde ein Rücklauf von 75,9 Prozent erreicht. Hinsichtlich des Teilnahmeverhaltens zeigte sich ein (fast) perfekter Zusammenhang zwischen der Wichtigkeit der Position der Befragten und der Befragungsteilnahme. Je höher die Stellung der Probanden in der Funktionshierarchie war, umso wahrscheinlicher war die Befragungsteilnahme.

Eine sehr differenzierte Studie zum Zusammenhang zwischen der subjektiven Wichtigkeit der Umfrage und dem Teilnahmeverhalten stammt von Goyder (1987: 122ff.). Neben der Beantwortung der allgemeinen Frage, ob ein Effekt der subjektiven Relevanz der Befragung auf die Teilnahme nachzuweisen ist, bestand ein weiteres Untersuchungsziel darin, die Effekte der Wichtigkeit des Befragungsthemas (involvement with topic) und der Verbundenheit mit der Organisation (organisational involvement) zu trennen. Thema der Umfrage waren die Auswirkungen der Computer-

---

[215] Die Daten stammen von Dr. Elke Esser, die Analyse führte Schnell (1997: 181f.) durch.

nutzung auf das Arbeitsleben von Universitätsprofessoren. Nach bis zu zwölf Kontakten konnte eine Rücklaufquote von 75,2 Prozent erreicht werden. Als Indikator für die Wichtigkeit des Befragungsthemas dienten Angaben zur Computernutzung (Nutzung des Großrechners der Universität), als Indikator für die Verbundenheit mit der Organisation dienten Angaben zum Arbeitsverhältnis, vor allem die Anzahl der Dienstjahre als Lehrstuhlinhaber.[216] Die Untersuchung hatte zum Ergebnis, dass sowohl das Interesse am Thema als auch die Verbundenheit mit der Organisation positiv mit der Befragungsteilnahme korreliert sind. Die Indikatoren wiesen ferner untereinander nur eine geringe Korrelation auf, woraus Goyder (1987: 127) folgerte, dass beide Faktoren jeweils eigene Beiträge zur subjektiven Wichtigkeit der Befragung leisten. Ein Vergleich der Effektstärken machte jedoch deutlich, dass der Effekt der Verbundenheit mit dem Thema weitaus größer war als der Effekt der Verbundenheit mit der Organisation.[217] Darüber hinaus konnte sich das Interesse am Thema auch unter zusätzlicher Berücksichtigung sozio-demographischer Variablen als bestimmender Faktor der Befragungsteilnahme behaupten. Die Ergebnisse von Goyder (1987: 122ff.) belegen somit eine herausragende Bedeutung der Verbundenheit mit dem Thema für die Beteiligung an Umfragen.

Zusammengefasst zeigen die zwei angeführten Studien, dass bezüglich beider Aspekte der subjektiven Wichtigkeit einer Befragung – der Verbundenheit mit dem Thema und der Verbundenheit mit der Organisation – ein positiver Zusammenhang mit der Teilnahme an Befragungen wahrscheinlich ist. Die Nähe zum Thema scheint dabei der wichtigere Aspekt zu sein.

11.3.3 Untersuchungen zum Zusammenhang zwischen der subjektiven Wichtigkeit der Befragung und dem Kooperationsverhalten bei Befragungen aus dem Themenbereich „Gesundheit"

Studien, die explizit den Zusammenhang zwischen der subjektiven Wichtigkeit einer Patientenbefragung und dem Teilnahmeverhalten der befragten Patienten untersucht haben, konnten trotz intensiver Literaturrecherche nicht gefunden werden. Im Folgenden

---

[216] Indikator für die Verbundenheit mit dem Thema der Befragung war ein Index aus zwei unterschiedlichen Angaben zur Häufigkeit der Computernutzung. Der Indikator für die Verbundenheit mit der Organisation setzte sich aus der Anzahl der Dienstjahre als Lehrstuhlinhaber, Angaben zur aktuellen Position des Befragten und den gesamten Dienstjahren zusammen. Der Indikator für die Organisationsverbundenheit korrelierte am stärksten mit der Anzahl an Dienstjahren als Lehrstuhlinhaber (r=. 99) (Goyder 1987: 124).
[217] Der Effekt der Verbundenheit mit der Organisation erreichte in der Untersuchung von Goyder (1987: 129) nicht das Signifikanzniveau. Wegen der deutlich positiven Tendenz des Ergebnisses sowie einer Reihe anderer Studien, die einen positiven Teilnahmeeffekt des organisational involvements belegen (vgl. z.B. die oben angeführte Studie von Schnell 1997: 181f.) kann dem Autor zufolge dennoch davon ausgegangen

werden deshalb Untersuchungen mit Bezug zum Themenbereich „Gesundheit" angeführt, die den Zusammenhang von Interesse und Kooperationsverhalten bei gesundheitsbezogenen Umfragen wenigstens etwas näher beleuchten.

Die von Heberlein/Baumgartner (1978, vgl. Kapitel 10.8) durchgeführte Metaanalyse legt zunächst ganz allgemein nahe, dass bei Befragungen im Themenbereich „Gesundheit" generell eine überdurchschnittliche Rücklaufquote erwartet werden kann, weil die Thematik für die meisten Menschen eine sehr hohe Relevanz besitzt. Die bereits mehrfach erwähnte Patientenbefragung von Skipper/Ellison (1966) zeigt jedoch, dass nicht die allgemeine Bedeutsamkeit des Themas „Gesundheit" den ausschlaggebenden Faktor für die Teilnahmebereitschaft darstellt, sondern die Bedeutsamkeit des konkreten Umfragethemas. Von zwei unterschiedlichen Fragebögen, die an Mütter von operierten Kindern verschickt wurden, erreichte ein zweiseitiger Routinepatientenfragebogen lediglich einen Rücklauf von 20 Prozent, wohingegen mit einem fünfseitigen Fragebogen zur Genesung des Kindes eine Rücklaufquote von 71,3 Prozent erzielt wurde. Der hohe Rücklauf des themenspezifischen Fragebogens ist laut Skipper/Ellison (1966: 214) in erster Linie auf die hohe Bedeutung der Genesung des Kindes für die Mütter zurückzuführen (vgl. auch Kapitel 6.2.2 und 10.3.2). Kasper (1979: 76ff.) konnte bei einer Umfrage unter Patienten beobachten, dass die Kooperationsbereitschaft stark davon abhängig war, wie sehr die Befragten von Gesundheitsproblemen betroffen waren. Die Teilnehmer der Befragung wurden um die Erlaubnis gebeten, dass ihre Angaben im Fragebogen mit Aufzeichnungen von Ärzten und Krankenhäusern verglichen werden dürfen. 77,8 Prozent der Befragten gaben die Erlaubnis, 12,2 Prozent verweigerten den Abgleich. Das Einverständnis gaben überproportional Patienten, die Angst um ihre Gesundheit oder mehrere schwere Diagnosen hatten.[218] Die Autorin folgert daraus, dass Patienten sowohl bei klinischen als auch bei gesundheitswissenschaftlichen Studien umso kooperativer sind, je mehr sie am Thema „Gesundheit" interessiert sind oder je mehr Gesundheit für sie selbst ein wichtiges Thema darstellt (Kasper 1979: 76). Zusammenfassend betrachtet liegt somit die Vermutung nahe, dass Befragte bei Gesundheitsbefragungen umso kooperationsbereiter sind, je mehr sie selbst von der Thematik „Gesundheit" betroffen sind (involvement with topic).

---

werden, dass in der Regel ein positiver Zusammenhang zwischen dem organisational involvement und der Befragungsteilnahme existiert.

[218] Am wahrscheinlichsten war die Erlaubnis bei Personen mit vier und mehr Diagnosen. Am wenigsten wahrscheinlich war die Erlaubnis bei Patienten mit einer Diagnose. Patienten mit keiner Diagnose erlaubten die Einsichtnahme mit einer mittleren Wahrscheinlichkeit. Die unerwartet hohe Kooperationsbereitschaft der Patientengruppe ohne Diagnose erklärt Kasper (1979: 78) damit, dass bei diesen keine oder nur sehr wenige Angaben vorhanden sind, die überprüft werden könnten.

11.3.4 Ergebnisse zum Zusammenhang von Aufenthaltsdauer und Teilnahme-verhalten bei Patientenbefragungen

Unter Punkt 11.2 wurde beschrieben, dass für die eigene Analyse analog der Untersuchung von Cannell (1977: 8ff.) die Dauer des Krankenhausaufenthalts als Indikator der subjektiven Wichtigkeit der Befragung verwendet wird. In diesem Unterkapitel werden daher als Vergleichsgrundlage Ergebnisse aus der Literatur zum Zusammenhang von Aufenthaltsdauer und Response bzw. Nonresponse bei Patienten-befragungen referiert.

Nickel/Trojan (1995: 10; vgl. auch Trojan et al. 1997: 722) stellten bei ihrer Patientenbefragung einen negativen Zusammenhang zwischen Aufenthaltsdauer und Befragungsteilnahme fest. Überrepräsentiert waren Patienten mit einer Aufenthaltsdauer von bis zu drei Wochen, unterrepräsentiert waren Patienten, deren Aufenthalt mehr als drei Wochen gedauert hatte. Wegen einer geringen Fallzahl in der Gruppe der Patienten mit einer Aufenthaltsdauer von mehr als drei Wochen (n=22) sind die Ergebnisse jedoch nicht aussagekräftig.[219] Lasek et al. (1997) und Emberton/Black (1995) beobachteten ebenfalls einen negativen Effekt der Aufenthaltsdauer auf den Rücklauf. Bei der Patientenbefragung von Lasek et al. (1997: 648) wiesen die Teilnehmer mit durch-schnittlich 5,3 Tagen einen geringfügig kürzeren Krankenhausaufenthalt auf als die Nichtteilnehmer mit durchschnittlich 5,5 Tagen. Bei Emberton/Black (1995: 50), die eine Umfrage unter Prostatapatienten durchführten, hatten die Befragungsteilnehmer im Mittel 2,4 Tage im Krankenhaus verbracht, die Nichtteilnehmer im Durchschnitt 3,5 Tage. Doering (1983: 293ff.) konnte bei zwei unterschiedlichen Patientenbefragungen keinen Unterschied zwischen Respondenten und Nonrespondenten bezüglich der mittleren Dauer des Krankenhausaufenthalts feststellen. Hingegen zeigte sich bei Frank et al. (1977: 41), die eine Patientenzufriedenheitsbefragung anhand von Postkarten durchführten, dass sich eher Patienten mit einem längeren Krankenhausaufenthalt an der Umfrage beteiligten. Die angeführten Ergebnisse lassen somit keine eindeutige Schlussfolgerung zum Zusammenhang von Aufenthaltsdauer und Befragungsteilnahme zu.

11.4 Theoretischer Forschungsstand

Bei einer Erklärung der Befragungsteilnahme über den Aspekt der subjektiven Wichtigkeit der Befragung muss zwischen einem allgemeinen Interesse und einem

---

[219] Insgesamt konnten 157 Patienten befragt werden. Jedoch hatten lediglich 7 Befragungsteilnehmer (4,5 Prozent der Teilnehmer) eine Aufenthaltsdauer von über 20 Tagen (Nickel/Trojan 1995: 9).

speziellen Interesse an der Befragung unterschieden werden (vgl. Kapitel 11.3.3; Rosenthal/Rosnow 1975: 108ff.; Esser 1986: 40). Das allgemeine Interesse beschreibt eine eher kooperative oder unkooperative Grundhaltung gegenüber einer Befragung. Das spezielle Interesse richtet sich dagegen auf die Attraktivität oder Unattraktivität des konkreten Umfragethemas (Esser 1986: 40). Zur Teilnahmerelevanz von allgemeinem und speziellem Interesse stellt Esser (1986: 40) fest, dass das spezielle Interesse den ausschlaggebenden Faktor für eine Befragungsteilnahme darstellt. Hat ein Proband ein spezielles Interesse an einer Umfrage, so wird ein eventuell vorhandenes generelles Desinteresse bei dieser Befragung nicht teilnahmewirksam. Im Folgenden werden beide Aspekte näher erläutert.

Allgemeines Interesse an Befragungen

Ein allgemeines Interesse oder Desinteresse an Befragungen lässt sich Esser (1986: 40) zufolge auf ein generelles Interesse oder Desinteresse an öffentlichen Vorgängen zurückführen. Bei alten Personen und weniger Gebildeten könnten unterdurch-schnittliche Rücklaufquoten häufig als Resultat eines generellen Desinteresses („Disengagement") erklärt werden (vgl. auch Kapitel 9.3). Darüber hinaus existiere in einigen Bevölkerungsgruppen eine grundsätzliche, wertrational geprägte Ablehnung von Befragungen, die sich z.B. bei Elitenbefragungen und Erhebungen der amtlichen Statistik bemerkbar mache. Dillman (1978: 14) geht ferner davon aus, dass es Personen gibt, die unabhängig vom Befragungsthema eine besondere Vorliebe für das Ausfüllen von Fragebögen haben (vgl. auch Schnell 1997: 173).

Spezielles Interesse an einer bestimmten Befragung

Wie unter Punkt 11.2 beschrieben, kann das spezielle Interesse an einer Befragung auf eine Verbundenheit mit der Organisation, um die es in der Befragung geht bzw. die Träger der Umfrage ist, oder auf eine Verbundenheit mit dem Befragungsthema zurückgeführt werden (vgl. z.B. Rosenthal/Rosnow 1975: 108ff.; Goyder 1987: 122ff.; Schnell 1997: 180ff.). Die motivationalen Faktoren, die diesen beiden Aspekten zugrunde liegen, lassen sich über die R-C-Theorie wie folgt erklären.

Hinter einer Verbundenheit mit der Organisation steht aus r-c-theoretischer Perspektive eine Übereinstimmung zwischen Zielen der befragten Person und Zielen der Organisation. Eine Person wird prinzipiell umso eher im Sinne einer Organisation handeln, je bedeutsamer die „Mitgliedschaft"[220] in der Organisation für die Erreichung

---

[220] Der Begriff der „Mitgliedschaft" wird hier im weitesten Sinne als in irgendeiner Weise einer Organisation zugehörig verstanden.

der eigenen Ziele ist bzw. je mehr sich die Person mit den Zielen der Organisation identifiziert. Unter der Voraussetzung, dass ein Proband die Befragung für geeignet hält, um die Ziele der Organisation zu erreichen, wird dieser daher umso eher an der Umfrage teilnehmen, je wichtiger die Organisation für die Erreichung der eigenen Ziele des Befragten ist. Umgekehrt bedeutet dies, dass eine geringe Teilnahmebereitschaft immer dann zu erwarten ist, wenn die Mitgliedschaft in der Organisation für die eigenen Ziele bedeutungslos ist, oder wenn die Befragung als nicht geeignet angesehen wird, um die Ziele der Organisation zu erreichen (Schnell 1997: 182f.).

Die Verbundenheit mit der Thematik als Grundlage der subjektiven Wichtigkeit einer Befragung lässt sich über zwei Ansätze erklären. Erstens kann allein die Gelegenheit, seine Meinung zu einem subjektiv interessanten Thema zu äußern, ein Zwischenziel darstellen (Schnell 1997: 182). Dabei dürfte das Interesse an einem Umfragethema umso stärker sein, a) je länger sich eine Person mit dem Thema beschäftigt hat (Schnell 1997: 183) und/oder b) je stärker die Gefühle sind, die ein Proband mit einem Thema verbindet. Ob die Gefühle positiv oder negativ sind, dürfte dagegen unerheblich sein (Frasch 1987: 2-11; Bradburn/Sudman 1988: 134). Die Beschäftigung mit einem Thema ist im Rahmen der R-C-Theorie als Investition von Zeit zu sehen.[221] Für den Probanden kann es daher einen (intrinsischen) Nutzen darstellen, seine Auffassung zu einem Thema zu äußern, mit dem er sich beschäftigt hat (vgl. Schnell 1997: 183).[222] Eine geringe Teilnahmebereitschaft ist folglich immer dann zu erwarten, wenn der Befragte sich keine Gedanken zum Thema gemacht hat (Schnell 1997: 183) und/oder wenn er neutrale Gefühle zum Thema hat (Bradburn/Sudman 1988: 134). Der zweite Erklärungsansatz hebt darauf ab, dass der Befragte der Auffassung sein kann, dass seine Teilnahme dazu beiträgt, die mit dem Thema vermutlich verknüpften Ziele der Befragung zu erreichen (Schnell 1997: 183). Ähnlich der Erklärung der Befragungsteilnahme über die Verbundenheit mit der Organisation (siehe oben) lässt sich diesbezüglich annehmen, dass die Teilnahmebereitschaft umso größer ist, je mehr sich der Befragte mit den vermuteten Zielen der Umfrage identifiziert und je mehr der Befragte davon überzeugt ist, dass die Befragung ein gutes Mittel darstellt, um den

---

[221] Für die hier angeführte allgemeine Erklärung des Interesses an einem Befragungsthema scheint es dabei unerheblich, ob die Beschäftigung mit dem Thema auf einer emotionalen oder rationalen Ebene geschieht.

[222] Die belohnende Wirkung einer Meinungsäußerung wird anhand der Situation bei persönlichen Interviews am besten verständlich. In diesem Fall ist der Nutzen der Meinungsäußerung nicht nur intrinsisch. Mit einer Interviewteilnahme hat ein Proband die Möglichkeit, dem Interviewer seine Kompetenz in Bezug auf das Befragungsthema zu demonstrieren. Je mehr ein Befragter sich mit einem Thema beschäftigt hat, umso mehr kann er erwarten, dass er dafür vom Interviewer soziale Anerkennung erhält (Frasch 1987: 2-12ff.; Schnell 1997: 183). Bei anonymen, postalischen Befragungen ist ein solcher Nutzen wegen der fehlenden persönlichen Interaktion methodenbedingt nicht möglich. Der Nutzen kann jedoch intrinsisch, in abstrakter Form entstehen, indem der Proband seinem Selbstbild einer bezüglich des Umfragethemas kompetenten Person entspricht.

relevanten Akteuren Informationen zu übermitteln, deren Entscheidungsfindung zu beeinflussen und die vermuteten Ziele zu erreichen (Sharp/Frankel 1983: 52; Schnell 1997: 183). Darüber hinaus dürfte für die Teilnahmebereitschaft von Bedeutung sein, ob der Befragte meint, dass der Beitrag, den er leisten kann, tatsächlich hilfreich zur Verfolgung der Ziele der Befragung ist (Donald 1960: 107ff.). Diesem Ansatz zufolge ist somit eine geringe Teilnahmebereitschaft immer dann zu erwarten, wenn a) der Befragte keine Verbindung zwischen dem Untersuchungsthema und seinen eigenen Zielen sieht, b) der Befragte die Befragung nicht als geeignetes Mittel zur Verfolgung der vermuteten Umfrageziele erachtet und c) der Befragte der Auffassung ist, dass er wegen einer geringen Involviertheit in das Thema nichts oder nur wenig zur Befragung beitragen kann.

11.5 Untersuchungshypothesen

Vor dem Hintergrund des dargestellten Forschungsstands werden zur Untersuchung des Zusammenhangs zwischen der subjektiven Wichtigkeit der Befragung und dem Teilnahmeverhalten folgende zwei Hypothesen gewählt.

Hypothese 1: Je wichtiger die Befragung für die Befragten, desto höher ist die Teilnahmequote.

Hypothese 2: Je wichtiger die Befragung für die Befragten, desto schneller werden die Fragebögen zurückgeschickt.[223]

11.6 Stichprobe und Methodik

Grundlage der folgenden Untersuchung ist die in Kapitel 5.1 beschriebene Stichprobe 2 (Tabelle 5.2). Weitere Angaben zur Stichprobe und zur Methodik der Befragung finden sich in den Kapiteln 7 bis 10.

---

[223] Die Geschwindigkeit der Fragebogenrücksendung wird dabei über die Anzahl der Befragtenkontakte, die der Fragebogenrücksendung vorausgegangen sind, gemessen.

11.7 Ergebnisse

11.7.1 Befragungsteilnahme in Abhängigkeit von der subjektiven Wichtigkeit der Befragung

Tabelle 11.1 zeigt keine signifikanten Unterschiede der Rücklaufquoten in Abhängigkeit von der subjektiven Wichtigkeit der Befragung, gemessen über die Dauer des Krankenhausaufenthalts (vgl. Kapitel 11.2). Auch eine lineare Tendenz ist diesbezüglich nicht zu erkennen. Die Rücklaufquoten liegen in den nach Aufenthaltsdauer klassierten Gruppen – mit Ausnahme der Patientengruppe, die keine Nacht im Krankenhaus verbracht hat – zwischen 63,1 und 71,1 Prozent (Klassierung in sieben Gruppen, vgl. Tabelle 11.1, oberer Teil). Von den Patienten ohne Übernachtung sandten vier der insgesamt elf Probanden den Fragebogen zurück, was einer Rücklaufquote von 36 Prozent entsprechen würde. Wegen der geringen Fallzahl kann dieser Wert jedoch nicht schlüssig interpretiert werden. Die Gruppe der Patienten ohne Übernachtung wird daher nicht in den Signifikanztest einbezogen. Die Rücklaufquoten der übrigen Gruppen weisen folgende Werte auf. Von den Patienten, die eine oder zwei Nächte im Krankenhaus verbracht hatten, sandten 63,3 Prozent den Fragebogen zurück (n=109). Unter den Patienten, deren Aufenthalt drei bis vier Nächte gedauert hatte, lag die Teilnahmequote bei 66,7 Prozent (n=120). In der Patientengruppe mit einer Aufenthaltsdauer von fünf bis sieben Nächten wurde eine Rücklaufquote von 71,1 Prozent erzielt (n=128). Unter den Patienten mit einer Aufenthaltsdauer von acht bis zwölf Nächten lag der Rücklauf bei 68,4 Prozent (n=114), unter den Patienten, die dreizehn bis siebzehn Nächte im Krankenhaus verbracht hatten, lag die Rücklaufquote bei 65,3 Prozent (n=75) und unter den Patienten, die achtzehn Nächte oder länger im Krankenhaus gelegen hatten, bei 65,2 Prozent (n=89).

Auch bei einer Klassierung nach Aufenthaltsdauer in fünf Patientengruppen zeigt sich weder ein signifikanter Unterschied noch ein linearer Trend (vgl. Tabelle 11.1, mittlerer Teil). Es verringert sich lediglich die Spannweite der Rücklaufquoten. Ohne Berücksichtigung der Patienten, die noch am Aufnahmetag wieder entlassen wurden, liegen die Rücklaufquoten der vier übrigen Patientengruppen zwischen 64,8 und 69,6 Prozent.

Bei einer Klassierung in drei Patientengruppen ergeben sich für die zwei Patientengruppen mit Übernachtungen im Krankenhaus fast gleich hohe Rücklaufquoten. Unter den Patienten mit einer Aufenthaltsdauer von einer bis sieben Nächten betrug die Rücklaufquote 67,2 Prozent und von den Patienten, die acht und mehr Nächte im Krankenhaus verbracht hatten, nahmen 66,5 Prozent an der Befragung teil (vgl. Tabelle 11.1, unterer Teil).

Tabelle 11.1: Die Rücklaufquote in Abhängigkeit von der subjektiven Wichtigkeit der Befragung (gemessen über die Dauer des Krankenhausaufenthalts)

Dauer des Kranken-hausaufenthalts (in Nächten)	Rücklauf abs. Häufigkeiten	Rücklauf rel. Häufigkeiten (in %)	Gesamt
0	4	36,4	11
1-2	69	$63{,}3^{ns}$	109
3-4	80	66,7	120
5-7	91	71,1	128
8-12	78	68,4	114
13-17	49	65,3	75
18 und mehr	58	65,2	89
0	4	36,4	11
1-3	114	$64{,}8^{ns}$	176
4-7	126	69,6	181
8-12	78	68,4	114
13 und mehr	107	65,2	164
0	4	36,4	11
1-7	240	$67{,}2^{ns}$	357
8 und mehr	185	66,5	278
Gesamt	429 (425)[1]	66,4 (66,9)	646 (635)

ns: nicht signifikant; a: signifikant p<0,05; b: signifikant p<0,01; c: signifikant p<0,001

[1] Die Werte in Klammern beziehen sich auf die bereinigte Stichprobe abzüglich der Patientengruppe mit einer Aufenthaltsdauer von 0 Nächten.

11.7.2 Zeitpunkt der Fragebogenrücksendung in Abhängigkeit von der subjektiven Wichtigkeit der Befragung

Tabelle 11.2 zeigt den Fragebogenrücklauf zu den unterschiedlichen Zeitpunkten des vierstufigen Erhebungsverfahrens in Abhängigkeit von der subjektiven Wichtigkeit der Befragung, gemessen über die Dauer des Krankenhausaufenthalts. Für die nach subjektiver Wichtigkeit klassierten fünf Patientengruppen sind die prozentualen Anteile der zeitpunktbezogenen Teilrückläufe am Gesamtrücklauf ausgewiesen. Die Unterschiede sind nicht signifikant. Jedoch zeichnet sich deutlich eine Tendenz dahingehend ab, dass Patienten umso schneller antworten, je länger sie im Krankenhaus gelegen haben. Zur Verdeutlichung dieses Befunds seien beispielhaft die Rücklaufanteile nach dem ersten und nach dem vierten Kontakt gegenübergestellt. Patienten ohne Übernachtung bleiben wegen der geringen Fallzahl wiederum unberücksichtigt.

Der anteilige Rücklauf nach dem Anschreiben (Erstkontakt) liegt in der Gruppe der Patienten, die eine bis drei Nächte im Krankenhaus verbracht hatten, mit 28,9 Prozent des Gesamtrücklaufs (tendenziell) am niedrigsten. Die Patientengruppen, deren Aufenthalt vier bis sieben und acht bis zwölf Nächte umfasste, kommen mit 31,7 Prozent und 30,8 Prozent auf einen mittleren Anteilswert. Mit 35,5 Prozent sandten die Patienten, deren Aufenthalt dreizehn und mehr Nächte dauerte, den höchste Anteil an Fragebögen bereits auf den Erstkontakt hin zurück. Bei der dritten Erinnerung zeigt sich deutlich das komplementäre Muster. Mit einem Anteil von 11,4 Prozent der zurückgesandten Fragebögen beteiligten sich die Kurzzeitpatienten, die zwischen einer und drei Nächten im Krankenhaus gelegen hatten, am häufigsten erst nach dem vierten Kontakt. In der Gruppe der Befragten, die vier bis sieben Nächte im Krankenhaus verbracht hatten, entfallen 9,5 Prozent des Gesamtrücklaufs auf die dritte Erinnerung. In der Patientengruppe, die acht bis zwölf Nächte im Krankenhaus verbracht hatte, wurden 6,4 Prozent des Gesamtrücklaufs erst zu diesem späten Zeitpunkt zurückgesandt. Bei den Patienten mit einer Aufenthaltsdauer von dreizehn und mehr Nächten entfallen hingegen lediglich 4,7 Prozent des Rücklaufs auf das letzte Erinnerungsschreiben.

Tabelle 11.2: Anteile der Teilrückläufe nach den einzelnen Befragtenkontakten am Gesamtrücklauf in Abhängigkeit von der subjektiven Wichtigkeit der Befragung (gemessen über die Dauer des Krankenhausaufenthalts)

Aufenthaltsdauer (in Nächten)	FB[1] zurück nach 1. Kontakt		FB zurück nach 2. Kontakt		FB zurück nach 3. Kontakt		FB zurück nach 4. Kontakt		Gesamt	
	Abs.	in %	abs.	in %	abs.	in %	abs.	in %	abs.	in %
0	1	25	3	75	0	0	0	0	4	100
1-3	33	28,9[ns]	37	32,5[ns]	31	27,2[ns]	13	11,4[ns]	114	100
4-7	40	31,7	31	24,6	43	34,1	12	9,5	126	100
8-12	24	30,8	29	37,2	20	25,6	5	6,4	78	100
13 und mehr	38	35,5	37	34,6	27	25,2	5	4,7	107	100
Gesamt (exklusiv Patienten ohne Übernachtung)	135	31,8	134	31,5	121	28,5	35	8,2	425	100
Gesamt absolut	136	31,7	137	31,9	121	28,2	35	8,2	429	100

ns: nicht signifikant; a: signifikant p<0,05; b: signifikant p<0,01; c: signifikant p<0,001
[1] FB = Fragebogen

Der in Tabelle 11.2 ausgewiesene Trend kann durch die in Tabelle 11.3 dargestellten Ergebnisse einer weiteren Analyse gesichert werden. Die Untersuchungsvariablen wurden jeweils in zwei Kategorien zusammengefasst. Hinsichtlich der Aufenthaltsdauer sind die Patienten in eine Gruppe mit bis zu sieben Nächten und in eine Gruppe mit acht und mehr Nächten im Krankenhaus klassiert. Hinsichtlich der Rücksendezeitpunkte wird zwischen früher Rücksendung nach dem Anschreiben oder der ersten Erinnerung (vgl. Kapitel 7.3.2.1 und 10.7.2) und später Rücksendung nach der zweiten oder dritten Erinnerung unterschieden.

Tabelle 11.3 zeigt einen signifikant positiven Zusammenhang zwischen der Dauer des Aufenthalts im Krankenhaus und der Geschwindigkeit der Fragebogenrücksendung. 58,8 Prozent der Befragungsteilnehmer, die eine bis sieben Nächte im Krankenhaus verbracht hatten, sandten ihren Fragebogen nach dem Anschreiben oder der ersten Erinnerung zurück. In der Teilnehmergruppe der Patienten mit einer Aufenthaltsdauer von acht und mehr Nächten schickten hingegen mit 69,2 Prozent deutlich mehr Teilnehmer den Fragebogen bereits nach den ersten beiden Kontakten zurück. Komplementär dazu beträgt der Anteil der späten Teilrückläufe am Gesamtrücklauf bei den Patienten mit der niedrigeren Aufenthaltsdauer 41,3 Prozent, bei den Patienten mit der längeren Aufenthaltsdauer dagegen lediglich 30,8 Prozent.

Tabelle 11.3: Anteile der frühen und späten Teilrückläufe am Gesamt-rücklauf in Abhängigkeit von der subjektiven Wichtigkeit der Befragung (gemessen über die Dauer des Krankenhausaufenthalts)

Aufenthaltsdauer (in Nächten)	Fragebogen zurück nach Anschreiben und 1. Erinnerung		Fragebogen zurück nach 2. und 3. Erinnerung		Gesamt	
	abs.	in %	abs.	in %	abs.	in %
1-7	141	58,8[a]	99	41,3	240	100
8 und mehr	128	69,2	57	30,8	185	100
Gesamt	269	63,3	156	36,7	425[1]	100

ns: nicht signifikant; a: signifikant p<0,05; b: signifikant p<0,01; c: signifikant p<0,001
[1] Nicht berücksichtigt werden 4 zurückgesandte Fragebögen von Patienten, die keine Nacht im Krankenhaus verbracht hatten (vgl. Tabelle 11.1 und 11.2)

11.8 Diskussion

Entgegen der in Hypothese 1 geäußerten Erwartung hat sich bei der durchgeführten Patientenbefragung kein linear positiver Zusammenhang zwischen der subjektiven Wichtigkeit der Befragung bzw. der Dauer des Krankenhausaufenthalts und der Rücklaufquote gezeigt. Ein systematischer Unterschied zwischen Teilnehmern und Nichtteilnehmern in Bezug auf die subjektive Wichtigkeit der Befragung existierte nicht. Somit konnte zumindest anhand der Variable „Aufenthaltsdauer" kein Interessenbias nachgewiesen werden. Die erste Hypothese ist folglich zu verwerfen.

Die zweite Hypothese, die eine schnellere Rücksendung des Fragebogens bei höherem Interesse an der Befragung erwarten ließ, wird durch die Untersuchungsergebnisse hingegen bestätigt. Patienten sandten den Fragebogen umso häufiger bereits nach dem ersten oder zweiten Befragtenkontakt zurück, je wichtiger die Befragung für sie war bzw. je länger ihr Krankenhausaufenthalt gedauert hatte.

11.8.1 Rekonstruktion des Rücklaufprozesses

Anhand der beiden Untersuchungsergebnisse lässt sich der Verlauf des Rücklaufprozesses in Abhängigkeit von der subjektiven Wichtigkeit der Befragung gut nachvollziehen. Zu Anfang der Befragung, nach dem ersten und zweiten Kontakt, haben sich vermehrt Patienten beteiligt, für die die Befragung überdurchschnittlich wichtig war. Patienten, die eher weniger Interesse an der Befragung hatten, nahmen zunächst seltener teil. Letztere Patientengruppe beteiligte sich jedoch verstärkt nach der zweiten und dritten Erinnerung, so dass zu Ende der Erhebungsphase in Bezug auf die subjektive Wichtigkeit der Befragung bzw. die Aufenthaltsdauer kein selektives Teilnahmeverhalten (mehr) festzustellen ist.

Hieraus kann die Schlussfolgerung gezogen werden, dass entgegen dem Anschein, der durch die fehlende empirische Bestätigung der ersten Hypothese geweckt wird, ein positiver Zusammenhang zwischen der subjektiven Wichtigkeit der Befragung und der Teilnahmebereitschaft anzunehmen ist. Dieses Ergebnis entspricht auch dem eingangs dargestellten empirischen Forschungsstand. Die interessenbedingt unterschiedliche Teilnahmebereitschaft der Befragten kann jedoch offenbar durch ein mehrstufiges Erinnerungsverfahren ausgeglichen werden (vgl. z.B. auch Suchman/McCandless 1940; Clausen/Ford 1947; Filion 1975). Dieser Effekt eines Erinnerungsverfahrens lässt sich unter Rückgriff auf die Ausführungen in Kapitel 7 damit erklären, dass mehrfache Kontakte – anscheinend vor allem bei eher weniger interessierten Befragten – die subjektiv wahrgenommene Wichtigkeit der Befragung erhöhen (vgl. z.B. Donald 1960: 100; Heberlein/Baumgartner 1978: 458).[224] Für Patientenbefragungen, die anders als die vorliegende Studie keine oder weniger Erinnerungskontakte durchführen, bedeutet das jedoch, dass ein Interessenbias relativ wahrscheinlich ist (vgl. Suchman/McCandless 1940: 760). Folglich dürften bei vielen der bisherigen Patientenbefragungen stärker interessierte Patienten überrepräsentiert sein. Vor diesem

---

[224] Das hier festgestellte Ergebnis trägt ferner zur Klärung der in Kapitel 7 geführten theoretischen Diskussion bezüglich der Wirkung von Erinnerungsverfahren bei. Die Rekrutierung bisheriger Nichtteilnehmer mittels mehrfacher Kontakte geht anscheinend tatsächlich auch auf einen wichtigkeitssteigernden Effekt des Erinnerungsverfahrens und nicht nur auf günstigere situative Umstände bei späteren Kontakten zurück.

Hintergrund erscheint der höhere methodische und finanzielle Aufwand von Erinnerungskontakten durchaus gerechtfertigt, um die Aussagekraft von Patienten-befragungen für das Krankenhausmanagement zu sichern.[225]

11.8.2 Erklärung der Ergebnisse

Wie eingangs diskutiert kann die Variable „Aufenthaltsdauer" sowohl als Indikator für die Verbundenheit mit der Organisation (organisational involvement) als auch als Indikator für das Interesse am Thema (involvement with topic) interpretiert werden (vgl. Kapitel 11.2). Im Folgenden werden für den festgestellten positiven Zusammenhang zwischen der subjektiven Wichtigkeit und der Teilnahmebereitschaft daher Erklärungen auf der Basis beider Interpretationsansätze formuliert.

Eine mögliche Erklärung mit Bezug zum Aspekt des „organisational involvements" ist, dass Patienten, die längere Zeit im Krankenhaus verbracht haben, eine stärkere emotionale Bindung an das Krankenhaus haben und sich deshalb eher verpflichtet fühlen, an einer Patientenbefragung teilzunehmen (vgl. z.B. Schnell et al. 1999: 293). Eine andere Erklärung für die höhere Teilnahmebereitschaft von „Langzeitpatienten" könnte sein, dass Langzeitpatienten eher als Patienten mit kürzerem Aufenthalt damit rechnen, in naher Zukunft wieder auf die Leistungen des Krankenhauses angewiesen zu sein. Die höhere Teilnahmemotivation der Langzeitpatienten wäre in diesem Fall darauf zurückzuführen, dass sie sich von der Befragung eine Verbesserung der eigenen zukünftigen Gesundheitsversorgung versprechen. Unter der Voraussetzung, dass eine Patientenbefragung als geeignetes Mittel zur Verbesserung der Gesundheitsversorgung angesehen wird, ist demzufolge allgemein zu erwarten, dass die Teilnahme umso höher ausfällt, je wichtiger die Verbesserung der Versorgung für die Patienten selbst ist.

Eine ähnliche Erklärung lässt sich mit Bezug zum Interesse am Umfragethema formulieren. Geht man Cannell et al. (1979: 9) folgend davon aus, dass zwischen der Aufenthaltsdauer und der Schwere der Krankheit eine hohe Korrelation besteht, so kann vermutet werden, dass Langzeitpatienten prinzipiell in einem höheren Maße auf gesund-heitliche Versorgung angewiesen sind als Patienten mit kürzerem Aufenthalt. Je höher der Bedarf an gesundheitlicher Versorgung ist, umso größer dürfte aber auch die

---

[225] Die wenige Studien, die sich ausführlich mit dem Interessenbias befassen, belegen durchgehend, dass ein Follow-up-Verfahren wahrscheinlich die effektivste Methode zur Verbesserung einer Verzerrung in Bezug auf das Interesse darstellt (vgl. z.B. Suchman/McCandless 1940; Clausen/Ford 1947; Filion 1975). Als alternative Vorgehensweisen zur Verringerung eines möglichen Interessenbias werden in der Literatur die Aufnahme verschiedener Themen in die Befragung (Baur 1947-1948: 600; Ferber 1948-49: 671), materielle Belohnungen (Incentives) und speziell auf die Zielpopulation zugeschnittene Teilnahmeappelle im Anschreiben (vgl. Rosenthal/Rosnow 1975: 120) vorgeschlagen.

Notwendigkeit sein, sich mit dem Thema „Gesundheitsversorgung" zu beschäftigen. Aus dieser Notwendigkeit entspringt wahrscheinlich ein besonderes Interesse an der Thematik (vgl. Schnell 1997: 183). Allgemein ist somit zu erwarten, dass sich Patienten umso eher an einer Patientenbefragung beteiligen, je mehr sie durch die Schwere ihrer Erkrankung in das Thema involviert sind. Die Motivation zur Befragungsteilnahme geht dem Ansatz zufolge nicht auf die Erwartung einer besseren eigenen Versorgung zurück (siehe oben), sondern auf die Einstufung des Themas als generell bedeutsam. Dies kann z.b. beinhalten, dass eine allgemeine Verbesserung der Gesundheitsversorgung als gesellschaftlich erstrebenswertes Ziel angesehen wird (vgl. Sharp/Frankel 1983: 37). Eine weitere Erklärung für den beobachteten Teilnahmeeffekt könnte sein, dass Langzeitpatienten ihren Beitrag zur Befragung wichtiger einschätzen als Patienten, die nur vergleichsweise kurz im Krankenhaus gewesen sind (vgl. Donald 1960: 110). Dieser Annahme liegt zugrunde, dass ein Patient wahrscheinlich umso eher der Auffassung ist, er könne den Patientenfragebogen kompetent beantworten und dem Befragungsträger relevante Informationen geben, je mehr Zeit er im Krankenhaus verbracht hat. Mit dieser Erklärung lässt sich auch der Erfolg mehrfacher Kontakte bei der Rekrutierung weniger interessierter Befragter besser verstehen. Ein Erinnerungsverfahren steigert möglicherweise nicht nur die wahrgenommene Wichtigkeit der Befragung, sondern signalisiert darüber hinaus den Patienten, die ihre Meinung als eher unbedeutend einschätzen, dass auch ihre Meinung wichtig ist.

11.8.3 Kritische Betrachtung des verwendeten Wichtigkeitsindikators

Der problematischste Aspekt der durchgeführten Untersuchung dürfte in der Operationalisierung der subjektiven Wichtigkeit der Befragung über die Variable „Aufenthaltsdauer" liegen. Generell sind eine ganze Reihe bessere, direktere und möglicherweise validere Indikatoren für die subjektive Wichtigkeit einer Patientenbefragung denkbar. Insbesondere eine eindeutigere Erklärung des Teilnahmeeffekts als Resultat des organisational involvements oder des involvements with topic ist anhand anderer Variablen unter Umständen möglich. Konkret bieten sich vor allem krankheitsspezifische Merkmale, z.B. der ICD-Schlüssel, als alternative Wichtigkeitsindikatoren an. Da bei der durchgeführten Untersuchung jedoch außer der Aufenthaltsdauer keine geeignete Variable zur Verfügung stand, sollte die hier angeführte Kritik hauptsächlich als Empfehlung für die zukünftige Forschung verstanden werden. In diesem Sinne ist ferner festzuhalten, dass die Aufenthaltsdauer zwar aus theoretischen Gründen nicht als idealer Wichtigkeitsindikator erscheint, das Merkmal sich jedoch sowohl bei Cannell et al. (Cannell 1977: 8; Cannell et al. 1979: 9) als auch bei der eigenen Untersuchung empirisch bewährt hat. Das Ergebnis der durchgeführten Untersuchung zum Zusammenhang zwischen der subjektiven Wichtigkeit der Patientenbefragung und der Geschwindigkeit der Fragebogenrücksendung entspricht dem Ergebnis der meisten bisherigen Studien, die andere Wichtigkeitsindikatoren verwendet haben.

11.8.4 Forschungsfragen für zukünftige Untersuchungen

Der Aspekt der subjektiven Wichtigkeit der Befragung bietet eine ganze Reihe interessanter Anknüpfungspunkte für die Methodenforschung im Rahmen von zukünftigen Patientenbefragungen. Eine erste interessante Forschungsfrage stellt die bereits erwähnte Untersuchung des Zusammenhangs zwischen der subjektiven Wichtigkeit einer Patientenbefragung und dem Teilnahmeverhalten anhand verschiedener Wichtigkeitsindikatoren dar. Eine zweite gewinnbringende Forschungsfrage ist der Zusammenhang zwischen der subjektiven Wichtigkeit der Befragung und dem Antwortverhalten, den Cannell et al. (Cannell 1977; Cannell et al. 1979; 1981) für allgemeine Gesundheitsbefragungen in den USA untersucht haben. Ein dritter Punkt, der noch eingehender wissenschaftlicher Forschung bedarf, ist der Zusammenhang zwischen dem Interesse an einer Patientenbefragung und sozio-demographischen sowie krankheitsspezifischen Variablen. Detailliertes Hintergrundwissen zu diesen Zusammenhängen ist notwendig, um die Auswirkungen der systematischen Ausfälle auf die Befragungsergebnisse differenziert beurteilen zu können (vgl. z.B. Lebow 1982: 246; Schnell 1997: 214ff.). Diesbezüglich sei jedoch angemerkt, dass für eine erschöpfende empirische Bearbeitung der Fragestellung umfangreiche Datenbestände notwendig sind, die gegenwärtig kaum vorhanden oder – wie bei Daten der Krankenkassen der Fall – nur schwer zugänglich sind.

11.9 Zusammenfassung

Die Ergebnisse der durchgeführten Analysen zeigen einen signifikanten Zusammenhang zwischen der subjektiven Wichtigkeit der Patientenbefragung und dem Teilnahmeverhalten. Je wichtiger die Befragung für einen Patienten war, d.h. je länger sein Aufenthalt im Krankenhaus gedauert hatte, umso größer war die Wahrscheinlichkeit, dass der Fragebogen schnell, d.h. bereits nach dem ersten oder zweiten postalischen Befragtenkontakt, zurückgeschickt wurde. Unter den frühen Befragungsteilnehmern waren somit überproportional Patienten, die ein vergleichsweise hohes Interesse an der Patientenbefragung hatten. Patienten mit geringerem Interesse beteiligten sich dagegen häufiger erst auf den dritten und vierten Kontakt hin. Nach allen vier Befragtenkontakten konnte kein systematischer Zusammenhang zwischen der subjektiven Wichtigkeit der Befragung und der Teilnahmewahrscheinlichkeit (mehr) festgestellt werden. Teilnehmer und Nichtteilnehmer unterscheiden sich folglich nicht hinsichtlich ihres Interesses an der Befragung. Aus diesem Grund ist davon auszugehen, dass keine Verzerrung der realisierten Stichprobe in Bezug auf die subjektive Wichtigkeit der Befragung (Interessenbias) vorhanden ist.

Die angeführten Ergebnisse lassen wie die meisten Untersuchungen zum Thema den Schluss zu, dass mehrfache Follow-up-Kontakte einen anfänglichen Interessenbias in der Regel ausgleichen. Mit Hilfe eines Erinnerungsverfahrens werden Personen, die sich wegen eines vergleichsweise geringeren Interesses zunächst nicht an der Befragung beteiligt haben, doch noch zur Teilnahme bewegt. Dies kann damit erklärt werden, dass ein Erinnerungsverfahren die subjektive Wichtigkeit der Befragung bzw. die subjektive Wichtigkeit einer Befragungsteilnahme steigert (vgl. auch Kapitel 7). Von Bedeutung ist dieses Ergebnis insbesondere für Patientenbefragungen ohne oder mit nur einem Follow-up-Kontakt. Bei diesen Befragungen muss damit gerechnet werden, dass überproportional die Patienten in der realisierten Stichprobe vertreten sind, für die die Befragung eine vergleichsweise hohe Wichtigkeit besitzt, und somit ein Interessenbias vorhanden ist. Die Ergebnisse solcher Patientenbefragungen sind dadurch in ihrer Aussagekraft beeinträchtigt. Die Durchführung eines mehrstufigen Erinnerungsverfahrens stellt deshalb eine wichtige methodische Maßnahme dar, um einen Interessenbias zu vermeiden und die Verwendbarkeit von Patientenbefragungen im Qualitätsmanagement zu gewährleisten.

12 Zusammenfassung und Schlussfolgerungen

Ziel dieser Arbeit war es, das Teilnahmeverhalten bei Patientenbefragungen zu untersuchen. Das Hauptaugenmerk lag dabei auf dem Zusammenhang zwischen zentralen methodischen Aspekten der Datenerhebung und der Rücklaufquote. Der Ausgangspunkt der Arbeit war die in der Forschungsliteratur bislang vorherrschende Unsicherheit bezüglich der Frage, wie eine Patientenbefragung durchgeführt werden sollte, damit eine hohe Rücklaufquote erzielt werden kann.

Die Höhe des Rücklaufs ist das am häufigsten verwendete Gütekriterium für die Validität einer Befragung. Sie stellt einen Indikator für die Repräsentativität einer Umfrage dar. Da bei vielen der bisherigen Patientenbefragungen nur relativ geringe Rücklaufquoten erzielt werden konnten, gilt die Rücklaufquote als ein Hauptproblem von Patienten-befragungen. Obwohl Patientenbefragungen besonders im Rahmen von Zertifizierungs-verfahren als Instrument des Qualitätsmanagements zunehmend Verbreitung finden, gibt es bislang kaum systematisch-empirische Untersuchungen zum Problem der Teilnahme an Patientenbefragungen. Neben einem empirischen Beitrag zur Lösung der Frage, wie eine Patientenbefragung gestaltet werden sollte, um eine möglichst hohe Umfragebeteiligung und möglichst valide Ergebnisse zu erreichen, wurde mit der vorliegenden Arbeit darüber hinaus der Versuch unternommen, das Teilnahmeverhalten bei Patientenbefragungen unter Rückgriff auf die Rational-Choice-Theorie zu erklären und somit den Anschluss der Arbeit an die aktuelle, soziologische Methodendiskussion zu gewährleisten.

12.1 Ergebnisse

Eine notwendige Voraussetzung für eine valide, möglichst repräsentative Patienten-befragung ist eine angemessene Auswahl der zu befragenden Patienten. Hierfür kommt nur eine echte oder eine systematische Zufallsauswahl der Untersuchungspersonen in Frage. Der Stichprobenrahmen, der meistens in Form einer Liste von Patienten vorliegt, aus welchen die Stichprobe gezogen wird, sollte dabei so festgelegt werden, dass möglichst wenige Patientengruppen von der Befragung ausgeschlossen werden. Der Grund dafür ist, dass die Befragungsergebnisse keine Geltung für die ausgeschlos-senen Patientengruppen beanspruchen können. Jede Einschränkung der Befragten-population macht deshalb die Interpretation der Befragungsergebnisse komplizierter und senkt die Aussagekraft der Befragung.

Die Auswahl der Befragten erfolgt am besten retrospektiv, d.h. die Untersuchungs-personen werden ab einem Stichtag chronologisch rückwärts aus den zuletzt entlassenen Patienten ausgewählt. Diese Vorgehensweise hat – in Verbindung mit einem postalischen Versand der Fragebögen – Vorteile gegenüber einer prospektiven Vorgehensweise, bei der jeweils aktuell entlassene Patienten als Befragte ausgewählt werden. Die wichtigsten Vorteile sind eine bessere Handhabbarkeit der Stichprobe, eine wesentlich einfachere Organisation des Fragebogenversands und eine bessere Plan-barkeit der Feldphase. Gegen eine retrospektive Befragtenauswahl wird an einigen Stellen in der Literatur angeführt, dass die Rücklaufquote mit zunehmendem Abstand zwischen Befragung und Entlassungszeitpunkt abnehmen würde. Ein solcher Effekt war im Rahmen der durchgeführten Patientenbefragung, bei der Intervalle von 2,5 bis 16,5 Wochen zwischen der Entlassung der Patienten und der Befragung lagen, jedoch nicht festzustellen. Es ist anzunehmen, dass ein Zeitraum von bis zu vier Monaten zwischen Befragung und Entlassung angesichts der besonderen Bedeutung eines Krankenhaus-aufenthalts zu gering ist, um sich negativ auf die Teilnahmebereitschaft der Patienten auszuwirken. Unter Umständen gilt dies jedoch nur, wenn die Befragten mehrmals angeschrieben werden.

Aus methodischen und finanziellen Gründen sind postalische Patientenbefragungen persönlich-mündlichen oder telefonischen Patientenbefragungen vorzuziehen. Diese Auffassung setzt sich zunehmend in der Forschungsliteratur durch. Weit verbreitet ist in diesem Zusammenhang jedoch auch die Auffassung, dass postalische Befragungen wegen ihrer Unpersönlichkeit besonders anfällig für niedrige Rücklaufquoten seien. Um bei postalischen Patientenbefragungen hohe Rücklaufquoten zu erzielen, wird daher in der Literatur empfohlen, dass der Patientenfragebogen den Befragten im Krankenhaus persönlich zum Ausfüllen zu Hause überreicht werden solle, die Rücksendung des ausgefüllten Fragebogens könne dann per Post geschehen. Die Ergebnisse der durchgeführten Untersuchung sprechen jedoch gegen dieses Verfahren. Mit einem postalischen Distributionsverfahren wurde im Rahmen eines experimentellen Vergleichs eine höhere Rücklaufquote erzielt als bei persönlicher Übergabe des Fragebogens im Krankenhaus. Dabei machte es keinen Unterschied, ob Pflegekräfte oder Ärzte für die Fragebogenübergabe verantwortlich waren. Mögliche Gründe für den höheren Rücklauf bei postalischer Distribution sind z.B. eine mangelhafte Sorgfalt bei der persönlichen Übergabe der Fragebögen oder Zweifel an der Anonymität der Befragung, die unter Umständen durch den persönlichen Kontakt bei den Befragten geweckt werden. Zusammengefasst stellt die postalische Datenerhebung aus methodischen Gründen das beste, wenn nicht sogar das einzig mögliche Verfahren für eine valide und reliable Patientenbefragung dar.

Als äußerst effektive Methode zur Steigerung der Rücklaufquote von postalischen Patientenbefragungen hat sich bei der durchgeführten Untersuchung ein Erhebungsverfahren aus insgesamt vier Befragtenkontakten (Erstkontakt plus drei Erinnerungskontakte) nach dem Vorbild der Total-Design-Methode von Dillman (1978) erwiesen. Wie die allgemeine Methodenliteratur erwarten ließ, konnte mit dieser Maßnahme – analog zu Befragungen aus anderen Themenbereichen – ein Gesamtrücklauf von über 60 Prozent erzielt werden. Der Rücklauf betrug 66,4 Prozent. Für den stark teilnahmesteigernden Effekt eines Erinnerungsverfahrens lassen sich zwei Erklärungen anführen. Zum einen besteht bei mehrfacher Kontaktierung die Chance, dass einige Befragte, die bisher aus Zeitnot nicht teilnehmen konnten, bei einem erneuten Kontakt mehr Zeit für eine Teilnahme haben. Zum anderen steigern die zusätzlichen Kontakte unter Umständen die Wichtigkeit der Befragung in den Augen der befragten Patienten. Letztere Erklärung wird durch einen weiteren empirischen Befund dieser Arbeit indirekt bestätigt. Es konnte gezeigt werden, dass Patienten, für die eine vergleichsweise geringe subjektive Wichtigkeit einer Patientenbefragung anzunehmen war, den Fragebogen langsamer, d.h. häufiger erst nach dem dritten und vierten Kontakt zurückgesandt haben, als Patienten, für die eine hohe Wichtigkeit einer Patientenbefragung angenommen werden konnte. Das Erinnerungsverfahren hat folglich wahrscheinlich die geringere subjektive Wichtigkeit der Patientenbefragung in den Augen der anfänglichen Nichtteilnehmer kompensiert. Ferner war festzustellen, dass nach allen vier Befragtenkontakten kein Zusammenhang (mehr) zwischen der subjektiven Wichtigkeit der Befragung und der Teilnahme existierte. Ein Erinnerungsverfahren scheint somit nicht nur die Rücklaufquote zu erhöhen, sondern auch eine anfängliche Verzerrung (Bias) der realisierten Stichprobe bezüglich des Interesses an einer Patientenbefragung auszugleichen. Die mehrfache Kontaktierung der Befragten sollte deshalb einen Mindeststandard bei Patientenbefragungen darstellen.

Ein weiterer Untersuchungsgegenstand war das Teilnahmeprofil der Befragten in Bezug auf verschiedene sozio-demographische und krankenhausaufenthaltsspezifische Merkmale. Folgende Teilnahmemuster konnten beobachtet werden. Das Geschlecht der Befragten hatte keinen Effekt auf die Befragungsteilnahme. Bezüglich des Alters der Befragten war zu beobachten, dass sich Patienten unter 40 Jahren seltener an der Befragung beteiligten als Patienten, die über 40 Jahre alt waren. Dabei ist anzumerken, dass die Rücklaufquote unter den 40 bis 74jährigen Patienten relativ konstant war, mit anschließend leicht sinkender Tendenz unter den hochaltrigen Patienten über 75 Jahren. Die zunächst steigende Teilnahmebereitschaft kann damit erklärt werden, dass das Interesse an gesundheitsbezogenen Themen bei Personen mit einem Alter von über 40 Jahren größer sein dürfte als bei jüngeren Personen. Die tendenziell sinkende

Teilnahmebereitschaft bei Hochaltrigen ist wahrscheinlich auf einen höheren Anteil gebrechlicher Patienten in dieser Altersgruppe zurückzuführen. In Abhängigkeit vom Familienstand zeigten sich ebenfalls unterschiedliche Rücklaufquoten. Verheiratete Patienten beteiligten sich häufiger an der Befragung als ledige sowie verwitwete, geschiedene oder getrennt lebende Patienten. Dieses Muster ist aus der Literatur bekannt. Es wird vermutet, dass die soziale Integration verheirateter Personen höher ist, was sich positiv auf deren Interesse an öffentlichen Vorgängen, wie z.B. Befragungen, auswirke. Eine andere mögliche Erklärung könnte sein, dass die soziale Unterstützung durch den Ehegatten zu einer besseren Bewältigung des Krankenhausaufenthalts führt und infolgedessen eine größere Teilnahmebereitschaft unter Verheirateten vorhanden ist. Weitere Teilnahmeunterschiede waren in Abhängigkeit von der Konfession festzustellen. Katholische und konfessionslose Patienten nahmen überdurchschnittlich häufig an der Befragung teil. Deutlich niedriger, leicht unterdurchschnittlich war die Rücklaufquote unter Protestanten, Angehörige sonstiger Religionen wiesen eine stark unterdurchschnittliche Rücklaufquote auf. Plausible Erklärungsansätze für dieses Muster konnten jedoch mit einer Ausnahme nicht gefunden werden: hinter der festgestellten niedrigeren Teilnahmequote von Patienten sonstiger Religionen dürfte eine geringere Beteiligung ausländischer Patienten stehen. Ein derartiger Zusammenhang zwischen der Staatsangehörigkeit und der Befragungsteilnahme zeigte sich deutlich in den Daten. Deutsche Patienten sandten den Fragebogen häufiger zurück als ausländische Patienten. Für diesen Effekt sind wahrscheinlich sprachliche Probleme mit dem ausschließlich deutschsprachigen Fragebogen verantwortlich. Drei weitere Ergebnisse betreffen Zusammenhänge zwischen der Teilnahmequote und Merkmalen des Krankenhausaufenthalts. Patienten der inneren Medizin beteiligten sich häufiger an der Patientenbefragung als Patienten der Chirurgie. Dieser Befund war vor dem Hintergrund anderslautender Ergebnisse in der Literatur jedoch nicht plausibel erklärbar. In Bezug auf die stationsspezifischen Teilnahmequoten zeigten sich in der Tendenz zum Teil deutliche Unterschiede der Rücklaufquote, das Signifikanzniveau wurde jedoch nicht erreicht. Grund für stationsspezifische Teilnahmeunterschiede dürften in der Regel unterschiedliche Patientenpopulationen sein. Nicht signifikant jedoch tendenziell höher lag ferner die Teilnahmequote von Patienten, die Privatleistungen in Anspruch genommen hatten. Diese Patienten zeichnen sich möglicherweise durch eine ausgeprägtere und kritischere „Kunden-Haltung" aus als Patienten, die auf der Basis des gesetzlichen Sachleistungsprinzips behandelt werden. Zu Teilnahme- bzw. Nonresponse-Analysen ist grundsätzlich anzumerken, dass diese vor allem benötigt werden, um die Aussagekraft der Befragungsergebnisse besser einschätzen und zukünftige Befragungen gegebenenfalls methodisch verbessern zu können. Sofern die

Datenlage es zulässt, sollte eine Nonresponse-Analyse daher Bestandteil jedes Ergebnisberichts sein. Da Nonresponse-Analysen bisher hauptsächlich bei allgemeinen Bevölkerungsumfragen durchgeführt wurden und für Patientenbefragungen lediglich unsystematische Einzelergebnisse existierten, war das Ziel der durchgeführten Nonresponse-Analyse, eine empirische Vergleichsgrundlage mit theoretischer Fundierung für zukünftige Patientenbefragungen zu schaffen.

Ein zentrales, überraschendes Ergebnis der vorliegenden Arbeit ist, dass die Länge des Patientenfragebogens lediglich eine geringe, vernachlässigbare Bedeutung für die Umfragebeteiligung hat. Entgegen den Warnungen in der Literatur vor zu langen Patientenfragebögen, waren die Rücklaufquoten bei den eingesetzten vier-, acht- und zwölfseitigen Patientenfragebögen nur unwesentlich verschieden. Die Länge des Fragebogens sollte sich deshalb bei Patientenbefragungen in erster Linie am inhaltlichen Forschungsinteresse orientieren.

12.2 Anmerkungen zur Generalisierbarkeit (externen Validität) der Ergebnisse

Bei der durchgeführten Patientenbefragung handelt es sich um eine Betriebsfallstudie. Die empirischen Ergebnisse der Arbeit basieren im Wesentlichen auf Teilnahmedaten aus einer Patientenbefragung in einem allgemeinen Krankenhaus. Eine Ausnahme stellt nur der Vergleich der unterschiedlichen Vorgehensweisen bei der Fragebogendistribution dar, dem Teilnahmedaten aus zwei allgemeinen Krankenhäusern zugrunde liegen (vgl. Kapitel 5.1). Es ist daher grundsätzlich in Betracht zu ziehen, dass bei Patientenbefragungen in anderen Krankenhäusern abweichende Befunde auftreten können. In diesen Fällen gilt es nach den Ursachen zu forschen. Hinsichtlich der Gültigkeit der Ergebnisse sei jedoch festgehalten, dass hier keine systematischen Gründe angeführt werden können, weshalb sich das Teilnahmeverhalten bei ähnlichen Patientenbefragungen in anderen allgemeinen Krankenhäusern wesentlich anders als bei der durchgeführten Patientenbefragung darstellen sollte.

Die Befragtenpopulation war bei der durchgeführten Patientenbefragung auf chirurgische und internistische Patienten beschränkt. Bei anderen Patientenpopulationen, insbesondere bei Patienten mit speziellen Diagnosen (z.B. Patientinnen der Entbindungsstation) treten möglicherweise andere Teilnahmeeffekte auf. Dies dürfte insbesondere dann wahrscheinlich sein, wenn sich die typische Situation der Befragtenpopulation in zentralen Punkten von der typischen Situation internistischer und chirurgischer Patienten unterscheidet. Diese Vermutung gründet auf dem zu Anfang der Arbeit dargestellten SEU-Modell menschlichen Handelns, demzufolge sich mit der Situation in der Regel auch die Entscheidungskalküle der Akteure verändern. Abweichende Teilnahmemuster sind jedoch ohne Erfahrungswerte aus Befragungen mit ähnlichen Randbedingungen kaum prognostizierbar, sondern lediglich ex post rekonstruierbar.

Ein zentrales theoretisches Ergebnis dieser Arbeit ist die große Bedeutung der subjektiven Wichtigkeit der Befragung für das Teilnahmeverhalten bei Patienten-befragungen. Durch diesen Befund wird die Generalisierbarkeit der Untersuchungs-ergebnisse stark eingeschränkt. Ähnliche Teilnahmemuster können nur bei Umfragen mit einem ähnlichen Thema (bzw. mit einem ähnlichen Thema und einer Population, für die das Thema eine ähnlich hohe subjektive Wichtigkeit besitzt) erwartet werden. Aus diesem Grund scheint auf der Basis der vorgestellten Ergebnisse eine Prognose zu den meisten Teilnahmeeffekten nur für Patientenbefragungen und allenfalls noch für Befragungen zu Themen aus dem Bereich Gesundheit möglich, nicht aber für Befragungen im Allgemeinen.[226]

12.3 Zentrale Schlussfolgerungen für die Forschung

Die empirischen Untersuchungsergebnisse widersprechen in zentralen Punkten der gängigen Meinung in der Literatur, wie Patientenbefragungen durchzuführen seien. Hieraus lässt sich die grundsätzliche Schlussfolgerung ziehen, dass allgemeines Methodenwissen, praktische Erfahrung und „gesunder Menschenverstand" nicht ausreichen, um adäquate Umfragemethoden für einen konkreten Anwendungsfall zu entwickeln. Um auch in der praktischen Anwendung ein hohes Niveau der empirischen Sozialforschung zu gewährleisten, ist daher eine anwendungsorientierte, praxis-begleitende, systematisch-empirische Methodenforschung unbedingt notwendig.

Die Arbeit hat gezeigt, dass sich das Teilnahmeverhalten bei der Spezialpopulation der Krankenhauspatienten in einigen Punkten deutlich vom Teilnahmeverhalten bei allgemeinen Bevölkerungsumfragen unterscheidet, z.B. hinsichtlich des Zusammen-hangs zwischen der Befragungsteilnahme und dem Alter. Gleichzeitig waren jedoch auch übereinstimmende Befunde festzustellen, z.B. die stark teilnahmesteigernde Wirkung eines Erinnerungsverfahrens. Zur Integration dieser Ergebnislage in ein (zumindest weitgehend) konsistentes Gesamtbild der Befragungsteilnahme, hat sich die handlungstheoretische Auseinandersetzung mit den empirischen Ergebnissen bewährt.

---

[226] Dies gilt selbstverständlich nicht für Ergebnisse, für die in dieser Arbeit eine Überstimmung mit Ergebnissen aus der allgemeinen Methodenforschung festgestellt wurde. Einen näheren Eindruck zur externen Validität der einzelnen empirischen Befunde vermittelt die in den jeweiligen Kapiteln geführte Diskussion der Ergebnisse vor dem Hintergrund des aktuellen methodischen, empirischen und theoretischen Forschungsstands.

Durch die theoretische Erklärung sind die meisten Befunde – insbesondere die Befunde, die vom gängigen Forschungsstand abweichen – verständlich und kausal nachvollziehbar geworden. Damit wird analog zur inhaltlichen soziologischen Forschung auch für die Methodenforschung deutlich, dass für eine adäquate Untersuchung sowohl die empirische Analyse als auch die theoretische Beschäftigung mit den situativ typischen Handlungsmotiven der Akteure notwendig ist.

Die vorliegende Arbeit bietet einen guten Ausgangspunkt für weitere Methodenforschung zum Instrument „Patientenbefragung". Bezug nehmend auf die Ausführungen, die bereits in den einzelnen Kapiteln zu weiterführenden Forschungsfragen gemacht wurden, erscheint vor allem die Weiterverfolgung folgender zwei Forschungsbereiche für die Methodenforschung bei Patientenbefragungen und die allgemeine Methodenforschung lohnenswert. In direktem Anschluss an die Ergebnisse dieser Arbeit ist erstens sicherlich eine vertiefende Untersuchung des Teilnahmeverhalten in Abhängigkeit von weiteren methodischen, sozio-demographischen, krankenhaus- und gesundheitsspezifischen Variablen gewinnbringend und interessant. Zweitens kann ein wesentlicher Beitrag zur Beurteilung der inhaltlichen Befragungsergebnisse von Patientenbefragungen von einer Untersuchung des Zusammenhangs zwischen Merkmalen der Patienten oder der Methodik und dem Antwortverhalten bei unterschiedlichen Typen von Fragen (verschiedene Formen von Rating- und Reportingfragen) erwartet werden.

12.4 Zentrale Schlussfolgerungen für die Erhebungspraxis bei Patienten-befragungen

Aus den Untersuchungsergebnissen lassen sich folgende zentrale Schlussfolgerungen für die Durchführung von Patientenbefragungen ziehen:

1. Die Befragtenpopulation sollte als Zufallsauswahl aus den im zurückliegenden Zeitraum entlassenen Patienten gezogen werden. Der Zeitraum der letzten vier Monate scheint diesbezüglich unproblematisch zu sein.

2. Sowohl die Fragebogendistribution als auch der Rücklauf sollten postalisch abgewickelt werden.

3. Die Befragten sollten mehrfach kontaktiert werden. Drei Kontakte – ein Anschreiben plus zwei Erinnerungskontakte – sollten der Mindeststandard sein, vier Kontakte sind empfehlenswert.

4. Die Länge des Fragebogens sollte sich am inhaltlichen Forschungsinteresse orientieren, da die Fragebogenlänge keine nennenswerten Auswirkungen auf die Rücklaufquote hat.

Patientenbefragungen, die sich an diesen Vorgaben orientieren, vermeiden zentrale methodische Fehler und Probleme bei der Datenerhebung, die die Aussagekraft und den Wert vieler bisheriger Patientenbefragungen für das Qualitätsmanagement im Krankenhaus stark eingeschränkt haben. Insbesondere dürften keine Probleme mit der Höhe der Rücklaufquote auftreten, d.h. diese wird sich in einer Größenordnung bewegen, die nach dem aktuellen Stand der Forschung mit einer professionellen Methodik erreichbar ist. Die hier empfohlene Vorgehensweise der Datenerhebung ist darüber hinaus organisatorisch weniger aufwändig als bisher häufig verwendete Verfahren wie z.B. die persönliche Überreichung des Fragebogens an jeden Patienten oder die Befragung jeweils aktuell entlassener Patienten. Die vorliegende Arbeit möchte neben einem Beitrag zur soziologischen Methodenforschung mit diesen Empfehlungen auch einen Beitrag zur Optimierung und Qualitätssicherung des Qualitätsmanagement-instruments „Patientenbefragung" leisten, das im Zuge der Anstrengungen um die Sicherung der Qualität im Gesundheitswesen in Zukunft wahrscheinlich flächendeckend zur Anwendung kommen wird.

13 Literaturverzeichnis

1. Abramowitz, S./Coté, A. A./Berry, E. (1987): Analyzing patient satisfaction: a multianalytic approach. In: Qual Rev Bull, 13/4: 122-130

2. Adam, I. (2001): Patientenbefragung als Dauer- oder Einmalerhebung. In: Satzinger, W./ Trojan, A./Kellermann-Mühlhoff, P. (Hrsg.): Patientenbefragungen in Krankenhäusern. Konzepte, Methoden, Erfahrungen. Sankt Augustin, Asgard-Verlag: 107-112

3. ADM, Arbeitskreis Deutscher Markt- und Sozialforschungsinstitute e.V. (1999): Stichproben-Verfahren in der Umfrageforschung. Eine Darstellung für die Praxis. Opladen, Leske + Budrich

4. Aharony, L./Strasser, S. (1993): Patient satisfaction: what we know about and what we still need to explore. In: Med Care Rev, 50/1: 49-79

5. Allerbeck, K. R./Hoag, W. J. (1985): Wenn Deutsche Ausländer befragen – Ein Bericht über methodische Probleme und praktische Erfahrungen. In: ZfS, 14/3: 241-246

6. Andersen, R./Kasper, J./Frankel, M. R. (1979): Total survey error. San Francisco, Jossey-Bass

7. Argyris, C./Schön, D. A. (1978): Organisational learning. A theory of action perspective. Reading, Mass., Addison-Wesley-Publ.

8. Atteslander, P. (2000): Methoden der empirischen Sozialforschung. Berlin, deGruyter

9. Atteslander, P./Kneubühler, H.-U. (1975): Verzerrungen im Interview. Opladen, Westdeutscher Verlag

10. Aust, B. (1994): Zufriedene Patienten? Eine kritische Diskussion von Zufriedenheitsuntersuchungen in der gesundheitlichen Versorgung. Veröffentlichungsreihe der Forschungsgruppe Gesundheitsrisiken und Präventionspolitik. Berlin, Wissenschaftszentrum Berlin für Sozialforschung

11. Babbie, E. R. (1989): The practice of social research. Belmont, CA, Wadsworth Publ. Co.

12. Baberg, H. T./Jäger, D./Bojara, W./Lemke, B./von Dryander, S./de Zeeuw, J./Barmeyer, J./ Kugler, J. (2001): Erwartungen und Zufriedenheit von Patienten während eines stationären Krankenhausaufenthalts. In: Gesundheitswesen, 63/5: 297-301

13. Bachleitner, H. W./Seyfarth-Metzger, I./Liebich, B. (2001): KTQ-Pilotphase: Stellungnahme des Krankenhauses München-Schwabing. In: Das Krankenhaus, 2001/6: 507-510

14. Backhaus, K./Erichson, B./Plinke, W./Weiber, R. (1996): Multivariate Analysemethoden. Eine anwendungsorientierte Einführung. Berlin, Springer

15. Badura, B. (1994): Patientenorientierte Systemgestaltung im Gesundheitswesen. In: Badura, B./Feuerstein, G. (Hrsg.): Systemgestaltung im Gesundheitswesen. Weinheim, Juventa: 255-310

16. Bandilla, W. (1999): WWW-Umfragen – Eine alternative Datenerhebungstechnik für die empirische Sozialforschung? In: Batinic, B./Werner, A./Gräf, L./Bandilla, W. (Hrsg.): Online Research. Methoden, Anwendungen und Ergebnisse. Göttingen, Hogrefe Verlag: 9-19

17. Bandilla, W./Bosnjak, M. (2000): Online Surveys als Herausforderung für die Umfrageforschung: Chancen und Probleme. In: Mohler, P. P./Lüttinger, P. (Hrsg.): Querschnitt. Festschrift für Max Kaase. Mannheim, ZUMA: 9-28

18. Bandilla, W./Hauptmanns, P. (1998): Internetbasierte Umfragen als Datenerhebungstechnik für die empirische Sozialforschung? In: ZUMA Nachrichten, 43: 36-53

19. Barkley, W. M./Furse, D. H. (1996): Changing priorities for improvement: The impact of low response rates in patient satisfaction. In: Jt Comm J Qual Improv, 22/6: 427-433

20. Batinic, B./Werner, A./Gräf, L./Bandilla, W. (1999): Online Research. Methoden, Anwendungen und Ergebnisse. Göttingen, Hogrefe Verlag

21. Baur, E. J. (1947-1948): Response bias in a mail survey. In: Public Opinion Quarterly, 11/4: 594-600

22. Berdie, D. R. (1973): Questionnaire length and response rate. In: J Appl Psychol, 58/2: 278-280

23. Bergsten, J. W./Weeks, M. F./Bryan, F. A. (1984): Effects of an advance telephone call in a personal interview survey. In: Public Opinion Quarterly, 48/3: 650-657

24. Blasius, J./Reuband, K.-H. (1996): Postalische Befragungen in der empirischen Sozialforschung. In: planung & analyse, 1996/1: 35-41

25. Bleymüller, J./Gehlert, G./Gülicher, H. (1994): Statistik für Wirtschaftswissenschaftler. München, Verlag Vahlen

26. Blonski, H. (2001): Der SERVQUAL-Ansatz – eine Methode zur Messung der Dienstleistungsqualität aus Kundensicht. In: Satzinger, W./Trojan, A./Kellermann-Mühlhoff, P. (Hrsg.): Patientenbefragungen in Krankenhäusern. Konzepte, Methoden, Erfahrungen. Sankt Augustin, Asgard-Verlag: 301-310

27. Blum, K. (1998): Patientenzufriedenheit bei ambulanten Operationen. Weinheim, Juventa

28. Blum, K. (2001a): Ambulantes Operieren. In: Satzinger, W./Trojan, A./Kellermann-Mühlhoff, P. (Hrsg.): Patientenbefragungen in Krankenhäusern. Konzepte, Methoden, Erfahrungen. Sankt Augustin, Asgard-Verlag: 209-220

29. Blum, K. (2001b): Verwertungsdefizite von Patientenbefragungen. Eine Ursachenanalyse. In: Satzinger, W./Trojan, A./Kellermann-Mühlhoff, P. (Hrsg.): Patientenbefragungen in Krankenhäusern. Konzepte, Methoden, Erfahrungen. Sankt Augustin, Asgard-Verlag: 339-346

30. Blum, K./Buck, R./Satzinger, W. (2001): Patientenbefragungen und Qualitätsmanagement. Eine Einführung in die Thematik. In: Satzinger, W./Trojan, A./Kellermann-Mühlhoff, P. (Hrsg.): Patientenbefragungen in Krankenhäusern. Konzepte, Methoden, Erfahrungen. Sankt Augustin, Asgard-Verlag: 25-40

31. Blumenstock, G. (1998): Überlegungen zur Erhebung der Patientenzufriedenheit. In: Ruprecht, T. M. (Hrsg.): Experten fragen – Patienten antworten. Patientenzentrierte Qualitätsbewertung von Gesundheitsdienstleistungen – Konzepte, Methoden, praktische Beispiele. Sankt Augustin, Asgard-Verlag: 109-115

32. Blumenstock, G./Selbmann, H. K./Straub, C. (2001): Die Tübinger Pilotstudie zur "patientenorientierten Versorgung im Krankenhaus". In: Satzinger, W./Trojan, A./Kellermann-Mühlhoff, P. (Hrsg.): Patientenbefragungen in Krankenhäusern. Konzepte, Methoden, Erfahrungen. Sankt Augustin, Asgard-Verlag: 83-90

33. Bodenmann, G. (1997): Stress und Coping als Prozess. In: Tesch-Römer, C./Salewski, C./Schwarz, C. (Hrsg.): Psychologie der Bewältigung. Weinheim, Beltz Psychologie-VerlagsUnion

34. Böcken, J./Kunstmann, W./Butzlaff, M. (2002): Freie Arztwahl – ein internationaler Vergleich. In: Gesundheitswesen, 64/5: 267-271

35. Böltken, F. (1976): Auswahlverfahren: eine Einführung für Sozialwissenschaftler. Stuttgart, Teubner

36. Borde, T./David, M./Kentenich, H. (2001): Auch Migrantinnen sind erreichbar und gesprächsbereit. Überwindbare Zugangsbarrieren bei Patientenbefragungen. In: Satzinger, W./Trojan, A./Kellermann-Mühlhoff, P. (Hrsg.): Patientenbefragungen in Krankenhäusern. Konzepte, Methoden, Erfahrungen. Sankt Augustin, Asgard-Verlag: 229-242

37. Borg, I. (2000): Früh- versus Spätantworter. In: ZUMA Nachrichten, 47: 7-19

38. Borsi, G. M. (1994): Das Krankenhaus als lernende Organisation. Heidelberg, Roland Asanger Verlag

39. Bortz, J. (1985): Lehrbuch der Statistik für Sozialwissenschaftler. Berlin, Springer

40. Bortz, J./Döring, N. (1995): Forschungsmethoden und Evaluation für Sozialwissenschaftler. Berlin, Springer

41. Bradburn, N. M. (1978): Respondent burden. In: ASA proceedings of the section on survey research methods, 1978: 35-40

42. Bradburn, N. M. (1983): Response effects. In: Rossi, P. H./Wright, J. D./Anderson, A. B. (Ed.): Handbook of survey research. New York, Academic Press: 289-328

43. Bradburn, N. M./Sudman, S. (1988): Polls & surveys. Understanding what they tell us. San Francisco, Jossey-Bass

44. Brédart, A./Razavi, D./Robertson, C./Brignone, S./Fonzo, D./Petit, J.-Y./de Haes, J. C. J. M. (2002): Timing of patient satisfaction assessment: effect on questionnaire acceptability, completeness of data, reliability an variability of scores. In: Patient Educ Couns, 46/2: 131-136

45. Brehm, S. (2001): Konzepte zur Unternehmensveränderung. Wiesbaden, Deutscher Universitäts-Verlag

46. Brosius, G./Brosius, F. (1996): SPSS base system an professional statistics. Bonn, Thomson Publ.

47. Brune, M./Werle, M./Hippler, H.-J. (1991): Probleme bei der Befragung älterer Menschen. Methodische Erfahrungen aus einer schriftlichen Befragung zu Tätigkeitsformen im Ruhestand. In: ZUMA Nachrichten, 28: 73-91

48. Bundesärztekammer (1998): Leitfaden: Qualitätsmanagement im deutschen Krankenhaus. München, W. Zuckschwerdt

49. Bungard, W. (1979): Methodische Probleme bei der Befragung älterer Menschen. In: Z exp angew Psychol, 26/2: 211-237

50. Burchell, B./Marsh, C. (1992): The effect of questionnaire length on survey response. In: Quality & Quantity, 26: 233-244

51. Burroughs, T. E./Waterman, B. M./Cira, J. C./Desikan, R./Dunagan, W. C. (2001): Patient satisfaction measurement strategies: a comparison of phone and mail methods. In: Jt Comm J Qual Improv, 27/7: 349-361

52. Butzlaff, M./Böcken, J./Kunstmann, W. (2002): Risiken, Chancen und Perspektiven einer Beschränkung der freien Arztwahl. In: Gesundheitswesen, 64/6: 363-368

53. Cannell, C. F. (1977): A summary of studies of interviewing methodology. Washington, D.C., US Government Printing Office

54. Cannell, C. F./Miller, P. V./Oksenberg, L. (1981): Research on Interviewing techniques. In: Leinhardt, S. (Ed.): Sociological Methodology 1981. San Francisco, Jossey-Bass

55. Cannell, C. F./Oksenberg, L./Converse, J. M. (1979): Experiments in interviewing techniques. Field experiments in health reporting, 1971-1977. Ann Arbor, Institute for Social Research, The University of Michigan, Ann Arbor, MI

56. Carey, R. G. (1999): How to choose a patient survey system. In: Jt Comm J Qual Improv, 25/1: 20-25

57. Carey, R. G./Seibert, J. H. (1993): A patient survey system to measure quality improvement. Questionnaire reliability and validity. In: Med Care, 31/9: 834-845

58. Carr-Hill, R. A. (1992): The measurement of patient satisfaction. In: J Public Health Med, 14/3: 236-249

59. Casarreal, K. M./Mills, J. I./Plant, M. A. (1986): Improving service through patient surveys in a multihospital organization. In: Hosp Health Serv Adm, 31/2: 41-52

60. Chapin, G. (1920): Field work and social research. New York, The Century Co.

61. Church, A. H. (1993): Estimating the effect of incentives on mail survey response rates: a meta analysis. In: Public Opinion Quarterly, 57/1: 62-79

62. Clausen, J. A./Ford, R. N. (1947): Controlling bias in mail questionnaires. In: JASA, 42: 497-511

63. Cleary, P. D. (1999): The increasing importance of patient surveys. In: BMJ, 319: 720-721

64. Cleary, P. D./Edgman-Levitan, S./Roberts, M./Moloney, T. W./McMullen, W./Walker, J. D./ Delbanco, T. L. (1991): Data watch. Patients evaluate their hospital care: a national survey. In: Health Aff, 10/4: 254-267

65. Cleary, P. D./McNeil, B. J. (1988): Patient satisfaction as an indicator of quality care. In: Inquiry, 25/1: 25-36

66. Collin, P. H./Livesey, R./Greasby, L./Schick, E. (2000): Pons Fachwörterbuch Medizin. Stuttgart, Klett

67. Dahrendorf, R. (1965): Homo sociologicus. Köln, Westdeutscher Verlag

68. Deutscher Ärztetag (1997): Grundlagen eines bürgernahen Gesundheitswesens. In: Bundesärztekammer/Deutscher Ärztetag (Hrsg.): Gesundheitspolitisches Programm der Deutschen Ärzteschaft. Köln, Deutscher Ärzte-Verlag. Online-Version: http://www. bundesaerztekammer.de/20/05Rechte/10Grundsätze.htm, access 08.11.2002

69. Diehl, J. M. (1979): Varianzanalyse. Frankfurt/M., Fachbuchhandlung für Psychologie, Verlagsabteilung

70. Diekmann, A. (1998): Empirische Sozialforschung. Grundlagen, Methoden, Anwendungen. Reinbek, Rowohlts Taschenbuch Verlag

71. Diewald, M. (1991): Soziale Beziehungen. Verlust oder Liberalisierung. Berlin, Ed. Sigma

72. Dillman, D. A. (1978): Mail and telephone surveys. The Total Design Method. New York, John Wiley & Sons

73. Dillman, D. A. (1991): The design and administration of mail surveys. In: Ann Rev Sociol, 17: 225-249

74. Dillman, D. A. (2000): Mail and internet surveys. The Tailored Design Method. New York, John Wiley & Sons

75. Dillman, D. A./Sangster, R. L./Tarnai, J./Rockwood, T. H. (1996): Understanding differences in people's answers to telephone and mail surveys. In: Braverman, M. T./ Slater, J. K. (Ed.): Advances in survey research. San Francisco, Jossey-Bass: 45-61

76. Dillman, D. A./Sinclair, M. D./Clark, J. R. (1993): Effects of questionnaire length, respondent friendly design, and a difficult question on response rates for occupant addressed census mail surveys. In: Public Opinion Quarterly, 57/3: 289-304

77. Dirks-Wetschky, N./Trojan, A. (2001): Führen Patientenbefragungen zu besserer Versorgungsqualität? Ergebnisse einer Krankenhausbefragung über Maßnahmen der Qualitätsverbesserung im Anschluss an Patientenbefragungen. In: Satzinger, W./Trojan, A./ Kellermann-Mühlhoff, P. (Hrsg.): Patientenbefragungen in Krankenhäusern. Konzepte, Methoden, Erfahrungen. Sankt Augustin, Asgard-Verlag: 347-360

78. DIW, Deutsches Institut für Wirtschaftsforschung (2002): Das SOEP. http://www.diw-berlin.de/deutsch/soep/index.html, access 07.06.2002

79. Doering, E. R. (1983): Factors influencing inpatient satisfaction with care. In: Qual Rev Bull, 9/10: 291-299

80. Donabedian, A. (1992): Quality assurance in health care: consumers role. In: Qual Health Care, 1: 247-251

81. Donald, M. N. (1960): Implications of nonresponse for the interpretation of mail questionnaire data. In: Public Opinion Quarterly, 24/1: 99-114

82. Dorenburg, U./Huck-Langer, K./Nischan, P./Winnefeld, M. (2001): Kontinuierliche, klinikvergleichende Patientenbefragung im Reha-Qualitätssicherungsprogramm der Rentenversicherung: Konzept, Methodik, Erfahrungen. In: Satzinger, W./Trojan, A./Kellermann-Mühlhoff, P. (Hrsg.): Patientenbefragungen in Krankenhäusern. Konzepte, Methoden, Erfahrungen. Sankt Augustin, Asgard-Verlag: 361-370

83. Dull, V. T./Lansky, D./Davis, N. (1994): Evaluating a patient satisfaction survey for maximum benefit. In: Jt Comm J Qual Improv, 20/8: 444-452

84. Durkheim, E. (1983): Der Selbstmord. Frankfurt/M., suhrkamp

85. Durkheim, E. (1984): Die Regeln der soziologischen Methode. Frankfurt/M., suhrkamp

86. Eaker, S./Bergström, R./Bergström, A./Adami, H.-O./Nyren, O. (1998): Response rate to mailed epidemiologic questionnaires: a population-based randomized trial of variations in design and mailing routines. In: Am J Epidemiol, 147/1: 74-82

87. Ehlers-Gaugner, J./Baumeier, M./Raspe, H. (2001): Patientenbefragung in Kliniken der medizinischen Universität Lübeck. In: Satzinger, W./Trojan, A./Kellermann-Mühlhoff, P. (Hrsg.): Patientenbefragungen in Krankenhäusern. Konzepte, Methoden, Erfahrungen. Sankt Augustin, Asgard-Verlag: 101-106

88. Ehnfors, M./Smedby, B. (1993): Patient satisfaction surveys subsequent to hospital care: problems of sampling, non-response and other losses. In: Qual Assur Health Care, 5/1: 19-32

89. Eichner, K./Habermehl, W. (1981): Predicting response rates to mailed questionnaires. In: Am Sociol Rev, 46: 361-363

90. Eichner, K./Habermehl, W. (1982): Ergebnisse einer empirischen Untersuchung zur Repräsentativität postalischer Befragungen. In: KZfSS, 34/1: 93-116

91. Elbeik, M. A. H. (1985): Developing and administering a patient satisfaction survey. In: Health Mark Q, 1985/2-3: 185-197

92. Emberton, M./Black, N. (1995): Impact of non-response and of late-response by patients in a multi-centre surgical outcome audit. In: Int J Qual Health Care, 7/1: 47-55

93. Enste, D. H. (1998): Entscheidungsheuristiken – Filterprozesse, Habits und Frames im Alltag. Theoretische und empirische Ergebnisse der Überprüfung eines modifizierten SEU-Modells. In: KZfSS, 50/3: 442-470

94. Erbslöh, B./Koch, A. (1988): Die Non-Response-Studie zum ALLBUS 1986: Problemstellung, Design, erste Ergebnisse. In: ZUMA Nachrichten, 22: 29-44

95. Esser, H. (1974): Der Befragte. In: Koolwijk, J. v./Kreutz, H./Titscher, S./Erbslöh, E./ Wiendieck, G./Esser, H./Wieken, K./Drewe, P. (Hrsg.): Techniken der empirischen Sozialforschung. Erhebungsmethoden: Die Befragung. München, R. Oldenbourg Verlag: 107-145

96. Esser, H. (1977): Response Set – Methodische Problematik und soziologische Interpretation. In: ZfS, 6/3: 253-263

97. Esser, H. (1979): Methodische Konsequenzen gesellschaftlicher Differenzierung. In: ZfS, 8/1: 14-27

98. Esser, H. (1985): Befragtenverhalten als rationales Handeln. In: Büschges, G./Raub, W. (Hrsg.): Soziale Bedingungen – Individuelles Handeln – Soziale Konsequenzen. Frankfurt/M., Verlag Peter Lang: 279-304

99. Esser, H. (1986a): Können Befragte lügen? Zum Konzept des "wahren Wertes" im Rahmen der handlungstheoretischen Erklärung von Situationseinflüssen bei der Befragung. In: KZfSS, 38/2: 314-336

100. Esser, H. (1986b): Über die Teilnahme an Befragungen. In: ZUMA Nachrichten, 18: 38-47

101. Esser, H. (1993): Soziologie – allgemeine Grundlagen. Frankfurt/M., Campus

102. Esser, H. (1996): Die Definition der Situation. In: KZfSS, 48/1: 1-34

103. Esser, H. (1999): Soziologie. Spezielle Grundlagen. Band 1: Situationslogik und Handeln. Frankfurt/M., Campus

104. Etter, J.-F./Perneger, T. V./Rougemont, A. (1996): Does sponsorship matter in patient satisfaction surveys? A randomized trial. In: Med Care, 34/4: 327-335

105. Ferber, R. (1948-49): The problem of bias in mail returns: a solution. In: Public Opinion Quarterly, 12/4: 669-676

106. Filion, F. L. (1975): Estimating bias due to nonresponse in mail surveys. In: Public Opinion Quarterly, 39/4: 482-492

107. Fitzpatrick, R. (1991a): Surveys of patient satisfaction: I – Important general considerations. In: BMJ, 302: 887-889

108. Fitzpatrick, R. (1991b): Surveys of patient satisfaction: II – Designing a questionnaire and conducting a survey. In: BMJ, 302: 1129-1132

109. Fleisch, O. (1989): Erfahrungsbericht über Patientenbefragungen. In: Hauke, E. (Hrsg.): Qualität im Krankenhaus. Die Referate des 12. österreichischen Krankenhaustages 1989, 7.-10. November 1989. Wien, Service Fachverlag an der Wirtschaftsuniversität Wien: 151-159

110. Ford, R. C./Bach, S. A./Fottler, M. D. (1997): Methods of measuring patient satisfaction in health care organisations. In: Health Care Manage Rev, 22/2: 74-89

111. Forschungsgruppe-Metrik (2000): Patientenbefragungen in Krankenhäusern und Reha-kliniken. http://www.forschungsgruppe-metrik.de, access 10.10.2000

112. Fowler, F. J./Gallagher, P. M./Shirley, N. (1999): Comparing telephone and mail responses to CAPHS survey instrument. In: Med Care, 37/3, Supplement: MS41-MS49

113. Fox, R. J./Crask, M. R./Kim, J. (1988): Mail survey response rate. A meta-analysis of selected techniques for inducing response. In: Public Opinion Quarterly, 52/4: 467-491

114. Frank, R./Salzman, K./Fergus, E. (1977): Correlates of consumer satisfaction with out-patient therapy assessed by postcards. In: Community Mental Health J, 13/1: 37-45

115. Frank, R. H. (1992): Die Strategie der Emotionen. München, R. Oldenbourg Verlag

116. Franz, P. (1986): Der 'constrained choice'-Ansatz als gemeinsamer Nenner individualis-tischer Ansätze in der Soziologie. Ein Vorschlag zur theoretischen Integration. In: KZfSS, 38/1: 32-54

117. Franzen, R./Lazarsfeld, P. F. (1945): Mail questionnaire as a research problem. In: J Psychol, 20: 293-320

118. Frasch, G. (1987): Der Rücklaufprozess bei schriftlichen Befragungen. Frankfurt/M., Verlag Peter Lang

119. Freidson, E. (1979): Der Ärztestand. Berufs- und wissenschaftssoziologische Durchleuchtung einer Profession. Stuttgart, Ferdinand Enke Verlag

120. Freise, D. C. (1999): Residentielle Mobilität und soziale Netzwerke. Diplomarbeit. Universi-tät Bamberg, Bamberg

121. French, K. (1981): Methodological considerations in hospital patient opinion surveys. In: Int J Nurs Stud, 18/1: 7-32

122. Frey, J. H./Kunz, G./Lüschen, G. (1990): Telefonumfragen in der Sozialforschung. Opladen, Westdeutscher Verlag

123. Friedrich, R./Raffel, F.-C. (1998): Das lernende Unternehmen – die lernende Organisation. Eschborn, Rationalisierungs-Kuratorium der Deutschen Wirtschaft (RKW) e. V.

124. Friedrichs, J. (1990): Methoden empirischer Sozialforschung. Opladen, Westdeutscher Verlag

125. Fuchs-Heinritz, W./Lautmann, R./Rammstedt, O./Wienold, H. (1994): Lexikon zur Soziologie. Opladen, Westdeutscher Verlag

126. Funch, D. P./Marshall, J. R. (1984): Measuring life stress: Factors affecting fall-off in the reporting of life-events. In: J Health Soc Behavior, 25/4: 453-464

127. Gallagher, J. (1989): Invalid patient surveys: not a bargain at any price. In: J Health Care Mark, 9/1: 69-71

128. Gallegos, J. G. (1974): An experiment in maximizing response to telephone interviews through use of preliminary letter, based on the principles of exchange theory. Master's Thesis. Washington State University, Washington

129. Gasquet, I./Falissard, B./Ravaud, P. (2001): Impact of reminders and method of questionnaire distribution on patient response to mail-back satisfaction survey. In: J Clin Epidemiol, 54/11: 1174-1180

130. Gesundheitsministerkonferenz (1999): Ziele für eine einheitliche Qualitätsstrategie im Gesundheitswesen. Beschluss der 72. Gesundheitsministerkonferenz am 9./10. Juni 1999 in Trier. http://www.gqmg.de/Links/strategie.htm, access 14.09.2002

131. Geyer, S. (1992): Methodische Aspekte der Erfassung lebensverändernder Ereignisse. In: Jugendwerk der Deutschen Shell (Hrsg.): Jugend '92. Band 4. Methodenberichte, Tabellen, Fragebogen. Opladen, Leske + Budrich: 27-39

132. Geyer, S. (1999): Macht Unglück krank? Lebenskrisen und die Entwicklung von Krankheiten. Weinheim, Juventa

133. Glickmann, L./Hubbard, M./Liveright, T./Valciukas, J. A. (1990): Fall-off in reporting life-events: Effects of life change, desirability and anticipation. In: Behav Med, 16/1: 31-37

134. Görres, S. (1999): Qualitätssicherung in Pflege und Medizin. Bern, Verlag Hans Huber

135. Goyder, J. (1985): Nonresponse on surveys: A Canadian-United States comparison. In: Canadian Journal of Sociology, 10/3: 231-251

136. Goyder, J. (1987): The silent minority. Cambridge, Polity Press

137. Greenley, J. R./Schulz, R./Nam, S. H./Peterson, R. W. (1985): Patient satisfaction with psychiatric inpatient care: issues in measurement and application. In: Research in Community and Mental Health, 5: 303-319

138. Gross, P. (1994): Die Multioptionsgesellschaft. Frankfurt/M., suhrkamp

139. Grotzinger, K. M./Stuart, B. C./Ahern, F. (1994): Assessment and control of nonresponse bias in a survey of medicine use by the elderly. In: Med Care, 32/10: 989-1003

140. Groves, R. M. (1989): Survey errors and survey costs. New York, John Wiley & Sons

141. Güldenberg, S. (1997): Lernbarrieren und die Verhinderung des Verlernens in Organisationen. In: Dr. Wieselhuber & Partner (Hrsg.): Handbuch lernende Organisation. Wiesbaden, Gabler: 227-235

142. Hafermalz, O. (1976): Die schriftliche Befragung – Möglichkeiten und Grenzen. Wiesbaden, Gabler

143. Hall, M. F. (1995): Patient satisfaction or acquiescence? Comparing mail and telephone survey results. In: J Health Care Mark, 15/1: 54-61

144. Hansen, J. (1988): 70 Prozent? Ein Beitrag zur Ausschöpfung von Random-Stichproben. In: planung & analyse, 88/10: 398-401

145. Harpole, L. H./Orav, J. E./Hicked, M./Posther, K. E./Brennan, T. A. (1996): Patient satisfaction in the ambulatory setting. Influence of data collection methods and sociodemographic factors. In: J Gen Intern Med, 11/7: 431-434

146. Harris, L. E./Swindle, R. W./Mungai, S. M./Weinberger, M./Tierney, W. M. (1999): Measuring patient satisfaction for quality improvement. In: Med Care, 37/12: 1207-1213

147. Hartmann, P. H./Schimpl-Neimanns, B. (1993): Affirmative Repräsentativitäts"beweise" oder Test konkreter Hypothesen zu Verteilungsabweichungen? In: KZfSS, 45/2: 359-365

148. Havinghurst, R. J./Neugarten, B. L./Tobin, S. S. (1968): Disengagement and patterns of aging. In: Neugarten, B. L. (Ed.): Middle age and aging. Chicago, University of Chicago Press: 161-172

149. Heberlein, T. A./Baumgartner, R. M. (1978): Factors affecting response rates to mailed questionnaires: a quantitative analysis of the published literature. In: Am Sociol Rev, 43/4: 447-462

150. Heberlein, T. A./Baumgartner, R. M. (1981a): The effectiveness of the Heberlein-Baumgartner models for predicting response rates to mailed questionnaires: European and US examples. In: Am Sociol Rev, 43: 363-367

151. Heberlein, T. A./Baumgartner, R. M. (1981b): Is a questionnaire necessary in a second mailing? In: Public Opinion Quarterly, 45/1: 102-108

152. Held, M. (1991): "Die Ökonomik hat kein Menschenbild" – Institutionen, Normen, Menschenbild. In: Biervert, B./Held, M. (Hrsg.): Das Menschenbild der ökonomischen Theorie. Zur Natur des Menschen. Frankfurt/M., Campus

153. Helmig, B. (1997): Patientenzufriedenheit messen und managen. Ein Leitfaden für das Tagesgeschäft. In: f&w, 14/2: 112-120

154. Henrich, G./Herschbach, P./Schäfer, I. (2001): Fragen zur Patientenzufriedenheit (FPZ) – Die Entwicklung eines Fragebogens. In: Zeitschrift für medizinische Psychologie, 10/4: 147-158

155. Herder-Dorneich, P. (1994): Sozialökonomik. Angewandte Ökonomik sozialer Systeme. Baden-Baden, Nomos

156. Hillebrandt, B./Schulte, T./Hildebrandt, H./Lantow, G./Horn, H./Franke, S./Trojan, A. (1996): Patienten sehen Kliniken positiv, aber: Probleme an den Schnittstellen nach außen. Patientenbefragung zur Qualität Hamburger Krankenhäuser 1996. In: Krankenhaus Umschau, 96/12: 904-909

157. Hippler, H.-J. (1988): Methodische Aspekte schriftlicher Befragungen: Probleme und Forschungsperspektiven. In: planung & analyse, 1988/6: 244-248

158. Hippler, H. J./Schwarz, N./Sudman, S. (1987): Social information processing and survey methodology. New York, Springer

159. Hippler, H.-J./Schwarz, N. (1992): The impact of administration modes on response effects in surveys. ZUMA Arbeitsbericht Nr. 92/14. Mannheim, ZUMA

160. Hippler, H.-J./Seidel, C. (1985): Schriftliche Befragungen bei allgemeinen Bevölkerungsstichproben – Untersuchungen zur Dillmanschen "Total Design Method". In: ZUMA Nachrichten, 16: 39-56

161. Hochstim, J. R. (1967): A critical comparison of three strategies of collecting data from households. In: JASA, 62: 976-989

162. Hurrelmann, K. (2000): Gesundheitssoziologie. Weinheim, Juventa

163. Janßen, C. (1999): Lebensstil oder Schicht? Ein Vergleich zweier Konzepte im Hinblick auf ihre Bedeutung für die subjektive Gesundheit unter besonderer Berücksichtigung der gesundheitlichen Kontrollüberzeugungen. Berlin, Logos

164. John, J. (1992): Getting patients to answer: what affects response rates? In: J Health Care Mark, 12/2: 46-51

165. Jones, C./McPherson, A. (1972): Implications of nonresponse to postal surveys for the development of nationally based data on flows out of educational systems. In: Scottish Educational Studies, 4/1: 28-38

166. Jucken, H./Marty, I. (1996): Patientenzufriedenheit: messen und vergleichen mit System. In: Schweizer Spital, 1996/11: 19-22

167. Jungermann, H./Pfister, H.-R./Fischer, K. (1998): Die Psychologie der Entscheidung. Heidelberg, Spektrum Akademischer Verlag

168. Kaase, M. (1999): Qualitätskriterien der Umfrageforschung. Denkschrift. Berlin, Akademie Verlag

169. Kasper, J. (1979): Problem respondents. In: Andersen, R./Kasper, J./Frankel, M. R. (Hrsg.): Total survey error. San Francisco, Jossey-Bass: 75-86

170. Kelle, U./Lüdemann, C. (1995): "Grau, teurer Freund, ist alle Theorie..." Rational Choice und das Problem der Brückenannahmen. In: KZfSS, 47/2: 249-267

171. Keupp, H./Röhrle, B. (1987): Soziale Netzwerke. Frankfurt/M., Campus

172. Kinnersley, P./Stott, N./Peters, T./Harvey, I./Hackett, P. (1996): A comparison of methods for measuring patient satisfaction with consultations in primary care. In: Fam Pract, 13/1: 41-51

173. Klein, S./Porst, R. (2000): Mail Surveys. Ein Literaturbericht. ZUMA-Technischer Bericht. Mannheim, ZUMA. http://www.gesis.org/Publikationen/Berichte/ZUMA_Methodenberichte/documents/pdfs/tb00_10.pdf, access 13.09.2002

174. Klotz, T./Zumbé, J./Velmans, R./Engelmann, U. (1996): Die Bestimmung der Patientenzufriedenheit als Teil des Qualitätsmanagements im Krankenhaus. In: Dtsch med Wschr, 121: 889-895

175. Kluge, A./Schilling, J. (2000): Organisationales Lernen und lernende Organisation – ein Überblick zum Stand von Theorie und Empirie. In: Zeitschrift für Arbeits- und Organisationspsychologie, 44/4: 179-191

176. Kluwe, R. H. (1992): Gedächtnis und Wissen. In: Spada, H. (Hrsg.): Allgemeine Psychologie. Bern, Verlag Hans Huber: 115-187

177. Koch, A. (1997): Teilnahmeverhalten beim Allbus 1994: Soziodemographische Determinanten von Erreichbarkeit, Befragungsfähigkeit und Kooperationsbereitschaft. In: KZfSS, 49/1: 98-122

178. Koch, A. (1998): Wenn "mehr" nicht gleichbedeutend mit "besser" ist: Ausschöpfungsquoten und Stichprobenverzerrungen in allgemeinen Bevölkerungsumfragen. In: ZUMA Nachrichten, 42: 66-90

179. Kohlmann, T. (1998): Mindestanforderungen an Untersuchungs-Designs und Methoden. In: Ruprecht, T. M. (Hrsg.): Experten fragen – Patienten antworten. Patientenzentrierte Qualitätsbewertung von Gesundheitsdienstleistungen – Konzepte, Methoden, praktische Beispiele. Sankt Augustin, Asgard-Verlag: 57-68

180. Kolkmann, F.-W./Scheinert, H.-D./Schoppe, C./Walger, M. (2001): KTQ auf dem Prüfstand – zur Weiterentwicklung des Zertifizierungsverfahrens. In: Das Krankenhaus, 2001/6: 511-515

181. Kosinski, A./Raspe, H. (1998): Patientenzufriedenheit nach einer stationären Rehabilitation: Unterschiedliche Ergebnisse bei unterschiedlichen Befragungszeitpunkten? In: Gesundheitswesen, 60/2: 75-79

182. Kriz, J./Lisch, R. (1988): Methoden-Lexikon. München, PsychologieVerlagsUnion

183. KTQ (2000a): KTQ-Leitfaden zur Patientenbefragung. Düsseldorf, Deutsche Krankenhaus Verlagsgesellschaft

184. KTQ (2000b): KTQ-Manual inkl. KTQ-Katalog Version 3.0 für den Einsatz in der Pilotphase. Düsseldorf, Deutsche Krankenhaus Verlagsgesellschaft

185. Küchler, M. (1984): Antwortverzerrungen im Interview – Wie lässt sich die Güte der Daten verbessern? In: ZUMA Nachrichten, 16: 3-17

186. Kury, H. (1994): Zum Einfluss der Art der Datenerhebung auf die Ergebnisse von Umfragen. In: MschrKrim, 77/1: 22-33

187. Land, A./Pfaff, H./Toellner-Bauer, U./Scheibler, F./Freise, D. C. (2001): Qualitätssicherung des Kölner Patientenfragebogens durch kognitive Pretest-Techniken. In: Pfaff, H./ Freise, D. C./Mager, G./Schrappe, M. (Hrsg.): Der Kölner Patientenfragebogen (KPF): Entwicklung und Validierung eines Fragebogens zur Erfassung der Einbindung des Patienten als Kotherapeuten. Köln, Abteilung Medizinische Soziologie des Instituts für Arbeitsmedizin, Sozialmedizin und Sozialhygiene der Universität zu Köln: 91-100

188. Landgrebe, K. P. (1992): Ausschöpfungen. In: planung & analyse, 1992/2: 19-22

189. Lang, R./Amelingmeyer, J. (1996): Die lernende Organisation in Wissenschaft und Praxis. Darmstadt, TU Darmstadt, Institut für Betriebswirtschaftslehre Fachgebiet Marketing

190. Langewitz, W./Conen, D./Nübling, M./Weber, H. (2001): Kommunikation ist wesentlich – Defizite der Betreuung im Krankenhaus aus der Sicht von Patienten und Patientinnen. Basel, Kantonsspital Basel (CH), Universitätskliniken, Abteilung Psychosomatik/innere Medizin

191. Lasek, R. J./Barkley, W./Harper, D. L./Rosenthal, G. E. (1997): An evaluation of the impact of nonresponse bias on patient satisfaction surveys. In: Med Care, 35/6: 646-652

192. Laux, L./Schütz, A./Burda-Viering, M./Limmer, R./Renner, K.-H./Trapp, W./Vogel, S./Weiß, H. (1997): Stressbewältigung und Wohlbefinden in der Familie. Stuttgart, Kohlhammer

193. Leber, C./Hildebrandt, H. (2001): Der Patienten-Monitor: Benchmarking für effektives Qualitätsmanagement. In: Satzinger, W./Trojan, A./Kellermann-Mühlhoff, P. (Hrsg.): Patientenbefragungen in Krankenhäusern. Konzepte, Methoden, Erfahrungen. Sankt Augustin, Asgard-Verlag: 195-206

194. Lebow, J. (1982): Consumer satisfaction with mental health treatment. In: Psychol Bull, 91/2: 244-259

195. Lebow, J. (1983): Research assessing consumer satisfaction with mental health treatment: a review of findings. In: Eval Program Plann, 6/3-4: 211-236

196. LeVois, M./Nguyen, T. D./Attkisson, C. C. (1981): Artifact in client satisfaction assessment. Experience in community mental health settings. In: Eval Program Plann, 4/2: 139-150

197. Lewis, J. R. (1994): Patient views on quality care in general practice: literature review. In: Soc Sci Med, 39/5: 655-670

198. Ley, P./Bradshaw, P. W./Kincey, J. A./Atherton, S. T. (1976): Increasing patients' satisfaction with communications. In: Br J Soc Clin Psychol, 15/4: 403-413

199. Lindenberg, S. (1996): Die Relevanz theoretischer Brückenannahmen. In: KZfSS, 48/1: 126-140

200. Linsky, A. S. (1975): Stimulating responses to mailed questionnaires: a review. In: Public Opinion Quarterly, 39/1: 82-101

201. Locker, D./Dunt, D. (1978): Theoretical and methodological issues in sociological studies of consumer satisfaction with medical care. In: Soc Sci Med, 12/4A: 283-292

202. Maier, J./Maier, M./Rattinger, H. (2000): Methoden der sozialwissenschaftlichen Datenanalyse. Arbeitsbuch mit Beispielen aus der Politischen Soziologie. München, R. Oldenbourg Verlag

203. Mangione, T. W. (1995): Mail surveys. Improving the quality. Thousand Oaks, Sage Publ.

204. Meterko, M. (1995): The history so far of patient satisfaction surveys. In: Jt Comm J Qual Improv, 21/1: 42-43

205. Meterko, M./Nelson, E. C./Rubin, H. R./Ware, J. E./Batalden, P./Hays, R. D./Berwick, D. M. (1990): Patient Judgements of Hospital Quality. In: Med Care, 28/Supplement: S1-S44

206. Morrison, B. J./Rehr, H./Rosenberg, G./Davis, S. (1982): Consumer opinion surveys: a hospital quality assurance measurement. In: Qual Rev Bull, 8/2: 19-24

207. Nagl, A. (1997): Kunden- und Mitarbeiterorientierung in der lernenden Organisation. In: Dr. Wieselhuber & Partner (Hrsg.): Handbuch lernende Organisation. Wiesbaden, Gabler: 275-280

208. Naumann, A./Konopka, L./Keller, F. (2001): Entwicklung eines Fragebogens zur Patienten-zufriedenheit in der Kinder- und Jugendpsychiatrie. In: Satzinger, W./Trojan, A./ Kellermann-Mühlhoff, P. (Hrsg.): Patientenbefragungen in Krankenhäusern. Konzepte, Methoden, Erfahrungen. Sankt Augustin, Asgard-Verlag: 249-258

209. Nelson, C. W./Niederberger, J. (1990): Patient satisfaction surveys: an opportunity for Total Quality Improvement. In: Hosp Health Serv Adm, 35/3: 409-427

210. Neugebauer, B./Porst, R. (2001): Patientenzufriedenheit. Ein Literaturbericht. ZUMA-Methodenbericht Nr.7/2001. Mannheim, ZUMA

211. Nickel, S./Trojan, A. (1995): Zwischenbericht der quantitativen Patientenbefragung 1994 im Krankenhaus "Alten Eichen". Hamburg, Universität Hamburg, Institut für Medizin-Sozio-logie und Norddeutscher Forschungsverbund Public Health

212. Nickel, S./Trojan, A. (1999): Entwicklung eines Standard-Instruments zur Messung von Patientenzufriedenheit bei Kurzzeit-Patienten. Endbericht B II 1. Hamburg, Universität Hamburg, Institut für Medizin-Soziologie und Norddeutscher Forschungsverbund Public Health

213. Nickel, S./Trojan, A. (2001): Befragung von Kurzzeit-Patienten. In: Satzinger, W./Trojan, A./Kellermann-Mühlhoff, P. (Hrsg.): Patientenbefragungen in Krankenhäusern. Kon-zepte, Methoden, Erfahrungen. Sankt Augustin, Asgard-Verlag: 275-284

214. Niemann, F. M. (2001): Repräsentative Patientenbefragungen in schleswig-holsteinischen Krankenhäusern zur Einleitung und Evaluation qualitätsverbessernder Maßnahmen. In: Satzinger, W./Trojan, A./Kellermann-Mühlhoff, P. (Hrsg.): Patientenbefragungen in Krankenhäusern. Konzepte, Methoden, Erfahrungen. Sankt Augustin, Asgard-Verlag: 151-166

215. Noelle-Neumann, E./Petersen, T. (1998): Alle, nicht jeder. Einführung in die Methoden der Demoskopie. München, dtv

216. ohne Verfasser (1999): Peinliche Schlamperei – Klinik schickt Fragebogen an einen Toten. In: Bild, 11.11.1999

217. Opp, K.-D. (1991): Das Modell rationalen Verhaltens. Seine Struktur und das Problem der "weichen" Anreize. In: Bouillon, H./Andersson, G. (Hrsg.): Wissenschaftstheorie und Wissenschaften. Berlin, Duncker & Humblot: 105-124

218. Osterweis, M./Howell, J. R. (1979): Administering patient satisfaction questionnaires at diverse ambulatory care sites. In: J Ambul Care Manage, 1979/2: 67-88

219. Parker, S. C./Kroboth, F. J. (1991): Practical problems of conducting patient-satisfaction surveys. In: J Gen Intern Med, 6/Sept.-Oct.: 430-435

220. Parsons, T. (1958): Struktur und Funktion der modernen Medizin. In: KZfSS, Sonderheft 3: 10-57

221. Pascoe, G. C. (1983): Patient satisfaction in primary health care: a literature review and analysis. In: Eval Program Plann, 6/3-4: 185-210

222. Pascoe, G. C./Attkisson, C. C./Roberts, R. E. (1983): Comparison of indirect and direct approaches to measuring patient satisfaction. In: Eval Program Plann, 6/3-4: 359-371

223. Petersen, M. B. H. (1988): Measuring patient satisfaction: collecting usefull data. In: J Nurs Qual Assur, 2/3: 23-35

224. Pfaff, H. (1989): Stressbewältigung und soziale Unterstützung. Zur sozialen Regulierung individuellen Wohlbefindens. Weinheim, Deutscher Studien Verlag

225. Pfaff, H. (1994): Lean Production – ein Modell für das Krankenhaus? Gefahren, Chancen, Denkanstöße. In: Z Gesundheitswiss, 2/1: 61-80

226. Pfaff, H. (1997a): Das lernende Krankenhaus. In: Z Gesundheitswiss, 5/4: 323-342

227. Pfaff, H. (1997b): Das lernende Krankenhaus, die lernende Station und Patientenpartizipation. In: Klein, R./Borsi, G. M. (Hrsg.): Pflegemanagement als Gestaltungsauftrag. Frankfurt/M., Verlag Peter Lang

228. Pfaff, H. (1998): Datengestütztes Lernen als Basis betrieblicher Gesundheitsförderung. In: Siegrist, J./Ebert, M. (Hrsg.): Verhütung arbeitsbedingter Gesundheitsgefahren und Erkrankungen – was kann Public Health-Forschung dazu beitragen? Verbundstag 1998. Bielefeld, Nordrhein-Westfälischer Forschungsverbund Public-Health

229. Pfaff, H. (2001): Organisationsentwicklung und Organisationslernen im Krankenhaus. In: Lauterbach, K. W./Schrappe, M. (Hrsg.): Gesundheitsökonomie, Qualitätsmanagement und Evidence-based Medicine. Eine systematische Einführung. Stuttgart, Schattauer: 327-332

230. Pfaff, H./Bentz, J. (1998): Subjektive Daten, objektive Analyse. In: Schwartz, F. W./Badura, B./Leidl, R./Raspe, H./Siegrist, J. (Hrsg.): Das Public Health Buch. Gesundheit und Gesundheitswesen. München, Urban & Schwarzenberg: 310-328

231. Pfaff, H./Bentz, J. (2001): Lernbasiertes Gesundheitsmanagement. In: Pfaff, H./Slesina, W. (Hrsg.): Effektive betriebliche Gesundheitsförderung. Weinheim, Juventa

232. Pfaff, H./Freise, D. C. (2001a): Der Kölner Patientenfragebogen (KPF): Skalen und Indizes. In: Pfaff, H./Freise, D. C./Mager, G./Schrappe, M. (Hrsg.): Der Kölner Patientenfragebogen (KPF): Entwicklung und Validierung eines Fragebogens zur Erfassung der Einbindung des Patienten als Kotherapeuten. Köln, Abteilung Medizinische Soziologie des Instituts für Arbeitsmedizin, Sozialmedizin und Sozialhygiene der Universität zu Köln: 101-136

233. Pfaff, H./Freise, D. (2001b): Einleitung. In: Pfaff, H./Freise, D. C./Mager, G./Schrappe, M. (Hrsg.): Der Kölner Patientenfragebogen (KPF): Entwicklung und Validierung eines Fragebogens zur Erfassung der Einbindung des Patienten als Kotherapeuten. Köln, Abteilung Medizinische Soziologie des Instituts für Arbeitsmedizin, Sozialmedizin und Sozialhygiene der Universität zu Köln: 1-6

234. Pfaff, H./Freise, D. C./Mager, G./Schrappe, M. (2001): Der Kölner Patientenfragebogen (KPF): Entwicklung und Validierung eines Fragebogens zur Erfassung der Einbindung des Patienten als Kotherapeuten. Köln, Abteilung Medizinische Soziologie des Instituts für Arbeitsmedizin, Sozialmedizin und Sozialhygiene der Universität zu Köln

235. Picker Institute Europe (2002): NHS trust-based patient surveys: inpatients – acute hospitals. Oxford. http://www.pickereurope.org/nhstrustsurveys/guidance/trustinpatient surveysguidance.pdf, access 25.03.2002

236. Pira, A. (2000): Umfassendes Qualitätsmanagement im Spital. Zürich, vdf Hochschulverl. an der ETH Zürich

237. Porst, R. (1993): Ausschöpfungen bei sozialwissenschaftlichen Umfragen. Annäherungen aus der ZUMA-Perspektive. ZUMA-Arbeitsbericht 93/12. Mannheim, ZUMA

238. Porst, R. (1996): Ausschöpfungen bei sozialwissenschaftlichen Umfragen. Die Sicht der Institute. ZUMA-Arbeitsbericht 96/07. Mannheim, ZUMA

239. Porst, R. (2000): Praxis der Umfrageforschung. Stuttgart, Teubner

240. Press, I./Ganey, R. F. (1989): The mailout questionnaire as the practical method of choice in patient satisfaction monitoring. In: J Health Care Mark, 9/1: 67-68

241. Prüfer, P./Rexroth, M. (1996): Verfahren zur Evaluation von Survey-Fragen: Ein Überblick. In: ZUMA Nachrichten, 39: 95-115

242. Raidl, M. E. (2001): Qualitätsmanagement in Theorie und Praxis – eine Verbindung von Instrumenten der empirischen Sozialforschung und der Einsatz und Nutzen für die Praxis. Eine empirische Studie in einer süddeutschen Privatklinik. München, Rainer Hampp Verlag

243. Rais, S./Alle, W./Bach, A./Bischoff, B./Bonsanto, M. M./Borneff-Lipp, M./Brüssau, J./Haux, R./Heuer, C./Kunze, S./Linderkamp, O./Middeke, M. (1998): Untersuchungen zur Patientenzufriedenheit über einen fachinvarianten standardisierten Fragebogen. In: Das Krankenhaus, 1998/2: 86-90

244. Reuband, K.-H. (1999): Telefonkarten als Incentives für nicht-kooperative Zielpersonen in postalischen Befragungen. In: planung & analyse, 1999/3: 63-67

245. Reuband, K.-H. (2001): Möglichkeiten und Probleme des Einsatzes postalischer Befragungen. In: KZfSS, 53/2: 307-333

246. Reuband, K.-H. (2002): Über die Schwierigkeit, den Nutzen postalischer Befragungen zu erkennen. Antwort auf die Kritik von Rainer Schnell. In: KZfSS, 54/1: 157-162

247. Reuband, K.-H./Blasius, J. (1996): Face-to-face, telefonische und postalische Befragungen. Ausschöpfungsquoten und Antwortmuster in einer Großstadtstudie. In: KZfSS, 48/2: 296-318

248. Rodehgier, M. (1997): Marktforschung mit SPSS: Analyse, Datenerhebung und Auswertung. Bonn, Thomson Publ.

249. Roghmann, K. J./Hengst, A./Zastowny, T. R. (1979): Satisfaction with medical care – its measurement and relation to utilization. In: Med Care, 18/5: 461-477

250. Rosenthal, R./Rosnow, R. (1975): The volunteer subject. New York, John Wiley & Sons

251. Rosner, S./Schlawin, H. (1993): Untersuchung zu Einflussfaktoren auf die Patientenzufriedenheit. Vergleichende Studie zwischen der Universitätsklinik Charité und dem Kreiskrankenhaus Eisleben. Dissertation. Medizinische Fakultät der Humboldt-Universität zu Berlin, Berlin

252. Ross, L./Nisbeth, R. E. (1991): The person and the situation. New York, McGraw-Hill

253. Rubin, H. R. (1990): Can patients evaluate the quality of hospital care? In: Med Care Rev, 47/3: 267-326

254. Ruprecht, T. (2001): Qualität aus der Perspektive der Patienten – das Picker-Modell. In: Satzinger, W./Trojan, A./Kellermann-Mühlhoff, P. (Hrsg.): Patientenbefragungen in Krankenhäusern. Konzepte, Methoden, Erfahrungen. Sankt Augustin, Asgard-Verlag: 181-194

255. Russ, L./Wohlmannstetter, V. (1987): Durchführung und Ergebnisse einer Patientenbefragung. In: Krankenhaus Umschau, 87/1: 23-26

256. Salewski, C. (1997): Formen der Krankheitsverarbeitung. In: Tesch-Römer, C./Salewski, C./Schwarz, G. (Hrsg.): Psychologie der Bewältigung. Weinheim, Beltz Psychologie-VerlagsUnion

257. Salim Silva, M./Smith, W. T. (2002): Telephone reminders are a cost effective way to improve responses in postal health surveys. In: J Epidemiol Community Health, 56/2: 115-118

258. Satzinger, W. (1998): Der Weg bestimmt das Ziel? Zur Rolle des Erhebungsverfahrens bei Befragungen von Krankenhauspatienten. In: Ruprecht, T. M. (Hrsg.): Experten fragen – Patienten antworten. Patientenzentrierte Qualitätsbewertung von Gesundheitsdienstleistungen – Konzepte, Methoden, praktische Beispiele. Sankt Augustin, Asgard-Verlag: 101-108

259. Satzinger, W./Großhans, R./Häbler, H./Hanel, E./Oehring, U. (1995): Patientenbefragung und Qualitätsmanagement im Krankenhaus. Erfahrungen aus einer Studie über Patientenzufriedenheit (I). In: f&w, 12/5: 501-509

260. Satzinger, W./Raspe, H. (2001): Weder Kinderspiel noch Quadratur des Kreises. Eine Übersicht über methodische Grundprobleme bei Befragungen von Krankenhauspatienten. In: Satzinger, W./Trojan, A./Kellermann-Mühlhoff, P. (Hrsg.): Patientenbefragungen in Krankenhäusern. Konzepte, Methoden, Erfahrungen. Sankt Augustin, Asgard-Verlag: 41-80

261. Satzinger, W./Trojan, A./Kellermann-Mühlhoff, P. (2001): Vorwort der Herausgeber. In: Satzinger, W./Trojan, A./Kellermann-Mühlhoff, P. (Hrsg.): Patientenbefragungen in Krankenhäusern. Konzepte, Methoden, Erfahrungen. Sankt Augustin, Asgard-Verlag: 13-16

262. Schanz, B./Kapp-Steen, G./Müller, M. J./Schlösser, R. (2001): Patientenbefragung in der Psychiatrie. In: Satzinger, W./Trojan, A./Kellermann-Mühlhoff, P. (Hrsg.): Patientenbefragungen in Krankenhäusern. Konzepte, Methoden, Erfahrungen. Sankt Augustin, Asgard-Verlag: 259-266

263. Schaupeter, R. (2001): Einmalige postalische Befragung zur Standortbestimmung. In: Satzinger, W./Trojan, A./Kellermann-Mühlhoff, P. (Hrsg.): Patientenbefragungen in Krankenhäusern. Konzepte, Methoden, Erfahrungen. Sankt Augustin, Asgard-Verlag: 91-100

264. Schenk, M. (1984): Soziale Netzwerke und Kommunikation. Tübingen, JCB Mohr

265. Scheuch, E. K. (1956): Die Anwendung von Auswahlverfahren bei Repräsentativ-Befragungen. Dissertation. Universität zu Köln, Köln

266. Schmalen, H. (1989): Fragebogenrücklauf und Gewinnanreiz. Ergebnisse einer Ostbayern-Befragung in Düsseldorf. In: Marketing (ZFP), 11/3: 187-193

267. Schmidt, J./Lamprecht, F./Wittmann, W. W. (1989): Zufriedenheit mit der stationären Versorgung. Entwicklung eines Fragebogens und erste Validitätsuntersuchungen. In: Psychother Psychosom med Psychol, 39/7: 248-255

268. Schmidt, R./Satzinger, W. (2001): Befragung als "Monitor" des Beschwerdemanagements. Zur Verwendung und Verwertung von Kurz-Fragebögen. In: Satzinger, W./Trojan, A./Kellermann-Mühlhoff, P. (Hrsg.): Patientenbefragungen in Krankenhäusern. Konzepte, Methoden, Erfahrungen. Sankt Augustin, Asgard-Verlag: 123-122

269. Schmutte, A. M. (1998): Total Quality Management im Krankenhaus. Wiesbaden, DeutscherUniversitätsVerlag

270. Schnell, R. (1997): Nonresponse in Bevölkerungsumfragen. Ausmaß, Entwicklung und Ursachen. Opladen, Leske + Budrich

271. Schnell, R. (2002): Anmerkungen zur Publikation "Möglichkeiten und Probleme des Einsatzes postalischer Befragungen" von Karl-Heinz Reuband in der KZfSS 2001, 2, 307-333. In: KZfSS, 54/1: 147-156

272. Schnell, R./Hill, P. B./Esser, E. (1999): Methoden der empirischen Sozialforschung. München, R. Oldenbourg Verlag

273. Schräpler, J.-P. (2000): Was kann man am Beispiel des Soep bezüglich Nonresponse lernen? In: ZUMA Nachrichten, 46: 117-149

274. Schrappe, M./Lauterbach, K./Lüngen, M. (2000): Qualitätsmanagement – Quo vadis? In: Klotz, T./Grüne, F./Weigand, C./Lauterbach, K./Schrappe, M. (Hrsg.): 3. Kölner Krankenhauskongress. Gesundheitspolitik, Krankenhausorganisation, Qualitätsmanagement. Göttingen, Cuvillier Verlag: 63-70

275. Schulte, T./Hildebrandt, H. (1998): DAK-Patientenbefragung zur Qualität Hamburger Krankenhäuser: Zum Studiendesign, zu einigen Ergebnissen und weiteren Auswertungsmöglichkeiten. In: Ruprecht, T. M. (Hrsg.): Experten fragen – Patienten antworten. Patientenzentrierte Qualitätsbewertung von Gesundheitsdienstleistungen – Konzepte, Methoden, praktische Beispiele. Sankt Augustin, Asgard-Verlag: 121-137

276. Schulze, G. (1994): Einführung in die Methoden der empirischen Sozialforschung. Vorlesungsskript. Bamberg, Professur für Methoden der empirischen Sozialforschung der Universität Bamberg

277. Schumann, A. (2000): Patientenzufriedenheitsmessung als Teil des internen Qualitätsmanagements in der Unfallchirurgie – Patientenbefragung als Instrument zur Beurteilung der Patientenzufriedenheit mit dem stationären Umfeld. Dissertation. Universität Regensburg, Regensburg

278. Schupeta, E./Hildebrandt, H. (1999): Patientenzufriedenheit messen und steigern. Was Krankenhäuser von Patienten lernen können. Sankt Augustin, Asgard-Verlag

279. Scott, C. (1961): Research on mail surveys. In: J R Stat Soc, 124: 143-206

280. Seyfarth-Metzger, I./Eiwanger, G./Hofmann, R./Satzinger, W. (1999): Wie Kinder und ihre Eltern das Krankenhaus erleben. In: Pflegez, 1999/5: 343-347

281. Seyfarth-Metzger, I./Satzinger, W./Höpner, F./Walter, J. v. (2001): Kinder im Krankenhaus. Zur Methodik einer Kinder- und Elternbefragung. In: Satzinger, W./Trojan, A./ Kellermann-Mühlhoff, P. (Hrsg.): Patientenbefragungen in Krankenhäusern. Konzepte, Methoden, Erfahrungen. Sankt Augustin, Asgard-Verlag: 221-228

282. Seyfarth-Metzger, I./Satzinger, W./Lindemeyer, T. (1997): Patientenbefragung als Instrument des Qualitätsmanagements. In: Das Krankenhaus, 1997/12: 739-744

283. Sharp, L. M./Frankel, J. (1983): Respondents burden. In: Public Opinion Quarterly, 47/1: 36-53

284. Siebeneick, S./Dörning, H./Lorenz, C. (2001): Parallelisierte Personal- und Patientenbefragung. In: Satzinger, W./Trojan, A./Kellermann-Mühlhoff, P. (Hrsg.): Patientenbefragungen in Krankenhäusern. Konzepte, Methoden, Erfahrungen. Sankt Augustin, Asgard-Verlag: 325-336

285. Siegrist, J. (1978): Arbeit und Interaktion im Krankenhaus. Stuttgart, Ferdinand Enke Verlag

286. Sirken, M. G./Pifer, J. W./Brown, M. L. (1960): Survey procedures for supplementing mortality statistics. In: Am J Public Health, 50: 1753-1764

287. Sitzia, J./Wood, N. (1998): Response rate in patient satisfaction research: an analysis of 210 published studies. In: Int J Qual Health Care, 10/4: 311-317

288. Skipper, J. K./Ellison, M. D. (1966): Personal contacts as a technique for increasing questionnaire returns from hospitalized patients after discharge. In: J Health Hum Behav, 7/3: 211-214

289. Sletto, R. F. (1940): Pretesting of questionnaires. In: Am Sociol Rev, 5: 193-200

290. Smeeth, L. (2002): Improving the response rates to questionnaires. In: BMJ, 324: 1168-1169

291. Sorenson, J./Kantor, L./Margolis, R./Galano, J. (1979): The extent nature and utility of evaluating consumer satisfaction in community mental health centers. In: Am J Communit Psychol, 7/3: 329-337

292. Sosdian, C. P./Sharp, L. M. (1980): Nonresponse in mail surveys: access failure or respondent resistance. In: Public Opinion Quarterly, 40/3: 396-402

293. Spießl, H./Cording, C./Klein, H. E. (1997): Qualitätssicherung durch Patientenbefragungen. In: Z arztl Fortbild Qualitatssich, 91/8: 761-765

294. Statistisches Bundesamt (2000): Datenreport 1999. Bonn, Bundeszentrale für politische Bildung

295. Stauss, B. (1998): Beschwerdemanagement als Beitrag zur patientenzentrierten Evaluation – Ziele, Aufgaben und spezifische Probleme. In: Ruprecht, T. M. (Hrsg.): Experten fragen – Patienten antworten. Patientenzentrierte Qualitätsbewertung von Gesundheitsdienstleistungen – Konzepte, Methoden, praktische Beispiele. Sankt Augustin, Asgard-Verlag: 37-56

296. Strasser, S./Davis, R. M. (1992): Measuring patient satisfaction for improved patient services. Ann Arbor, American College of Healthcare Executives

297. Strasser, S./Schweikhart, S./Welch, G. E./Burge, J. C. (1995): Satisfaction with medical care. It's easier to please patients than their family members and friends. In: J Health Care Mark, 15/3: 34-44

298. Straub, C./Arnold, M. M./Selbmann, H. K. (1996): Patientenorientierte Versorgung im Krankenhaus. Tübingen, Institut für Medizinische Informationsverarbeitung der Universität Tübingen

299. Sturm, H./Hildebrandt, H./Trojan, A. (1997): PatientInnenbefragungen als Anstoß für Verbesserungen im Krankenhaus. Erfahrungsberichte aus einem WHO-Projekt-Krankenhaus und einer Versichertenbefragung einer großen Angestellten-Krankenkasse in Hamburg. In: Grundbock, A./Nowak, P./Pelikan, J. M. (Hrsg.): Gesundheitsförderung – eine Strategie für Krankenhäuser im Umbruch. Wien, Facultas Universitätsverlag: 94-106

300. Suchman, E. A./McCandless, B. (1940): Who answers questionnaires? In: J Appl Psychol, 24: 758-769

301. Sudman, S./Schwarz, N. (1989): Contributions of cognitive psychology to advertising research. In: Journal of Advertising Research, 29/June-July: 43-53

302. Sutherland, H. J./Beaton, M./Mazer, R./Kriukov, V./Boyd, N. F. (1996): A randomized trial of the Total Design Method for the postal follow-up of women in a cancer prevention trial. In: Eur J Cancer Prev, 5/3: 165-168

303. Tarnai, J./Dillman, D. A. (1992): Questionnaire context as a source of response differences in mail and telephone surveys. In: Schwarz, N./Sudman, S. (Ed.): Context effects in social and psychological research. New York, Springer: 115-129

304. Thoma, M./Zimmermann, M. (1996): Zum Einfluss der Befragungstechnik auf den Rücklauf bei schriftlichen Umfragen – Experimentelle Befunde zur "Total-Design-Methode". In: ZUMA Nachrichten, 39: 141-155

305. Thompson, A. G. H. (1988): The practical implications of patient satisfaction research. In: Health Serv Manage Res, 1/2: 112-118

306. Trojan, A. (1998): Warum sollen Patienten befragt werden? (II). In: Ruprecht, T. M. (Hrsg.): Experten fragen – Patienten antworten. Patientenzentrierte Qualitätsbewertung von Gesundheitsdienstleistungen – Konzepte, Methoden, praktische Beispiele. Sankt Augustin, Asgard-Verlag: 15-30

307. Trojan, A./Nickel, S. (1995): Methodische und praktische Aspekte der Befragung von Krankenhaus-Patienten. Hamburg, Universität Hamburg, Institut für Medizin-Soziologie und Norddeutscher Forschungsverbund Public Health

308. Trojan, A./Nickel, S. (1999): Gesundheitsförderung durch Patientenbefragungen: Begleitforschung in einem gesundheitsfördernden Krankenhaus. In: Public-Health-Forschungsverbünde in der Deutschen Gesellschaft für Public Health e.V. (Hrsg.): Public-Health-Forschung in Deutschland. Stand und Perspektiven der Public-Health-Forschung, Epidemiologie und Gesundheitsberichterstattung, Prävention und Gesundheitsförderung, Versorgungsforschung und Qualitätsmanagement, Gesundheitssystemforschung und Gesundheitsökonomie. Bern, Verlag Hans Huber: 238-244

309. Trojan, A./Nickel, S. (2001): Wiederholte Patientenbefragung als Instrument zur Evaluation von qualitätsverbessernden Interventionen im Krankenhaus. In: Satzinger, W./Trojan, A./Kellermann-Mühlhoff, P. (Hrsg.): Patientenbefragungen in Krankenhäusern. Konzepte, Methoden, Erfahrungen. Sankt Augustin, Asgard-Verlag: 139-150

310. Trojan, A./Nickel, S./Schneiders-Kastning, P. (1997): Qualitätsbeurteilung aus Patientensicht – exemplarische Ergebnisse aus dem europäischen WHO-Projekt "Gesundheitsfördernde Krankenhäuser". In: Gesundheitswesen, 59: 720-725

311. Trojan, A./Satzinger, W. (2001): Nachwort oder: Was ist zu beachten, damit Patientenbefragungen die Patientenversorgung verbessern helfen? In: Satzinger, W./Trojan, A./Kellermann-Mühlhoff, P. (Hrsg.): Patientenbefragungen in Krankenhäusern. Konzepte, Methoden, Erfahrungen. Sankt Augustin, Asgard-Verlag: 377-386

312. Tscheulin, D. K./Helmig, B. (2000): Patientenzufriedenheitsmessungen im Krankenhaus. In: ZfB, 70/ZfB-Ergänzungsheft 4: 105-121

313. Van der Zouwen, J./De Leeuw, E. D. (1991): The relationship between mode of administration and quality of data in survey research. In: Bulletin de méthodologie sociologique, 31/June: 49-60

314. Vehovar, V./Lozar, K. (1998): How many mailings are enough? In: Koch, A./Porst, R. (Ed.): Nonresponse in survey research. Proceedings of the Eighth International Workshop on Household Survey Nonresponse 24-26 September 1997. Mannheim, ZUMA: 139-149

315. Vogel, F. (1995): Beschreibende und schließende Statistik. München, R. Oldenbourg Verlag

316. Von dem Knesebeck, O./Lüschen, G. (1999): Die Bedeutung ausschöpfungssteigernder Maßnahmen für die medizinsoziologische Forschung: Das Beispiel einer telefonischen Befragung alter Menschen. In: Soz Praventivmed, 44: 233-241

317. Wagner, A./Ramsauer, N./Freise, D. (2001): Untersuchung zur Tauglichkeit von Inhouse-Befragungen. In: Pfaff, H./Freise, D. C./Mager, G./Schrappe, M. (Hrsg.): Der Kölner Patientenfragebogen (KPF): Entwicklung und Validierung eines Fragebogens zur Erfassung der Einbindung des Patienten als Kotherapeuten. Köln, Abteilung Medizinische Soziologie des Instituts für Arbeitsmedizin, Sozialmedizin und Sozialhygiene der Universität zu Köln: 51-62

318. Walker, A. H./Restuccia, J. D. (1984): Obtaining information on patient satisfaction with hospital care: mail versus telephone. In: Health Serv Res, 19/3: 291-306

319. Ware, J. E./Hays, R. D. (1988): Methods for measuring patient satisfaction with specific medical encounters. In: Med Care, 26/4: 393-402

320. Ware, J. E./Snyder, M. K./Wright, R. W./Davies, A. R. (1983): Defining and measuring patient satisfaction with medical care. In: Eval Program Plann, 6/3-4: 247-263

321. Weber, H./Langewitz, W./Nübling, M. (1999): Patientenbefragung. Ein Projekt zur Qualität der Versorgung und Betreuung im Krankenhaus aus der Perspektive von Patienten. In: PR-Internet, 1999/2: 47-58

322. Weber, M. (1985): Wirtschaft und Gesellschaft. Tübingen, JCB Mohr

323. Weede, E. (1989): Der ökonomische Erklärungsansatz in der Soziologie. In: Analyse & Kritik, 11/1: 23-51

324. Westbrook, J. I. (1993): Patient satisfaction: methodological issues and research findings. In: Aust Health Rev, 16/1: 75-88

325. Wren, G. R./Longest, B. B. J./Keith, J. H./Walker, J. R. (1971): Patient opinion polls. In: Hospitals JAHA, 45/4: 80

326. Wüthrich-Schneider, E. (2000): Patientenzufriedenheit – wie messen? In: Schweizerische Ärztezeitung, 81/21: 1116-1119

327. Young, G. J. (2000): Patient satisfaction with hospital care. Effects of demographic and institutional differences. In: Med Care, 38/3: 325-334

328. Zink, K. J./Schubert, H.-J./Fuchs, A. E. (1994): Umfassendes Qualitätsmanagement im Krankenhaus. Zur Übertragbarkeit des TQM-Konzeptes. In: f&w, 11/1: 26-30

329. Zinn, W. (2001): Patientenbefragung nach dem Modell der Forschungsgruppe Metrik. In: Satzinger, W./Trojan, A./Kellermann-Mühlhoff, P. (Hrsg.): Patientenbefragungen in Krankenhäusern. Konzepte, Methoden, Erfahrungen. Sankt Augustin, Asgard-Verlag: 167-180

330. Zinn, W./Schena, R. (2000): Patientenbefragungen in Krankenhäusern. In: Das Krankenhaus, 2000/1: 36-38

331. Zintl, R. (1989): Der Homo oeconomicus: Ausnahmeerscheinung in jeder Situation oder Jedermann in Ausnahmesituationen? In: Analyse & Kritik, 11/1: 52-69

14 Tabellenverzeichnis